河南省科技著作出版资助项目

重症肌无力
基础与临床

主编 高 峰 崔新征 杨俊红 李永丽

河南科学技术出版社

·郑州·

图书在版编目（CIP）数据

重症肌无力基础与临床/高峰等主编 . —郑州：河南科学技术出版社，2021.5
ISBN 978-7-5725-0357-3

Ⅰ . ①重…　Ⅱ . ①高…　Ⅲ . ①重症肌无力-诊疗　Ⅳ . ①R746.1

中国版本图书馆 CIP 数据核字（2021）第 052353 号

出版发行：河南科学技术出版社
　　　　　地址：郑州市郑东新区祥盛街 27 号　　邮编：450016
　　　　　电话：(0371) 65788613　65788628
　　　　　网址：www.hnstp.cn
策划编辑：李喜婷　王月慧
责任编辑：王月慧　宋　瑞
责任校对：王晓红　崔春娟
封面设计：张　伟
责任印制：朱　飞
印　　刷：洛阳和众印刷有限公司
经　　销：全国新华书店
开　　本：787 mm×1 092 mm　1/16　印张：12.75　　字数：213 千字
版　　次：2021 年 5 月第 1 版　　2021 年 5 月第 1 次印刷
定　　价：59.00 元

主 编 简 介

高峰　神经病学博士、研究员，郑州大学硕士研究生导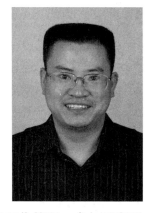
师。现任河南省医药科学研究院教授委员会副主任委员，河
南省神经免疫精准诊疗工程技术研究中心主任，"河南省神经
免疫性疾病基础研究与临床应用创新团队"学术带头人，河
南省卫生计生科技创新型人才"51282"工程领军人才，国家
重点研发计划"精准医学研究"重点专项评审专家和国家自
然科学基金面上项目同行评议专家，中国免疫学会终身会员，
中国研究型医院学会神经再生与修复分会委员，河南省医学
会理事，河南省免疫学会副秘书长，兼神经免疫分会、重症
肌无力分会副主任委员。

主要研究方向：神经免疫性疾病的基础与临床。主要研究工作简历：参加国家重
大科技专项、国家自然科学基金面上项目，主持河南省重大科技专项等多项科研项目。
获卫生部新药批件1项。以第一完成人获河南省科技进步二等奖2项，厅局级科技成
果一等奖8项。近5年发表论文37篇（其中被SCI收录13篇）。研制了MuSK、LRP4、
Agrin等重症肌无力自身抗体检测新技术；发现了一批重症肌无力胸腺组织差异表达蛋
白和基因；总结了我国抗LRP4抗体阳性重症肌无力患者的临床特点，为中国重症肌无
力诊治专家共识和防治方案制定提供了重要依据。

崔新征　医学博士，副教授，硕士研究生导师。现任河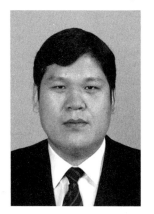
南省人民医院重症肌无力综合诊疗中心副主任医师，河南省
教育厅学术技术带头人，河南省医学重点学科——胸外科学
（重症肌无力）学术带头人，河南省医学会胸外科分会委员兼
秘书长，河南省免疫学会重症肌无力专业委员会副主任委员
兼秘书长，河南省抗癌协会肿瘤大数据与真实世界研究副主
任委员。中国医药教育协会胸外科分会委员。

主要研究方向：纵隔疾病（特别是重症肌无力）的临床
与基础研究，基础研究主要聚焦纵隔肿瘤及重症肌无力发病
机制的研究，临床研究主要聚焦重症肌无力以外科治疗为主
的综合治疗及胸腔镜微创技术在胸部疾病中的应用。先后主持及参加了国家级及省厅
级科研项目10余项，研究成果获河南省科技进步二等奖1项及河南省教育厅科技成果
一等奖2项。发表学术论文50余篇（其中被SCI收录2篇，中华系列核心期刊收录8
篇，中文核心期刊收录10余篇），作为副主编参编专著1部，培养硕士研究生10余名。

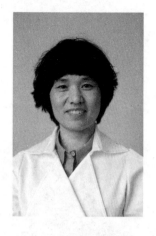

杨俊红　医学博士，主任医师，硕士研究生导师。现任河南中医药大学第一附属医院脑病医院秘书，河南省卒中学会中西医结合专业委员会副主任委员，河南省免疫学会重症肌无力专业委员会副主任委员，中国药膳研究会理事。

擅长中西医结合治疗脑血管病、神经肌肉病、神经免疫性疾病等，擅长辨证运用中医经方、针灸、推拿治疗疑难杂症。

主要研究方向：中西医结合治疗神经免疫性疾病。主要研究工作简历：先后参加国家自然基金项目2项，省级科研项目12项，获河南省科技进步二等奖5项、河南省教育厅科技成果一等奖5项、河南省中医药管理局科技成果一等奖2项，出版专著5部，发表专业论文40余篇（其中被SCI收录2篇）。

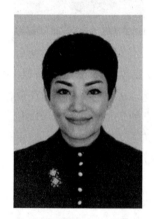

李永丽　影像医学与核医学博士，主任医师，教授，硕士研究生导师，美国哈佛大学访问学者。现任河南省人民医院健康管理科主任，中华医学会放射学分会磁共振专业委员会青年委员，中华医学会放射学分会磁共振专业委员会精神影像与脑功能学组委员，中华医学会健康管理分会医学影像学组秘书长，中华医学会健康管理学分会健康管理博士联盟成员，中国生物医学工程学会医学影像工程与技术分会第一届委员会委员。河南省医学会放射学会神经学组组长，河南省医学会放射学分会常务委员，河南省医师协会放射学分会常委，河南省放射医学与防护学分会青年委员副主任委员。

以第一负责人承担国家级及省部级科研项目10余项，包括国家重点研发项目（"十三五"计划）、国家高技术研究发展计划（"863"计划）等。发表SCI及中文核心期刊论文60余篇。以第一负责人获得2017年度河南省科学技术进步奖二等奖，获国家级及省部级科技成果奖20余项。

《重症肌无力基础与临床》编委会

前　　言

17 年前，一个偶然的机会，我得以初识重症肌无力，并由此结识了郑州大学第二附属医院（现在河南省人民医院重症肌无力综合诊疗中心）张清勇教授。数次促膝长谈，感于张教授对重症肌无力临床实践的认真态度、对疾病病因学探讨的执着，由此激发了我对这种疾病与日俱增的兴趣，我们开始了密切合作，共同研究重症肌无力的基础与临床。

重症肌无力是一种较为常见的神经肌肉病，具有病因复杂、临床表现多样、诊治相对困难等特点。罹患该病，轻者仅睁眼困难，重者四肢无力，甚至呼吸困难，发生危象，危及生命。病情容易反复，病程往往迁延。当患者被诊断为"重症肌无力"时，会非常害怕，顾虑重重，有的甚至收集互联网上一些不正确、不专业的信息，影响正常的诊断和治疗。鉴于目前国内全面而详细介绍这种疾病的参考用书不多，加之可检索到的研究文献也多从某一个方面进行阐述，因此无法系统了解该病全貌，无论是医生还是患者都迫切需要一本内容翔实的专病用书，以梳理基础研究，普及相关知识，指导临床工作。

和人们对众多疾病的认识一样，基础研究的突破能够促进临床诊疗水平的提高。"重症肌无力"这一名词的提出已有 100 多年，经过科学家们的辛勤工作，逐渐揭示了其主要病因，开发实施了多种有效的诊疗手段，使大多数患者的病情得以改善。20 世纪 70 年代后期，人们对重症肌无力的病因和发病机制的认识有了重大突破，诞生了"重症肌无力是自身免疫病"的学说。乙酰胆碱受体抗体、肌肉特异性受体酪氨酸激酶抗体被先后发现，用于疾病的诊断和疗效评价。最近，又发现了低密度脂蛋白受体相关蛋白 4 在乙酰胆碱受体聚集中的作用，其自身抗体同样可致重症肌无力。这些神经生物学、神经免疫学、分子生物学、神经电生理学和神经影像学等新理论的创立与技术手段的进步，使得重症肌无力的诊断更加科学规范，已经不再是仅仅依靠临床表现和新斯的明试验等经验性方法。针对乙酰胆碱受体的单链抗体等特异性免疫疗法在实验动物中得到应用，更多能有效治疗的药物也在研发当中。对重症肌无力的医疗和护理，不再是传统意义上的悲观和无所适从，而是采用中西医结合、内外科治疗与围手术期护理等综合手段，对重症肌无力患者开展了卓有成效的医学管理。

有鉴于此，我们开始编写《重症肌无力基础与临床》。在河南省免疫学会重症肌无力专业委员会的组织领导下，成立了《重症肌无力基础与临床》编写委员会，多次召开会议进行讨论，但仍感力量微薄。然而，每当与患者备受病痛折磨求助的眼神相遇时，一种责任感、神圣感自我们的心底油然而生，又备受近年重症肌无力基础研究与临床实践迅速发展的鼓舞，因此我们花费了不少时间和精力，博览穷源，尽心编写，期望能使读者感受到这些令人激动的进展，并使此书成为推动我国在该领域不断研究发展的引玉之砖。希望通过本书，同仁不仅能够提高对重症肌无力的认识，同时也能够领略到现代生物技术对重症肌无力治疗发展的风采，甚至从中激起思想的火花而确立或选择研究方向；患者及其家属和关注重症肌无力病的读者，能够正确认识重症肌无力的发病原因、诊断与治疗方法等，以利于更好地配合治疗，更好地抑制疾病和控制疾病。

全书分为 15 章，系统地介绍了重症肌无力所涉及的病因学、病理学、诊断学、治疗学、护理学和科普知识。由浅入深，探讨了发病机制，介绍了诊治要领；并循序渐进、列举重点问题向大众读者普及了相关知识。本书内容全面，通俗易懂，雅俗共赏，不仅可作为从事重症肌无力治疗的医护人员、研究员及相关学科研究性的参考书，也可作为患者等有关读者的科普读物及指导日常行为的参考书。

本书的完成得到了河南省科学技术厅科技专著出版项目的资助，特别是得到了河南省免疫学会、河南省医药科学研究院、郑州大学第二附属医院、河南省人民医院、河南中医药大学第一附属医院和郑州大学护理学院的鼎力支持。在此表示衷心的感谢！对参考书刊的作者表示衷心的感谢！感谢李龙腾、陈志勇、朱明振、刘凡昭和陈英哲等一批研究生，深入临床实践，深入实验室，刻苦钻研，完成课题，丰富了本书的内容。

同时，深深感谢我们的家人在各个方面给予始终如一的支持！

虽然重症肌无力是我们的主要研究方向，但是编写此类著作对于我们尚属首次，由于水平有限，书中定会有不尽如人意之处，恳请读者批评指正。

高峰

2020 年 12 月于郑州

目　　录

第一章 概　述

重症肌无力（myasthenia gravis，MG）又称肌无力性假麻痹、假麻痹性重症肌无力和重症肌无力症等，是一种较为常见的神经肌肉疾病。随着对疾病认识的深入，MG 逐渐被接受是由抗乙酰胆碱受体抗体（anti-acetylcholinergic receptor antibody，AChR-Ab）介导的、细胞免疫依赖和补体参与的神经肌肉接头（neuromuscular junction，NMJ）传递障碍的自身免疫性疾病，病变主要累及 NMJ 突触后膜乙酰胆碱受体（acetylcholinergic receptor，AChR）。因此，本病的全称应为获得性自身免疫性重症肌无力，重症肌无力为其简称。

20 世纪 70 年代，由于烟碱型乙酰胆碱受体（nicotinic AChR，nAChR）能够从电鱼放电器官得到提纯，以及核素标记蛇毒 α 神经毒素放射免疫分析的应用，MG 发病机制的研究取得了突破性进展，国内外证实 MG 主要是横纹肌肌膜 nAChR 自体免疫性疾病。其基本病理变化是突触后膜表面面积减少、nAChR 含量降低；临床特征是骨骼肌活动时容易疲劳，休息或用胆碱酯酶抑制药可以缓解；受累肌肉的分布因人因时而异，而并非某一神经受损时出现的麻痹表现。

一般人群中 MG 发病率为 8/10 万~20/10 万，患病率约 50/10 万。MG 可发生于任何年龄，但常见首发年龄在 20~40 岁，该年龄组女性患者约占 60%，而老年组患者男女比例为 1:1。研究文献发现，在世界范围内 MG 发病率和地区分布有巨大的差异，年发病率自 0.25/100 万至 20/100 万不等。而 MG 患病流行率不同地区差异更大，例如我国香港地区为 50/100 万；美国弗吉尼亚州则为 200/100 万；塞尔维亚贝尔格莱德地区 1983—1992 年平均年新增病例发生率为 7.1/100 万。近几年研究结果显示，与相对稳定的年发病率相比，MG 患病率有增加的趋势。这种趋势的主要影响因素：①改进了 MG 的诊断方法，采用了有效的治疗，使患者存活率增加；②重症监护设备的发展和免疫调控治疗使 MG 患者死亡率有了显著降低；③近年来随着人类平均寿命的延长，老年 MG 发病人数呈上升趋势。

我国大陆地区虽还没有流行病学研究报告，但从北京、上海、武汉、郑州和青岛等地病例资料分析发现，年龄较小的 MG 患者比例很高，没有明显的年龄聚集，这与西方国家明显不同。

MG 的发病机制也随着神经传导机制研究的深入和电子显微镜的应用而被揭示。正常疲劳是肌肉连续收缩释放出的乙酰胆碱（acetylcholine，ACh）数量递减，MG 的肌无力或肌肉病态疲劳是 NMJ 处 AChR 减少导致传递障碍。ACh 与 nAChR 结合后产生足以使肌纤维收缩的终板电位，MG 的 NMJ 由于 nAChR 数目减少及抗体竞争作用，使终板电位不能有效地扩大为肌纤维动作电位，运动终板传递受阻使肌肉收缩力减弱，此变化首先反映在运动频率最高、nAChR 最少的眼肌和脑神经支配肌肉。

用 ^{125}I 标记的 α 银环蛇毒素与人类骨骼肌提取的 AChR 结合的复合物，可测得患者血清中 nAChR-Ab。自身抗体阻滞，使终板膜受体降解，自身抗原 AChR 活性降低，突触后膜表面积减少，NMJ 传递障碍，因而出现肌无力症状。后期肌纤维变性萎缩，纤维组织取而代之。

Fambrough 等（1973 年）证实，MG 基本缺陷是 NMJ 突触后膜上 AChR 明显缺乏，并在实验性自身免疫性重症肌无力（experimental autoimmune myasthenia gravis，EAMG）动物血清中检出 AChR-Ab，免疫荧光法可在突触后膜发现 AChR 与 AChR-Ab 及补体的免疫复合物沉积。MG 患者肌肉活检切片也发现 AChR 明显减少，从而确定 AChR-Ab 的致病性，为 MG 自身免疫学说提供有力证据。将人类 AChR-Ab 注入正常动物可使之发病。这些证据可满足自身抗体介导性疾病的诊断标准（Daniel B. Drachman）。约 85% 的全身型 MG 患者及 50% 的眼肌型 MG 患者可检出 AChR-Ab，MG 母亲的新生儿也可发现 AChR-Ab，使该抗体成为诊断 MG 敏感可靠的指标。

MG 的自身免疫应答异常尚未阐明，约 70% 的 MG 患者胸腺异常，其中 10%~15% 合并胸腺瘤，50%~60% 合并胸腺肥大及淋巴滤泡增生，切除胸腺后病情改善。胸腺为免疫中枢，在 MG 发病中起重要作用。不论是上皮细胞（包括肌样细胞），还是胸腺（淋巴）细胞遭到免疫攻击，打破免疫耐受性，发生体液免疫（如 nAChR-Ab）和细胞免疫（如致敏 T 淋巴细胞），均引起针对 nAChR 的自体免疫反应，因而发病。胸腺是 T 淋巴细胞成熟场所，在胸腺已检出 AChR 亚基 mRNA，MG 患者胸腺源性 T 淋巴细胞及 B 淋巴细胞对 AChR 应答较外周血同类细胞强。此外，正常及增生的胸腺均含有肌样细胞，该细胞类似横纹肌并载有 AChR。在某些特定遗传素质个体，某种病毒具有载 AChR 胸腺肌样细胞趋向性，可损伤细胞并导致细胞表面 AChR 构型变化，诱导 AChR-Ab 形成，也有致肿瘤的潜在危险，可能是约 10%MG 患者发生胸腺瘤的原因。MG 患者胸腺富含 AChR 致敏 T 淋巴细胞，IgG 型 AChR-Ab 由抗原特异性辅助性 T 淋巴细胞（helper T lymphocyte，简称 Th 细胞，如 CD4）激活，由周围淋巴器官、骨髓及胸腺中浆细胞产生。但胸腺不是 AChR-Ab 的唯一来源，胸腺全部摘除后患者仍可长期存在 AChR-Ab，可能是通过抗原特异性 Th 细胞刺激外周淋巴细胞产生 AChR-Ab。

MG 患者常伴其他自身免疫性疾病，如系统性红斑狼疮、风湿性和类风湿性关节炎、干燥综合征、甲状腺功能亢进、甲状腺炎及多发性肌炎等，有些 MG 患者虽不合并自身免疫病，但可检出自身抗体，如抗甲状腺微粒体及球蛋白抗体、抗核抗体、抗胃壁细胞抗体和抗胰岛 B 淋巴细胞抗体等。

MG 病理表现主要集中于骨骼肌和胸腺异常。MG 骨骼肌改变分为凝血性坏死、淋巴溢及炎性纤维变性三个阶段。8%~20% 的 MG 患者发生肌萎缩，常见神经源性和肌源性损害，可见肌纤维直径大小不一的断裂、增殖、核向中央移位、玻璃样变性和结缔组织增生等。

青少年患者肌肉损害发生率较高，约 42%，儿童仅为 12%。最重要的病变发生在运动终板超微结构水平，Engel 等（1976 年）电镜观察本病的神经末梢及面积均减少，

NMJ 突触前膜变宽，囊泡数量及所含 ACh 量为正常范围。突触后膜延长，初级突触间隙由正常的 20 nm 增宽至 40~60 nm，突触皱褶减少、变浅，表面破碎和皱缩，缺乏次级皱褶，突触间隙可见基底膜样物质聚积，构成神经肌肉传导阻滞的基础，称为突触间失神经作用。

约 60% 的 MG 患者发生胸腺淋巴样增生（thymic lymphoid hyperplasia），局限于胸腺髓质生发中心，年轻患者出现率高。10%~15% 的 MG 患者合并胸腺瘤，其病理组织学改变可分为三型：上皮细胞型、淋巴细胞型及混合细胞型（上皮细胞与淋巴细胞），少见胸腺瘤有梭形细胞瘤及霍奇金（Hodgkin）肉芽肿（皮肤淋巴肉芽肿病），各占约 1%。胸腺瘤一般为良性。

"重症肌无力是一种自身免疫性疾病"的观点，之所以被越来越多的科研人员和临床工作者接受，是因为它至少具有以下五种自身免疫性疾病的特点：①成人 MG 患者以女性多见，发病率随年龄增长有增高的趋势，并且有一定的遗传倾向。②在患者的外周血中可以检测到较高滴度的自身抗体，包括 AChR-Ab、抗突触前膜抗体（anti-presynaptic membrane antibody，PSM-Ab）和抗连接素（肌联蛋白）抗体（anti-titin antiboay，Titin-Ad）等。最近，针对自身抗原 AChR 的致敏 T 淋巴细胞也分别在患者外周血和异常胸腺组织中成功分离。③荧光标记的 AChR-Ab 在 MG 患者突触后膜沉积，并可导致其损伤。④应用 MG 患者或是患病动物血清注射家兔、大鼠和 C57BL/6 小鼠等动物，可复制出与 MG 患者相似的临床类型和病理模型，使疾病被动转移。⑤病因不清，部分患者可同时合并其他自身免疫性疾病，患者病情往往呈反复发作和慢性迁延趋势。

MG 是目前抗原最为明确的一种器官特异性自身免疫性疾病。MG 患者自身抗原主要集中在 NMJ 的突触前膜和突触后膜，自身抗体引发的病变也局限于该部位。由于对疾病研究和治疗的需要，又可以将 MG 进行如下分型。①根据 MG 患者外周血自身抗体检测结果分型。目前，在 MG 患者外周血中已经能够检测到 AChR-Ab、PSM-Ab 和 Titin-Ab 等自身抗体，这些抗体能够单独或联合导致 MG 的发生。其中，约 80% 的 MG 患者可以检测到 AChR-Ab，一般称为血清阳性重症肌无力（seropositive myasthenia gravis，SPMG）；不能检测到 AChR-Ab 的患者，统称为血清阴性重症肌无力（seronegative myasthenia gravis，SNMG）。国外报道，抗肌肉特异性受体酪氨酸激酶抗体（antibody against muscle-specific receptor tyrosine kinase，MuSK-Ab）见于 70% 的 SNMG 患者，但在 AChR-Ab 阳性的 MG 患者中没有检测到 MuSK-Ab。这也说明了 MG 可能存在不同的发病机制。②根据 MG 患者胸腺病理类型分型。80%~90%MG 患者的胸腺有异常的病理学改变，包括胸腺增生和胸腺瘤。其中，胸腺增生占 60%~70%，这类患者又以胸腺细胞增生为主。而胸腺瘤患者中，约 15% 伴发 MG，称为伴胸腺瘤的 MG（myasthenia gravis with thymoma，MGT）。③根据 MG 患者临床症状分型。这是目前最常用的 MG 分型方法。1958 年，Osserman 结合受累部位、严重程度、疗效、疾病进展和预后，将成人 MG 分为眼肌型、全身型、急进重症型、迟发重症型和肌萎缩型五型。2000 年，美国重症肌无力基金会（Myasthenia Gravis Foundation of America，MGFA）亦将 MG 分为五型（表 1-1）并提出定量评分表（表 1-2）。为降低手术切除胸腺治疗 MG 危象的发生率，张清勇等也提出了新的外科分型和分期（详见第十章）。

表 1-1　MGFA 分型

分型	临床表现
Ⅰ 型	任何眼肌无力，可伴有眼闭合无力，其他肌群肌力正常
Ⅱ 型	无论眼肌无力的程度，其他肌群轻度无力。分为两种亚型
Ⅱa 型	主要累及四肢肌或（和）躯干肌，可有同等程度以下的咽喉肌受累
Ⅱb 型	主要累及咽喉肌或（和）呼吸肌，可有同等程度以下的四肢或（和）躯干肌受累
Ⅲ 型	无论眼肌无力的程度，其他肌群中度无力。分为两种亚型
Ⅲa 型	主要累及四肢肌或（和）躯干肌，可有同等程度以下的咽喉肌受累
Ⅲb 型	主要累及咽喉肌或（和）呼吸肌，可有同等程度以下的四肢或（和）躯干肌受累
Ⅳ 型	无论眼肌无力的程度，其他肌群重度无力。分为两种亚型
Ⅳa 型	主要累及四肢肌或（和）躯干肌，可有同等程度以下的咽喉肌受累
Ⅳb 型	主要累及咽喉肌或（和）呼吸肌，可有同等程度以下的四肢或（和）躯干肌受累
Ⅴ 型	气管插管，伴或不伴机械通气（除外术后常规使用），无插管的鼻饲病例为Ⅳb 型

表 1-2　MGFA 定量评分

检查项目	正常(0)	轻度（1）	中度（2）	重度(3)	计分
复视：左、右外侧凝视，出现复视时间/s	≥61	11~60	1~10	自发	
睑下垂：向上凝视，出现睑下垂时间/s	≥61	11~60	1~10	自发	
面肌：双唇闭合及其力量	正常闭合	可以闭合，有阻力	可以闭合，但无阻力	不能闭合	
吞咽：快速吞服 100 mL 水	正常	轻度咳嗽或清嗓	重度咳嗽、经鼻反流	不能吞咽	
发音：大声报数 1~50，出现构音困难	正常	30~49	10~29	0~9	
右上肢：坐位，持续外展/s	≥240	90~239	10~89	0~9	
左上肢：坐位，持续外展/s	≥240	90~239	10~89	0~9	
肺活量：占预计值/%	≥80	65~79	50~64	0~50	
右手握力/kg：男	≥45	15~44	5~14	0~4	
女	≥30	10~29	5~9	0~4	
左手握力/kg：男	≥35	15~34	5~14	0~4	
女	≥25	10~24	5~9	0~4	
抬头：平卧，头持续前屈 45°/s	≥120	30~119	1~30	0	
右腿：平卧，持续外展 45°/s	≥100	31~99	1~30	0	
左腿：平卧，持续外展 45°/s	≥100	31~99	1~30	0	

总计 QMG 评分（0~39）：

受累骨骼肌易于疲劳，呈波动性肌无力，活动后加重、休息后减轻和晨轻暮重等是MG患者常见的临床特征性表现。症状常首先累及眼外肌，表现为眼睑下垂、眼球活动障碍、复视。延髓肌群受累时表现为苦笑面容、构音障碍、咀嚼吞咽困难、呛咳。颈部肌群受累则抬头困难。四肢肌群受累表现为四肢活动力弱，上楼困难。严重者累及肋间肌等呼吸肌群，出现气短、呼吸困难，发生肌无力危象，甚至死亡。目前MG诊断主要依据下列特征：①患者存在前述的晨轻暮重、活动后加重和休息后减轻的骨骼肌无力，有加重和缓解的情况。初发的眼肌型患者尤为突出，如双上眼睑可交替或同时下垂，并可缓解。②新斯的明试验阳性。③血清MG自身抗体任一阳性，包括AChR-Ab、PSM-Ab、Titin-Ab、MuSK-Ab和低密度脂蛋白受体相关蛋白4抗体（anti-low density lipoprotein receptor-related protein 4 antibody，LRP4-Ab）等。④电生理检查显示神经肌肉传导功能衰退，表现为低频重复电刺激的波幅递减、微小终板电位降低、单纤维肌电图颤抖增宽，甚至阻滞。⑤肌肉组织活检。在电子显微镜下观察NMJ，根据突触后膜皱褶减少、变平坦及AChR数目减少等可确诊MG。

虽然轻症MG患者基本不影响生活质量，但多数患者病情反复，并有逐渐加重的趋势，如不积极治疗，存在临床进展为MG危象的风险，特别是在发病机制较为明确的情况下。MG的治疗措施也日臻完善。1934年5月，女医生Mary Walker经过对照试验发现口服毒扁豆碱能够增加一位患者的肌力。1935年，H. R. Viet在波士顿总医院开始应用新斯的明作为诊断和治疗MG的手段。目前，临床干预措施仅限于缓解或减轻MG患者的临床症状。新斯的明、溴吡斯的明等胆碱酯酶抑制药仍是控制MG的重要手段，这些药物通过抑制神经肌肉突触间隙的胆碱酯酶，减少ACh的降解，使突触间隙乙酰胆碱绝对量增加，增强了与神经肌肉突触后膜AChR的结合，有效使用残存的AChR而改善MG患者神经肌肉兴奋传递，进而改善其临床症状。但是这类药物只能暂时使患者症状缓解，并不能从根本上解决MG发生的免疫病理过程，因此不能控制病情的进展。而且，这类药物过度使用，还可因为突触间隙乙酰胆碱积聚、突触后膜持续去极化而致肌无力加重，累及呼吸肌，出现胆碱能危象，从而危及生命。

1939年，美国外科医生Alfred Blalock切除一名女性MG患者的胸腺瘤，患者肌无力症状得到了极大改善。通过这次成功，他对没有胸腺瘤的MG患者也实施胸腺切除术，发现多数患者症状都有明显缓解，从而开拓了MG治疗的外科新领域。虽然术后患者临床症状改善的情况因人而异，甚至有个别患者可能加重，但是在患者身体许可的条件下，对于初发的患者仍然首选胸腺切除手术。

理论上，治疗MG的理想方法是重新恢复免疫系统对自身抗原AChR的耐受，但迄今尚未实现这一目标。非特异性免疫抑制治疗MG的方法主要包括以下三个方面。①抑制细胞代谢，应用硫唑嘌呤、环磷酰胺等抑制细胞代谢的药物（常与皮质激素联合应用），可杀伤快速增殖的细胞，从而抑制自身反应性T淋巴细胞和B淋巴细胞增殖和分化，改善MG患者的症状。②应用免疫抑制剂：环孢素可阻断T细胞受体（T cell receptor，TCR）介导的信号转导，干扰IL-2基因转录，选择性抑制T淋巴细胞产生IL-2，从而抑制T淋巴细胞活化和增殖，缓解MG病情。③大剂量应用免疫球蛋白：治疗机制可能有以下四个方面。a. 静脉输注免疫球蛋白提高了MG患者血液循环中免疫球蛋白的浓度，使 AChR-Ab 与突触后膜上的 AChR 结合受到干扰或被竞争抑制，从而保护 AChR。b. 免疫球蛋白可抑制 AChR-Ab 的合成与分泌，使患者体内 AChR-Ab 含量有不同程度的下降。Cook 及 Arsura 等均报道静脉输注免疫球蛋白治疗可增加 MG 患者外周血抑制性 T 淋巴细胞（Ts 细胞）可能是 AChR-Ab 滴度下降的原因。c. 静脉输注免疫球蛋白可干扰补体的激活过程，从而阻碍 nAChR 的破坏。d. 静脉输注免疫球蛋白起到抗独特型抗体作用，下调自身免疫反应。

在动物实验中，已尝试多种特异性免疫治疗方案。

（1）T 淋巴细胞疫苗治疗：已有报道用某种抗原活化的 T 淋巴细胞免疫动物，能诱导特异性针对该抗原的免疫无反应性，这种方法称为 T 淋巴细胞疫苗，能抑制由效应 T 淋巴细胞介导的自身免疫病。用 AChR 致敏的 T 淋巴细胞处理大鼠能产生针对 AChR 的免疫无反应性；若再用 AChR 免疫动物，接种了 T 淋巴细胞的大鼠能产生更高水平的 AChR-Ab，但其脾脏细胞在体外产生抗原特异的抑制，因此用抗原特异的 T 淋巴细胞接种可引起阳性的抗体反应和抑制的细胞反应，抑制效应来源于接种的 T 淋巴细胞针对特异抗原的 TCR。

（2）阻断 TCR 与主要组织相容性复合体（major histocompatibility complex，MHC）分子或自身抗原肽特异性结合的多肽治疗：免疫应答的特异性还取决于复合体中 TCR 对抗原肽-MHC 复合结构的识别，TCR 是 α、β 链组成的异二聚体。抗 TCR 抗体可封闭 TCR 的功能。用以针对 V_β 基因片段产物的单克隆抗体（monoclonal antibody，McAb）阻遏特异自身免疫性 T 淋巴细胞的扩增和行使功能，此已在多发性硬化实验动物模型中获得成功，体内应用 TCR McAb 10 d 后，疾病完全缓解。小鼠能识别 AChR-α 亚基 P195~212 的免疫反应。目前尚不清楚人类 AChR 免疫原性片段的 *TCR* 基因，一旦确定了 T 淋巴细胞对人类 AChR 反应的 *TCR* 基因，则可用 *TCR* 基因产物的 McAb 治疗人的 MG。

（3）单克隆抗体治疗：近几年，一些学者陆续报告从 MG 患者和 MG 动物模型中建立了对 nAChR 有特异性反应的淋巴细胞株。用单克隆抗体检测，这些细胞带有 Th 细胞表型，并能促进 AChR-Ab 的产生。Christadoss 等发现对 AChR 有反应的小鼠淋巴细胞能分泌对 AChR 特异的辅助因子，它能诱导对 AChR 反应的 Th 细胞增殖，但不诱导对结核杆菌反应的 Th 细胞增殖。Melms 等报道亚剂量 nAChR 刺激体内产生的免疫复合物可激活 AChR 特异性 Th 细胞。Prott 等利用与人骨骼肌 AChR-α 亚基序列完全相同的合成肽，在体外建立了 AChR 特异的 CD4$^+$T 淋巴细胞，而来自 MG 患者的 CD4$^+$T 淋巴细胞对合成肽有很好的反应性，这说明 MG 患者体内存在一群 AChR 特异的 CD4$^+$T 淋巴细胞。是否可以利用这种 Th 细胞作为疫苗来刺激特异性抑制调节的应答反应，尚待解决。在实验动物中，用对自身抗原特异的 Th 细胞接种治疗实验性变态反应性脑脊髓膜炎已获成功，且发现特异性 Th 细胞促进了对自身反应性 T 淋巴细胞抗原决定簇独特型特异性 CD8$^+$细胞的形成。这些发现不仅证实 AChR 特异性 Th 细胞对 AChR 的体液免疫有作用，而且为 MG 的特异性免疫治疗提供了可能性。特异性 Th 细胞株的建立，也使人们有可能大量制备 Th 细胞的 McAb，并用以抑制或消除体内对 AChR 特异的 Th 细胞，而不干扰其他免疫反应。

（4）细胞因子治疗：Shenoy 等用 IFN-α 成功地抑制了 AChR 和弗氏完全佐剂

（Freund's complete adjuvant, FCA）诱导的 EAMG，改善了肌无力症状，减少了 AChR-Ab 产生，降低了淋巴细胞对 AChR 的增殖反应，下调了 MHC-Ⅱ类的表达及促进了 MHC-Ⅰ类的表达。

（5）清除自身反应性 B 淋巴细胞：由于 B 淋巴细胞产生 MG 的致病性抗体，治疗的目标就是清除产生 AChR-Ab 的 B 淋巴细胞。每个 B 淋巴细胞产生的抗体能结合多种 AChR 表型，这些抗体作为 B 淋巴细胞的表面受体，可使 B 淋巴细胞能与多种 AChR 表型集合而成为 B 淋巴细胞的标记，如果 AChR 分子是致死性弹头的靶目标，与其结合的 B 淋巴细胞也会因与致死物结合而被杀死，这种策略称为热抗原自杀，可对产生 AChR-Ab 的 B 淋巴细胞进行特异性杀伤。在体外已成功地将 AChR 与蓖麻毒的毒性 A 链或 ^{125}I 相连制成免疫毒素，并对 B 淋巴细胞有特异性杀伤。但这种策略存在缺陷，并成为针对 AChR 特异 B 淋巴细胞治疗的严重障碍：①AChR-Ab 在循环中存在，能结合免疫毒素，形成免疫复合物，沉积于肺、肝或肾脏中，使治疗不能达到目标，而且还会损害这些脏器。②如果有记忆 B 淋巴细胞，能增殖，将导致自身免疫反应复发。③即使能完全消除对 AChR 特异的 B 淋巴细胞，由于 B 淋巴细胞具有抗原诱导的体细胞突变能力，可能产生新的对 AChR 特异的 B 淋巴细胞。因此，此种方法有待于进一步研究。

（6）口服自身抗原诱导耐受：口服抗原诱导免疫耐受，可用于预防或抑制 MG 的发生。Souroujon 等预先用 AChR 肽免疫兔，再用 AChR 和 FCA 免疫，仅产生短暂的非致死性 EAMG；未经 AChR 肽处理的对照兔则全部发生致死性 EAMG，提示肽的预先免疫能使 AChR-Ab 朝向肽所取代表的非致病性决定簇，有效地诱导特异性免疫耐受，从而预防 EAMG 的发生。口服耐受的基本原理尚不清楚，可能是通过克隆丢失或克隆无能介导；在口服耐受的动物中 TGF-β 增多，也可能是通过 TGF-β 对免疫的抑制而产生耐受。

（7）同种异体造血干细胞移植：骨髓基质细胞又称间充质干细胞（mesenchymal stem cells, MSCs），是一种理想的具有免疫调节作用的多潜能细胞。MSCs 移植治疗 MG 的原理是通过对 MG 患者采用超大剂量化疗和（或）放疗，使机体达到过度免疫抑制或免疫去除，然后回输经体外免疫净化处理的造血干细胞，重建患者的造血和免疫功能，以达到纠正其自身免疫功能紊乱的目的。近年研究证实，MSCs 移植可使一些难治性 MG 患者得以缓解。但仅当 MG 患者病情较严重、常规治疗无效，并可能导致死亡时，才考虑 MSCs 移植治疗。

纵观 MG 研究的历史及现状，不难发现，MG 基础研究的每一次进展都预示着临床治疗学的重大改变。随着 MG 逐渐被明确为一种自身免疫性疾病，肾上腺皮质类固醇激素、环磷酰胺类免疫抑制剂、胸腺素类免疫调节剂、血浆交换疗法、胸腺切除术及大剂量丙种球蛋白静脉滴注等免疫疗法应运而生，并取得了一定的疗效。然而，由于这类免疫疗法多采用全身性免疫抑制而存在不可避免的不良反应，如胸腺切除术后可引起患者淋巴细胞减少、淋巴组织萎缩、细胞免疫反应能力降低，导致免疫缺陷和患者对感染等的抵抗能力显著降低，而且仍然无法解决自身抗体不断产生的问题，使患者的远期疗效无法得到保证，因此，既需要对 MG 的免疫学发病机制开展更为深入的研究，彻底解决

MG 是如何发生的这一最根本的科学问题，又需要研究开发高特异性的免疫制剂，调节机体的免疫功能，抑制异常的自身免疫，从根本上解决 ACh 的传递障碍，恢复肌肉的收缩功能，从而促进 MG 患者运动功能的恢复，提高其生活质量。

然而，MG 又是到目前为止有明确抗原及抗体，免疫反应过程相对清楚的唯——种自身免疫性疾病，对此深入地研究，不仅能够帮助人们对其发生发展机制的全面理解，而且也可能为其他自身免疫性疾病提供研究的突破口，为自身免疫性疾病的根治提供理论基础。

有鉴于此，近年来，作为我国基础医学与临床医学研究风向标的国家自然科学基金项目对 MG 研究的支持力度也逐年加大，资助项目明显增多，平均资助强度也由 2000 年的每项约 15 万元增加到 2019 年的 66 万元。项目主要涉及特异性单链抗体和中医药等对 EAMG 治疗作用的探讨，MG 发病机制、相关基因，以及胸腺和血清蛋白质组学研究等。这些项目基本反映了当今我国 MG 研究发展的主流和方向。但总体上，我国 MG 研究的现状与国外先进水平仍存在着明显的差距。

MG 是一种自身免疫性疾病，从免疫学的角度对 MG 开展更为深入的研究，更利于揭示 MG 发生发展的奥秘。结合 MG 研究现状和免疫学发展趋势，今后针对 MG 的免疫学研究应主要集中在以下几个方面：①针对 MG 异常免疫反应的启动研究。MG 发病本质主要是针对 AChR 的免疫反应异常。由病毒或细菌感染分子模拟所诱发的可能性，至今仅是推测而已，并未得到证实。②自身反应性 AChR 特异性 T 淋巴细胞和 B 淋巴细胞发育分化、表型特征、组织分布和功能调控。③机体对 AChR 免疫应答及其调控的细胞与分子识别机制，尤其是各种调节性免疫细胞及其亚群在免疫耐受破坏中的作用及其分子机制研究。④应用免疫基因组学、免疫蛋白质组学、免疫信息学、系统生物学和定量生物学方法对 MG 患者复杂且异常的免疫体系进行系统、定量的研究。⑤继续与 MG 临床免疫学密切结合，开展基于临床核心问题的 MG 免疫学基础研究。同时，充分利用我国 MG 病源优势和遗传优势开展临床免疫学研究。⑥MG 治疗性疫苗研究。⑦以 NMJ 突触后膜的 AChR 结构稳定为目的。

第二章 病　因

重症肌无力（MG）是一种自身免疫性疾病，其发病与乙酰胆碱受体（AChR）自身抗体介导的体液免疫密切相关。近来研究发现，神经肌肉接头（NMJ）处抗体、胸腺相关抗体、抗原特异性 T 淋巴细胞、细胞因子、补体和遗传因素等在 MG 的发病中也扮演了重要的角色。确切的发病机制至今仍不完全清楚，它可能是一种由多基因调控、多种机制参与的复杂性自身免疫性疾病。

第一节　免疫因素

一、自身抗体的作用

MG 患者肌肉存在多种自身抗原，因此体内可产生多种自身抗体。AChR-Ab 出现于 80%~90% 的全身型 MG 和 50% 的眼肌型 MG 患者中，然而，有 10%~15% 的全身型 MG 和约 50% 的眼肌型 MG 患者血清中未检测到 AChR-Ab，这些患者被称为 SNMG。这些患者血清中还存在抗肌肉特异性受体酪氨酸激酶（MuSK-Ab）抗体。据文献报道，西方人 MuSK-Ab 阳性率约占 SNMG 的 20%，而亚洲人该抗体很低。此外，在 AChR 抗体及 MuSK-Ab 双阴性患者血清中，近来又发现了致病性的抗低密度脂蛋白受体相关蛋白 4 抗体（LRP4-Ab）。SNMG 患者的临床表现与抗体阳性 MG 患者基本相似，对免疫抑制剂治疗亦敏感，给小鼠注射 SNMG 患者的血清或 IgG 也能复制出 MG 模型。对 MG 免疫学发病机制而言，除上述三种致病性抗体之外，可能还有其他的抗骨骼肌成分的抗体或分子参与，如抗兰尼定碱受体（ryanodine receptor，RyR）抗体、抗连接素抗体（Titin-Ab）、抗肌动蛋白（Actin）抗体、抗肌球蛋白（Myosin）抗体等，也可能与抗突触前膜抗体（PsM-Ab）的参与有关，其中抗骨骼肌抗体滴度与 MG 病情严重程度相一致。

（一）乙酰胆碱受体抗体

1934 年，Dale 证明乙酰胆碱（ACh）是 NMJ 触发肌肉收缩最关键的信号分子。同时，Loewi 和 Dale 已经证明如果 ACh 被破坏则可引发类似 MG 的症状，而新斯的明可以阻断这种破坏。1971 年，Lennon 和 Carnegie 提出了 MG 的临床症状是由抗 AChR-Ab 引起的。

AChR 是大多数 MG 患者特异性的自身抗原。AChR 多存在于 NMJ 的突触后膜、部分前膜、神经节细胞突触表面以及胸腺肌样上皮细胞等。在神经肌肉兴奋传导过程中，

ACh 通过与 AChR 结合，引起受体及其相关膜蛋白的构象发生变化，从而传递神经冲动。成人骨骼肌烟碱型 AChR 是一个分子质量为 250 kD 的五聚体跨膜糖蛋白，由 4 个同源亚基组成，其中 α 亚基内几条肽链片段具有极强的免疫原性，如 α100-116、α146-162、α150-169、α181-200、α360-368，是 AChR-Ab 的结合位点，也是 AChR 特异性自身反应性 T 淋巴细胞的主要抗原决定簇。AChR 自身抗原被抗原提呈细胞（antigen presenting cell，APC）摄取后，形成 APC-MHC Ⅱ 类分子多肽复合物，与 T 淋巴细胞受体（TCR）特异性结合，形成 T 淋巴细胞激活的第一信号。APC 表面的 B7 分子和 T 淋巴细胞表面的 CD28 结合形成 T 淋巴细胞激活的第二信号。双信号的作用使 T 淋巴细胞激活，完全活化的 $CD4^+$ T 淋巴细胞表达 CD40 配体（CD40L）。B 淋巴细胞可以通过 TCR 识别的 APC-MHC Ⅱ 类分子复合物及其 CD40 与 $CD4^+$ T 淋巴细胞表面 CD40L 结合而激活，从而产生大量的细胞因子和 AChR 自身抗体，最终导致针对 AChR 自身抗原的免疫损伤。

免疫损伤的机制主要有：①AChR-Ab 与 AChR 结合后使得 AChR 降解加快，导致终板 AChR 数量减少，影响 NJM 功能；②依赖抗体的补体溶解作用是 AChR 分子破坏的主要原因，AChR-Ab 与 AChR 结合形成膜攻击复合体而使抗体触发了补体瀑布链，进而导致终板膜的溶解；③抗体介导的抗原调变作用也加速了 AChR 分子的内化和溶酶体的降解作用，使得 AChR 分子的半衰期由 7 d 降至 2 d，体内终板上功能性 AChR 分子的数量急剧减少，破坏终板功能。

AChR 在种系发展过程中相对保守，不同种系动物间差异较小，因此检测血清 AChR-Ab 早年用由电鳗电器官或大鼠大腿肌肉提取 AChR 做抗原，后临床多用由人腓肠肌提取 AChR 做抗原。研究发现，以 AChR 主动免疫动物可致 MG 样肌无力，低频重复神经刺激（repetitive nerve stimulation，RNS）波幅递减，血清出现 AChR-Ab 增高，即实验性自身免疫性重症肌无力（EAMG），该动物模型在许多方面与 MG 有相似的临床症状，研究 EAMG 的发病机制对 MG 发病机制的探索具有非常重要的意义；通过 MG 患者或 EAMG 动物血清，或由此血清提取的 IgG 或 AChR-Ab 可把 MG 被动转移给另一实验动物。

AChR-Ab 在胸腺瘤合并 MG 的患者中全部呈现阳性，但仅见于 50% 的眼肌型 MG 患者，而这些患者自身性抗体的主要结合靶点是胎儿型 AChR 分子。胎儿型 AChR 分子与成人型 AChR 分子最大的区别是 AChR 五聚体分子中的 γ 亚基替代了 ε 亚基。胎儿型 AChR 分子主要分布于眼外肌，因此这类自身抗体导致了患者单纯眼外肌受累，而无其他相关临床症状出现。Romi 等研究表明，早发型 MG 患者 AChR 水平及阳性率比晚发型 MG 患者明显增高。在早发型 MG 患者中，胸腺呈典型的增生，包含许多 T 淋巴细胞和 B 淋巴细胞的生发中心。增生的胸腺可能导致自身免疫性 T 淋巴细胞异常表达 AChR 表位，出现对自身 AChR 的免疫反应，导致 AChR-Ab 产生。这或许可以解释为什么早发型 MG 具有较高的 AChR 水平，而晚发型 MG 胸腺通常萎缩。在人群整体水平上，抗体滴度与疾病严重程度无相关性，但就单一个体而言，抗体滴度与临床症状呈正相关性，其临床症状的好转均伴有抗体水平的下降。因此，AChR-Ab 的检测对于 MG 的诊断和疗效观察具有重要意义。此外，另一些研究表明，AChR-Ab 还可能存在于系统性红斑狼疮、风湿性关节炎、炎性神经病及运动神经元病患者的血清中。

（二）抗肌肉特异性受体酪氨酸激酶抗体

肌肉特异性受体酪氨酸激酶（MuSK）是受体酪氨酸激酶家族成员之一，在骨骼肌细胞上特异性表达，并在突触后膜上与AChR并存。MuSK的功能是作为神经末梢分泌的集聚素（agrin）的受体，通过与集聚素相互作用，介导突触形成过程和兴奋-收缩偶联中的AChR在突触后膜聚集，从而有利于ACh和AChR之间发生最佳相互作用。1999年，Sanes等通过体外实验证明，血清中的MuSK-Ab干扰AChR聚合束的形成。MuSK-Ab通过抑制Agrin-MuSK信号，使NMJ不稳定，并且降低AChR的半衰期及聚集浓度。用MuSK片段免疫的动物可诱发肌无力症状。Shiraishi等实验表明，MG患者体内AChR数量正常，这也提示MuSK-Ab在MG发病机制中还存在有其他的途径。8%~10%全身型MG患者中MuSK-Ab阳性。Hoch等于2001年发现，AChR-Ab阴性的全身型MG患者中约70%MuSK-Ab阳性，而血清AChR-Ab阳性的MG和其他神经疾病患者中则难以检出。

临床应注意，不要把有MG临床表现、血清未检出AChR-Ab而检出MuSK-Ab者，简单地称为MuSK-Ab阳性MG；其血清中检出MuSK-Ab也许是一种无关现象，也可能是一种以MuSK为靶蛋白的另一种自身免疫性疾病。对此类患者应进一步深入研究。

（三）抗低密度脂蛋白受体相关蛋白4抗体

大约15%的全身型MG和高达50%的眼肌型MG患者中，检测不到AChR-Ab和MuSK-Ab，因此这类患者被称为血清双阴性MG患者。但是，就肌无力分布、病情严重程度及对免疫治疗和血浆置换的反应性来说，该类患者与AChR-Ab阳性MG患者的临床表现非常相似，因此表明该亚类是由免疫介导的NMJ疾病，后发现该亚类是由LRP4-Ab介导的。据报道，2%~27%的双阴性MG患者中可检测到LRP4-Ab。且在2015年《中华神经科杂志》中国重症肌无力诊断和治疗指南中已将LRP4-Ab作为MG的诊断标准之一。

（四）抗连接素抗体

抗连接素抗体（Titin-Ab）是存在于骨骼肌和心肌中的一个大分子收缩蛋白，一个连接素分子跨越半个肌小节，从Z带到M带。1990年，Aarli等在MG患者的血清中发现Titin-Ab。Titin-Ab检测对伴胸腺瘤MG和晚发型MG患者具有重要意义，它很少出现于早发型MG或合并胸腺增生的MG患者中。Titin-Ab可出现于75%~85%的伴胸腺瘤MG患者的血清中。Wang等实验显示MG患者体内Titin-Ab的灵敏度为82.1%、特异度为52.5%，这一结果远高于非胸腺瘤MG。Skeie等报道50%晚发型MG患者的血清中可以检测到Titin-Ab。

（五）抗兰尼定碱受体抗体

抗兰尼定碱受体抗体（anti-ryanodine receptor antibody，RyR-Ab）是一种存在于肌质网或内质网上的、具有极高导电性而离子选择性低的敏感性钙离子释放通道，它与横纹肌T管附近的电压依赖性的钙通道相互作用，当细胞膜去极化后反应性释放钙离子，在肌肉兴奋收缩偶联过程中发挥重要作用。20世纪70年代，人们在显微镜下观察到部分MG患者的血清抗体能和肌质网上的某种蛋白结合。1992年，Mygland等证实伴胸腺瘤 MG 患者的血清中确实存在可以和肌质网中大分子蛋白结合的抗体，并认为这种大分子蛋白即为钙离子释放通道 RyR。2000 年，Romi 等研究显示 MG 患者中 14% 为 RyR-Ab 阳性，而伴胸腺瘤 MG 患者中 70% 为 RyR-Ab 阳性。王巍炜等发现 RyR-Ab 多见于晚发型 MG。对于 MG 的其他类型如眼肌型、早发型或 AChR-Ab 阴性的患者，RyR-Ab 均为阴性。故如果发现早发型患者 RyR-Ab 阳性，往往提示胸腺瘤的存在，RyR-Ab 阳性的患者往往合并其他胸腺瘤相关抗体的阳性，如 Titin-Ab。Titin-Ab 和 RyR-Ab 均为阳性则诊断胸腺瘤的敏感性为 95%，特异性为 70%。联合测定 Titin-Ab 和 RyR-Ab 对于发现 MG 患者是否患有胸腺瘤均具有较重大意义。

（六）抗突触前膜抗体

1988 年，Marsal 等首次利用嗜神经毒素 β 银环蛇毒素（β-bungarotoxin，β-BGT）作为工具，提纯出突触前膜蛋白，并制备其抗体，即抗突触前膜抗体（presynaptic membrane antibody，PsM-Ab）。1991 年，吕传真等研究表明 PsM-Ab 与 AChR-Ab 有高度相关性，PsM-Ab 在重型、合并胸腺肿瘤患者血清中较高。检测 PsM-Ab 提高了 MG 的临床诊断率，但其作用于突触前膜的具体部位及作用机制仍需进一步研究。

（七）抗乙酰胆碱酯酶抗体

乙酰胆碱酯酶（acetylcholine esterase，AChE）是一种糖蛋白，位于突触间隙内，能水解 ACh 进而终止 AChR 被激活，AChE 被部分抑制能改善肌无力症状，但如果被完全抑制，则会导致胆碱能阻滞。Provenzano 等于 2010 年利用酶联免疫吸附法（enzyme linked immunosorbent assay，ELISA）测定 240 例 MG 患者，结果显示 48% 的 MG 患者 AChE 抗体阳性，AChE 抗体与性别、发病年龄、胸腺病理及是否同时存在 AChR-Ab 及 MuSK-Ab 无相关性。Provenzano 还发现眼肌型 MG 患者血清中 AChEab 阳性，而全身型 MG 患者则为阴性。

AChE-Ab 与突触后膜 AChE 结合，通常抑制 AChE 活性，使突触间隙 ACh 增加，与溴吡斯的明的药理学作用本应当一致，因此，部分 MG 患者出现 AChE-Ab 的作用及病理学机制还需进一步研究。

二、T 淋巴细胞和细胞因子的作用

（一）T 淋巴细胞在 MG 中的作用

AChR-Ab 的产生是细胞依赖性的，近年来的研究充分肯定了 T 淋巴细胞依赖机制在 MG 发病过程中的重要性，尤其是 $CD4^+$ 辅助性 T 淋巴细胞（Th 细胞）在调节 AChR-Ab 合成过程中所发挥的重要作用。根据分泌细胞因子的不同，Th 细胞主要分为三个亚群，即 Th1、Th2 和 Th3。Th1 分泌 IL-2、IL-12、干扰素 γ（IFN-γ）、肿瘤坏死因子 α（TNF-α）等，启动细胞免疫；Th2 细胞分泌 IL-4、IL-5、IL-6、IL-10 等，与 Th1 相关的 IFN-γ 协同，辅助 AChR 特异性的 B 淋巴细胞增殖并产生 AChR-Ab，启动体液免疫。Th3 以分泌转化生长因子 β（TGF-β）为主，主要功能是抑制 Th1 细胞介导的免疫应答和炎症反应。各亚群之间的相互作用通过其分泌的细胞因子间的叠加、协同或者拮抗等方式发挥作用。1976 年，Richman 等发现 MG 患者血中存在对 AChR 发生特异性反应的 T 淋巴细胞。1984 年，Hohlfeld 等从 MG 患者外周血中分离出淋巴细胞，经原代培养建立 AChR 反应性 T 淋巴细胞株。培养的 T 淋巴细胞株每 7～14 d 用电鳐 AChR 刺激一次，用 IL-2 维持细胞生长。经过 3 个月至半年，这些细胞仍保持对 AChR 的反应性。AChR 反应性 CD4⁺ T 淋巴细胞能够辅助 B 淋巴细胞分泌 AChR-Ab；而选择性抑制该细胞的激活，可有效降低 AChR-Ab 水平、缓解 MG 患者肌无力症状。之后陆续有研究发现，除在 MG 患者外周血中发现有 AChR 反应性 T 淋巴细胞外，在胸腺中亦可发现更多数量的 AChR 反应性 T 淋巴细胞。通过胸腺切除术或使用抗 CD4⁺抗体可以改善 MG 症状。

CD4⁺CD25⁺调节 T 淋巴细胞（T regulatory cell，Treg）的主要功能是通过抑制性调节 CD4⁺ T 和 CD8⁺ T 细胞的活化与增殖，达到免疫的负调节作用，是调节自身免疫反应、维持外周免疫耐受的重要分子，能够抑制自身免疫性疾病的发生。Sun 等系统观察了 MG 患者外周血 Treg 细胞改变及同肌无力疾病程度的相关性，通过对比 29 例 MG 患者和 23 名健康对照外周血中 Treg 细胞的差异发现，临床症状较重的患者 Treg 明显降低，而疾病相对比较稳定的患者 Treg 增多；此外，切除胸腺可显著上调 Treg 的表达。这些研究提示，Treg 在 MG 的发病中具有一定作用。但有研究通过对 MG 患者外周血中 Treg 测定，发现 MG 患者 Treg 细胞存在异常比例。Balandina 等研究发现 MG 患者 Treg 数量正常，但 Foxp3 表达明显减少，这些细胞不能抑制自身反应性 T 淋巴细胞。Masuda 等研究发现 MG 患者外周血单核细胞中 Foxp3 mRNA 表达低于健康对照组。有研究证实从正常小鼠体内分离出 Treg，并将其注入 Foxp3 缺乏的小鼠体内，可阻止该小鼠发生 MG。我国学者魏秀丽建立小鼠 MG 被动转移模型（passive transferred myasthenia gravis，PTMG），应用流式细胞学技术检测小鼠脾细胞中 Treg 及 Foxp3 阳性 Treg 细胞含量，结果显示，PTMG 组 Treg 细胞数量、Foxp3 阳性 Treg 细胞数量均较正常对照组降低。实验结果证实，Foxp3 阳性 Treg 细胞数量的异常破坏了机体免疫耐受平衡，导致 T 淋巴细胞、B 淋巴细胞活化，引起 AChR 的损伤。Nessi 等通过实验性免疫性重症肌无力（EAMG）模型小鼠与正常对照组相比，EAMG 组小鼠 Foxp3 表达少，但细胞毒性 T 淋巴细胞相关抗原 4（cytotoxic T lymphocyte antigen 4，CTLA-4）mRNA 表达多。此研究还证实 Treg 能预防 EAMG 的发生，但不能改善 MG 的进展。还有研究表明 Treg 与 MG 的病情稳定程度相关。尽管目前关于 MG 患者 Treg 表达下降的分子机制尚不明确，但 Treg 有望成为治疗 MG 的一个新靶点。

（二）细胞因子的作用

在 MG 的发生过程中 AChR-Ab 的产生受到细胞因子（cytokine，CK）的调节，其增减都会对 MG 产生影响。

1. IL-1　主要由活化的单核/巨噬细胞等多种细胞产生，外周的 IL-1 能促进胸腺细胞及 T 淋巴细胞的活化、增殖、分化，促进活化 T 淋巴细胞分泌 IL-2、IFN-γ 等细胞因子，协助 IL-4 等 CK 刺激 B 淋巴细胞的增殖分化，促进 AChR-Ab 形成，在 MG 的发病中起辅助、协同作用。Huang 等发现，与对照组相比，IL-1β 缺乏鼠相对耐受 EAMG，其淋巴细胞增殖能力很低，Th1 和 Th2 的 CK 反应均较低，血清 AChR-Ab 水平亦低，提示 IL-1β 在诱导鼠 MG 中起重要作用，在人类 MG 发病中也可能起同样的作用。

2. IL-2　由 T 淋巴细胞受抗原或有丝分裂原激活后分泌，具有促进 T 淋巴细胞、

B 淋巴细胞增殖、分化和增强 NK 细胞杀伤毒性等作用，是参与免疫应答的关键因子。人类 IL-2R 由 α 肽链及 β 肽链组成，活化 T 淋巴细胞膜上表达的 IL-2R 称为膜 IL-2R（mIL-2R），当 α 脱落到血清时称为可溶性 IL-2R（sIL-2R）。目前尚未发现 mIL-2R 与 MG 发病有关，而 sIL-2R 是 T 淋巴细胞被激活的可溶性标记。MG 患者血清 sIL-2R 水平明显增高，但胸腺摘除后其水平降低；且 MG 患者血清 sIL-2R 水平的变化与 MG 临床类型、病情及预后密切相关，全身型患者明显高于眼肌型患者，病情重者明显高于病情轻者，预后差者明显高于预后好者。

3. IL-4　作为 Th2 细胞的自身活化因子，通过刺激 B 淋巴细胞增殖、活化，转化成浆细胞并分泌抗体，是介导体液免疫的重要细胞因子，对 AChR-Ab 产生有重要作用，但这种作用需要其他体液因子（其中最可能为 IFN-γ）的辅助。在体外实验中，人们用 IL-4 刺激单克隆骨骼肌细胞时也发现，单克隆骨骼肌细胞在 IL-4 的刺激下表达的 IL-15 水平明显增加，而 IL-15 被认为是 Th1 细胞和 NK 细胞产生 IFN-γ 的重要刺激因子；同时作为 IFN-γ 拮抗因子的 TGF-β 水平却被下调。但也有一些相反的报道，Karachunski 等在 *Il4* 基因敲除小鼠的实验中发现，*Il4* 基因敲除小鼠的 EAMG 发病率有轻微的增加；Ostlie 等用 AChR 免疫 *Il4* 基因缺失小鼠诱发 EAMG，发现此类小鼠 MG 症状严重且持续时间长，AChR-Ab 出现早且滴度高，所以可以推测 IL-4 能延缓 EAMG 的发生。此外，也有研究发现 MG 患者 IL-4 与健康组无显著差异。因此，需要更多的实验来证实 IL-4 在 MG 中的确切作用机制。

4. IL-6　多种细胞可产生 IL-6，包括活化的单核细胞、巨噬细胞、T 淋巴细胞、B 淋巴细胞、内皮细胞及上皮细胞等。IL-6 具有多种生物学活性，它影响 B 淋巴细胞的增殖、分化，是诱导 B 淋巴细胞产生抗体所必需的细胞因子，主要诱导活化后期的 B 淋巴细胞大量合成分泌型免疫球蛋白（Ig）的 mRNA，从而增加 Ig（IgM、IgG、IgA）的分泌，亦可诱导 T 淋巴细胞活化、增殖和分化，可能在 MG 自身免疫反应的启动、恶化、进程中起关键作用。有研究认为 MG 患者血清 IL-6 浓度升高。胸腺增生的 MG 患者胸腺内 IL-6 mRNA 表达增强，促进相应的 B 淋巴细胞增殖分化，产生 AChR-Ab。MG 患者胸腺上皮细胞培养后，IL-6 在 mRNA 及蛋白质水平均升高，推测 IL-6 促进胸腺形态的改变，在 MG 的恶化及进展中起重要作用。MG 患者 AChR 诱导的外周血单个核细胞（peripheral blood mononuclear cells，PBMC）上清液中 IL-6 水平较无抗原诱导者增高，说明这种免疫应答也是 AChR 特异性的。MG 患者较健康对照组抗原特异性 PBMC 中 IL-6 水平增高，提示 IL-6 参与了 MG 的发病，说明 MG 患者存在明显细胞免疫功能紊乱。

5. IL-10　主要由 Th2 细胞产生，是一个重要的效应细胞因子，其主要生物学作用为抑制巨噬细胞的抗原提呈功能，抑制 Th1 细胞分泌 IFN-γ、IL-2，促进 B 淋巴细胞增殖、分化及抗体生成。IL-10 促进 B 淋巴细胞的增殖和分化，而后者可分泌大量的 IgM、IgG 和 IgA 抗体，并且它是不同 Ig 类和亚类的转化因子。MG 患者外周血 AChR 反应性 *IL10* mRNA 表达细胞数增多，并随着 MG 症状的改善而下降。分子生物学研究发现，MG 患者 *IL10* 等位基因与 MG 患者循环中的高滴度 AChR-Ab 相关，与肥大细胞、胸腺细胞的增殖有关。以上均提示 IL-10 可诱导 AChR 特异性 Th2 反应，增强 B

淋巴细胞活性，促进 AChR-Ab 分泌，在 MG 和 EAMG 的发生与进展中起重要作用。

6. IL-12 能促进 Th1 细胞的生成，刺激活化的 T 淋巴细胞和自然杀伤（natural killer，NK）细胞增殖，并促进其产生 IFN-γ，MG 患者体内 Th1、Th2 细胞数量和 CK 细胞的消长，可直接影响 B 淋巴细胞的数量和功能，进而影响 AChR-Ab 的产生。用 AChR 体外短期培育单核细胞，发现 MG 患者 AChR 反应性 IL-12 mRNA 表达细胞数增多。用电鳗 AChR 免疫，发现 IL-12 缺乏鼠不发生 EAMG，且不产生 AChR-Ab，提示 IL-12缺乏鼠 EAMG 的耐受与 AChR-Ab 减少有关。

7. IL-18 主要由巨噬细胞分泌，能诱导 IFN-γ 产生、促进 T 淋巴细胞的增殖与分化并增强 NK 细胞活性。Jander 等应用 ELISA 方法检测 MG 患者血清中 IL-18 的水平，发现 MG 患者血清 IL-18 水平较对照组显著增高，并随症状缓解而降低。

8. IFN-α 具有免疫调节功能，可抑制 IL-2 的产生及主要组织相容性复合物 II 类分子（MHC-II）的表达。干扰抗原提呈细胞（APC）对自身抗原的加工提呈过程。实验研究证明，IFN-α 能明显降低动物 EAMG 的发生并改善 EAMG 临床症状，也有报道合并有 MG 的肝炎患者应用 IFN-α 治疗时，MG 的临床表现加重、AChR-Ab 滴度增高，停药后好转。

9. IFN-γ 主要由 Th1 细胞产生，具有多种免疫调节功能，它可作用于抗原提呈细胞、增加它们的 MHC-II 分子的表达、提高其提呈抗原的效率，激活巨噬细胞，在诱导 B 淋巴细胞成熟并辅助 AChR-Ab 的产生、诱发 EAMG 临床症状产生中起重要作用。因其在 EAMG 发病时更活跃，所以被认为是诱导 EAMG 的重要起始因子。用 AChR 加弗氏完全佐剂（FCA）免疫的 Lewis 大鼠诱导 EAMG，同时给予其重组大鼠 IFN-γ 皮下注射，结果诱导出的 EAMG 临床症状明显加重，检测发现 AChR-Ab 和 Th1 细胞水平也明显升高；Reyes-Reyna 等在体外实验中发现，IFN-γ 能使单克隆骨骼肌细胞系细胞数量及其表达的单核细胞趋化蛋白-1（MCP-1）水平显著增高，而 MCP-1 能促进 Th 细胞和单核细胞向肌细胞转移，并通过诱导产生协同刺激因子和 MHC-II 类分子的表达来强化肌细胞的抗原提呈能力，从而促进抗原特异性 Th1 细胞辅助产生 AChR-Ab。IFN-γ 与 MG 患者 AChR-Ab 表达水平相关，无论 AChR-Ab 阳性还是阴性的 MG 患者，AChR 特异性 IFN-γ 分泌细胞数量均高于其他神经疾病组，并且 MG 患者外周血中 IFN-γ 分泌细胞与 AChR-Ab 分泌细胞二者之间有显著相关性。用 AChR 免疫 Ifn-γ 基因敲除小鼠或 Ifn-γ 受体基因敲除小鼠，EAMG 发生率均未降低，但它们都未能产生足够的 AChR 特异性抗体 $IgG_2\alpha$ 和 IgG_3。说明 IFN-γ 对 MG 自身抗体的产生起重要促进作用，但 IFN-γ 分泌细胞在多发性硬化等疾病中也升高，故它不能作为 MG 的特异性指标。

10. TNF-α 常被称为前炎症性细胞因子，是免疫和炎症的重要调节因子，主要由激活的单核巨噬细胞和 T 淋巴细胞分泌，它既可促进胸腺细胞增殖及活化，也可通过诱导 APC 活化，刺激其他类型细胞因子如 IL-2、IL-12 的产生，从而启动 Th1 细胞反应，导致致病性自身抗体的产生。MG 患者 TNF-α 水平常显著高于正常人群，且治疗后显著降低，血中高水平 TNF-α 可直接破坏 AChR 或直接促进 B 淋巴细胞增殖及分化，从而增加 AChR-Ab 的产生。Duan 等应用抗 TNF-α 抗体有效抑制了 EAMG 的发展。动物实验结果显示，TNF-α 的先天产生缺陷对 C57BL/6 小鼠有保护作用，使这些小鼠避免获得实验性自身免疫 MG。Huang 等认为 MG 的胸腺病理学改变及 MG 的早期发病均与 TNF-α 有明显相关性。

11. TGF-β 系 Th3 相关性细胞因子，作为一种重要的内源性、强大的免疫抑制性细胞因子，在体内主要可以调节和抑制免疫活性细胞增殖、抑制 T 淋巴细胞和 B 淋巴细胞分化、下调 MHC-II 类分子的表达、抑制 Th1 及 Th2 产生的 IFN-γ 和 IL-4 等细胞因子的功能、参与 CTLA-4 在 T 淋巴细胞激活刺激通路中的负性调节作用、促进细胞外基质沉积、促进成纤维细胞生长等，对机体免疫系统主要起负性调节作用。MG 患者外周血单个核细胞 TGF-β mRNA 表达水平及血清 TGF-β 水平均高于正常对照组，且 TGF-β 水平与病程有关，说明 MG 患者免疫功能失调，在启动免疫激活机制的同时，也启动了免疫抑制机制。Yarilin 等发现体外经过 TGF-β 诱导的树状突细胞，皮下注射于 Lewis 鼠 EAMG 模型，明显减轻了 EAMG 症状，降低了分泌 AChR-Ab 的细胞水平。在实验动物模型中，TGF-β 作为免疫耐受的主要效应因子，可能通过抑制 Th1、Th2 产生的 IFN-γ、IL-4，从而抑制 AChR-Ab 产生，有效预防 EAMG 等自身免疫疾病的发生。此外，还需要进一步研究 TGF-β 与其他细胞因子的可能相关性，以及 TGF-β 与 MG 患者病程、疾病分型及治疗措施的相关性，以探讨其在治疗 MG 中的应用价值。

综上所述，细胞因子在 MG 和 EAMG 发病中起重要作用。TNF-α 可直接破坏 AChR 或直接促进 B 淋巴细胞分化、生长，从而增加 AChR-Ab 的产生。TGF-β 具有强大的免疫抑制效应，能下调 T 淋巴细胞、B 淋巴细胞免疫，可能在 MG 治疗中有作用。IFN-γ 可上调 MG 的发生，在诱导 B 淋巴细胞成熟并辅助其产生 AChR-Ab、诱发 EAMG 临床症状的产生中起重要作用，因其在 EAMG 发病时更活跃，所以被认为是诱导 EAMG 的重要起始因子。IL-1β 对 MG 患者胸腺的 T 淋巴细胞激活可能有作用；IL-2 和 IL-12 为 Th1 相关细胞因子，可启动细胞免疫，其中 sIL-2R 是 T 淋巴细胞被激活的间接可溶性标记，可反映病情的动态变化；IL-4、IL-6、IL-10 为 Th2 相关细胞因子，可启动体液免疫，诱导 B 淋巴细胞增殖和分化。

三、树突状细胞

树突状细胞（dendritic cell，DC）是迄今所知最强的抗原提呈细胞，其主要功能是摄取、加工处理和提呈抗原，启动特异性免疫应答，广泛分布于脑以外的全身组织和脏器，如脾脏、淋巴结、胸腺等淋巴器官以及皮肤、肝脏等，能够独立活化初始 T 淋巴细胞，是机体特异性免疫应答的始动者。DC 由造血干细胞分化而来，在不同的免疫微环境诱导下发育成为表型和功能各异的 DC 亚群。DC 的功能取决于其分化的不同状态，未成熟 DC 具有很强的抗原摄取和加工处理能力，但因其表面低表达 MHC-II 类分子和协同刺激分子，不能提供 T 淋巴细胞活化的第二信号，从而导致特异性 T 淋巴细胞无反应性、凋亡或者产生调节 T 淋巴细胞，诱导免疫耐受；而成熟 DC 则可通过上调其表面 MHC-II 类分子和协同刺激分子的表达，活化初始 T 淋巴细胞，启动免疫应答。DC 也是体内重要的免疫调节细胞，可通过分泌不同的细胞因子参与固有和适应性免疫应答。

DC 在 MG 发病中扮演双重角色。一方面 DC 可以摄取、提呈抗原信息给 AChR 反应性 T 淋巴细胞，从而启动针对 AChR 的自身免疫反应，促进、加重 MG 病情；另一方面，DC 在体外经 TGF-β、IL-10 等细胞因子修饰后，可显著下调 MHC-Ⅱ类分子以及协同刺激分子的表达，从而诱发外周免疫耐受，缓解 MG 症状。MG 患者胸腺组织中 DC 数量明显高于正常胸腺患者，而单纯胸腺瘤患者与正常胸腺者间差异不显著，提示胸腺组织中的 DC 数量增高与 MG 的发生、发展有关，而与胸腺瘤可能无关。分布于胸腺髓质的肌样上皮细胞可表达 AChR 样蛋白，而伴胸腺瘤 MG（MGT）患者髓质内 DC 数目增加，提示 DC 可能提呈这类抗原而引发 MG。有学者通过分离健康 Lewis 大鼠脾细胞中的 DC，体外经过 TGF-β 诱导后，皮下注射于经 AChR 和弗氏完全佐剂（FCA）免疫的大鼠，结果发现 EAMG 大鼠的临床症状得到有效控制。此外，Duan 等用 AChR 主动免疫大鼠，第 39 日分离大鼠脾脏中 DC，体外用 IL-10 处理后，经腹腔注射给进展期 EAMG 大鼠，发现 EAMG 大鼠的临床症状减轻，且其体内 IL-10 及 IFN-γ 水平均降低。尽管通过 DC 诱发免疫耐受治疗自身免疫性疾病的研究才刚刚起步，但这可能会为 MG 及其他自身免疫性疾病的治疗提供新策略。

四、补体与补体调节因子

发现体液免疫后不久，19 世纪末，Bordet 即证明新鲜血清中存在一种不耐热的成分，可辅助特异性抗体介导的溶菌作用。由于这种成分是抗体发挥溶细胞作用的必要补充条件，故被称为补体（complement，C）。补体作为机体免疫防御机制的重要组成部分，能够促进吞噬细胞的吞噬功能和溶解靶细胞，对清除外来微生物的入侵及维护机体内环境的稳定具有重要作用。然而，补体对机体也具有潜在的威胁，可介导免疫病理的损伤性反应，经过不适宜活化后产生的片段可导致机体正常组织细胞的损伤。因此，补体既是生理性防御物质，又是造成病理性损伤的介质。MG 进程中同时会伴有补体水平下降，表明存在大量的补体消耗。作为机体的防御反应，肌肉细胞则加速合成各类补体调节蛋白，如 CD55、CD59 和 S 蛋白等，缓解由于补体激活所引起的突触后膜 AChR 分子的大量降解。研究表明，MG 患者和 EAMG 动物模型体内的 AChR-Ab 同 NMJ 突触后膜的 AChR 结合后，除了可以封闭 AChR 的功能，加速 AChR 的降解之外，更重要的是可激活补体系统，使大量补体沉积于 NMJ，引起 NMJ 和 AChR 的免疫病理损伤，最终导致 NMJ 传导障碍而发生肌无力。通过研究诱导预先敲除补体 C3 的 EAMG 动物模型发现，尽管 NMJ 处有免疫复合物沉积，但并未出现肌无力症状，提示补体和 MG 的发病密切相关。

补体调节因子是补体激活过程中重要的调控因子，能够调节和抑制补体系统，使补体的激活与抑制处于精细的平衡状态，从而既能防止对自身组织造成损害，又能有效杀灭外来微生物。补体调节因子包括可溶性补体调节蛋白和膜表面补体调节因子。研究表明，膜表面补体调节因子促衰变因子 CD55 和 CD59 集中分布于 NMJ 突触后膜，能够保护 NMJ 免受补体的损伤。用基因芯片和实时荧光定量聚合酶链反应（realtime fluorescence quantitative-polymerase chain reaction，RTFQ-PCR）方法检测发现，EAMG 眼外肌 CD55 和 CD59 基因的表达较健康对照组明显减少，这也提示了 MG 好发于眼外肌的原因。有学者通过诱导预先敲除补体调节因子 *CD55* 的 MG 小鼠模型发现，*CD55* 基因敲除小鼠较对照组更容易发生 MG。随后，研究者又采用 *CD59* 基因敲除或同时敲除 *CD55* 和 *CD59* 基因的小鼠来诱导 EAMG，发现 *CD55* 和 *CD59* 基因双敲除的小鼠肌无力的症状明显加重，NMJ 处有大量补体 C3 和免疫复合物沉积，NMJ 的病理损伤也明显加重。上调 NMJ 处补体调节因子 CD55 和 CD59 的表达可抑制补体系统的激活，可有效保护 NMJ，缓解或消除 MG 症状。

第二节　胸腺因素

自身抗体的诱导和产生依赖于调节性 T 淋巴细胞（regulatory T lymphocyte，简称 Tr 细胞），而胸腺是 T 淋巴细胞分化、发育、成熟的场所。MG 的发生、发展与胸腺内发生的异常免疫反应直接相关，胸腺很可能是 MG 的病源地。75%~80% 的 MG 患者有胸腺异常，包括胸腺增生和（或）胸腺瘤，其中 80%~85% 有包括显微镜下生发中心扩大的胸腺增生（并非整体的胸腺增大），其余 15%~20% 为胸腺瘤，而 33%~75% 胸腺瘤患者可合并 MG。MG 患者增生的胸腺内存在大量 AChR 特异应答性 T 淋巴细胞、B 淋巴细胞，远较外周血为多；胸腺细胞可表达 IL-1、IL-2、IL-6 等细胞因子，提示 MG 患者胸腺存在免疫学改变。胸腺切除后，约 70% 的患者临床症状改善，因为切除胸腺后使细胞免疫、体液免疫均受抑制，AChR-Ab 减少，纠正 MG 免疫调节紊乱，从而缓解和改善 MG 症状，提示胸腺能诱导和维持 MG 自身抗体产生，在 MG 的发生、发展中起着重要作用。

一、胸腺微环境和胸腺肌样细胞 AChR 的表达

骨髓产生的前 T 淋巴细胞离开骨髓进入胸腺，从胸腺皮质迁移到髓质，最终分化为成熟 T 淋巴细胞，并输送到外周淋巴器官。进入胸腺的淋巴干样细胞 CD4 和 CD8 均为阴性，随后前 T 淋巴细胞开始表达 CD4 和 CD8，形成 $CD4^+CD8^+$ 双阳性（double positive，DP）T 淋巴细胞。在胸腺皮质中，同胸腺上皮细胞表达的自身肽/MHC-Ⅰ类或 MHC-Ⅱ类分子复合物以适当亲和力进行特异结合的 DP 细胞可继续分化为单阳性（single positive，SP）细胞，不能与自身肽/MHC-Ⅰ类或 MHC-Ⅱ类分子复合物发生有效结合或发生亲和力过高结合的 DP 细胞在胸腺皮质中发生凋亡，此过程称为胸腺的阳性选择。经阳性选择的 DP 细胞存活，并分化为 SP 细胞，使 T 淋巴细胞获得了在识别过程中自身 MHC 的限制能力。SP 细胞与自身肽/MHC-Ⅰ类或 MHC-Ⅱ类分子复合物发生高亲和力结合而被删除，以保证进入外周淋巴器官的 T 淋巴细胞库中不含有高亲和力结合自身成分的 T 淋巴细胞，此为阴性选择（negative selection）。T 淋巴细胞在胸腺发育过程中，最具特征性的变化是获得了功能性 T 淋巴细胞受体（TCR）的表达、自身 MHC 限制及自身耐受。正常情况下，自身反应性 T 淋巴细胞在胸腺经阴性选择而被清除或失活，在胸腺逃避阴性选择的自身反应性 T 淋巴细胞以后可能在外周被清除或被异常的刺激所抑制，形成对自身抗原的耐受性。胸腺结构和功能异常，*TCR* 基因重排，胸腺细胞不能消除或抑制自身反应性 T 淋巴细胞克隆，都可引起对自身抗原的

耐受障碍，可能导致自身免疫病。

胸腺肌样细胞（intrathymic myoid cell，TMC）可能是一种肌肉干细胞，具有发育成骨骼肌细胞的潜能。有文献表明，发育不良的小鼠胸腺肌样细胞数量比发育正常的小鼠少，表明胸腺肌样细胞与外周骨骼肌细胞的发育是平行的。用RTFQ-PCR研究发现，编码有12种肌肉蛋白的基因均在胸腺肌样细胞内表达，包括AChR分子的5个亚基α、β、γ、δ、ε及肌肉特异性受体酪氨酸激酶（MuSK）、突触后膜乙酰胆碱受体缔合蛋白的基因、原癌基因ERBB2和ERBB3等。其中，除AChR的ε亚基、ERBB3和RAPSYN外，其他骨骼肌蛋白编码基因在胸腺肌样细胞内的表达水平均明显高于胸腺上皮细胞和胸腺细胞，说明胸腺肌样细胞在诱导对肌肉抗原完全性耐受中可能起重要作用。无论是诱导抗原特异性耐受，还是打破对自身抗原的耐受，胸腺肌样细胞的作用都不容忽视。胸腺内自身抗原的表达与诱导抗原特异性耐受之间的关系目前还没有完全被阐明。但有资料表明，抗原的特异性耐受程度与自身抗原的表达水平密切相关，高水平自身抗原的表达能诱导完全性耐受，低水平自身抗原的表达只能诱导有限的抗原特异性耐受。

胸腺肌样细胞是胸腺内最重要的AChR表达细胞，其与NMJ突触后膜上的AChR抗原性一致，针对胸腺AChR产生的抗体可与NMJ的AChR发生交叉反应，最终导致NMJ传递障碍。胸腺内自身抗原分子的暴露可通过肌样细胞的凋亡，也可由髓质内肌样细胞邻近的抗原提呈细胞DC来完成。生理条件下，胸腺内的肌样细胞主要诱导抗原特异性耐受。发生炎症反应，尤其是病毒或细菌感染时，肌样细胞被髓质DC吞噬加工，激活自身反应性T淋巴细胞。除胸腺肌样细胞外，胸腺组织中的胸腺细胞和胸腺基质细胞均可表达AChR抗原，其mRNA序列与横纹肌突触后膜上AChR mRNA序列一致。胸腺肌样细胞不表达MHC-Ⅱ类分子，不能直接将抗原提呈给CD4$^+$ T淋巴细胞，而专职的抗原提呈细胞DC可有效提呈抗原给AChR反应性T淋巴细胞。张勇等研究发现，MG患者胸腺组织中DC数量明显增加，且平行排列于胸腺皮质与髓质交界区，被生发中心外周的胸腺细胞包围，这在结构上具备了激发免疫反应的条件。由于正常人胸腺上皮细胞、胸腺细胞、肌样细胞和胸腺基质细胞均存在AChR mRNA的表达，表明正常胸腺对AChR存在免疫耐受，而MG患者对胸腺中的AChR不耐受。其原因可能为胸腺中AChR结构的差异及胸腺细胞异常表达MHC-Ⅱ类分子和（或）辅助因子，改变了TCR-MHC-AChR多肽的相互作用，导致胸腺细胞对AChR正向或负向选择，打破了机体对自身AChR的免疫耐受，大量的AChR自身反应性T淋巴细胞活化，最终导致NMJ处的免疫病理变化。所以，胸腺对AChR的免疫耐受破坏是激活和维持MG自身免疫反应的重要因素。在MG患者增生的胸腺组织中发现由B淋巴细胞增生形成的淋巴滤泡及生发中心，生发中心是B淋巴细胞分化成产生自身抗体细胞的地方，并且在增生滤泡的单细胞悬液中检测到AChR-Ab；摘除含大量生发中心的胸腺，引起AChR-Ab的明显减少。以上研究表明，在MG患者增生的胸腺组织中存在诱导和维持AChR异常免疫应答的多种细胞组分，即肌样细胞表面表达的AChR、专职的抗原提呈细胞DC及B淋巴细胞增生形成的淋巴滤泡。

胸腺淋巴滤泡型增生组织中常可发现肌样细胞，它与正常人体NMJ存在交叉抗原，可诱导 B 淋巴细胞产生自身抗体，进而产生针对 NMJ 的自身免疫反应。但在合并 MG 的胸腺瘤组织中没有或很少发现肌样细胞，推测胸腺瘤合并 MG 的机制与胸腺淋巴滤泡型增生不同，胸腺微环境紊乱可能是胸腺瘤合并 MG 原因。有学者发现胸腺瘤上皮细胞 MHC-Ⅱ减少，且通过量化 T 淋巴细胞受体重排删除环（T cell receptor excision circles，TRECs）可显示未致敏 CD4$^+$和 CD8$^+$ T 淋巴细胞数量在合并 MG 的胸腺瘤中增加，而不合并 MG 者未见增加。MHC-Ⅱ类分子是胸腺组织提呈蛋白重要因子，对胸腺内中心耐受起重要作用，MHC-Ⅱ类分子减少会影响自身抗原肽的提呈，进而影响免疫中心耐受的效率。不耐受的 Tr 细胞可激活 B 淋巴细胞并辅助其产生自身抗体。自身抗体可使 NMJ 的 AChR 受损而导致 MG 症状产生。此外，胸腺内源上皮细胞的数量和质量亦可影响 T 淋巴细胞免疫耐受，内源蛋白质的表达改变也许是导致瘤内非耐受 T 淋巴细胞激活的间接原因。

二、胸腺对 T 淋巴细胞的作用

目前已知 MG 患者胸腺内 AChR 反应性 T 淋巴细胞含量高于外周血，更显著高于健康者。MG 患者外周血细胞 CD4$^+$亚群中表达 CD29 的记忆性 T 淋巴细胞明显增高，提示 MG 患者处于细胞免疫应答状态。胸腺是诱导 T 淋巴细胞分化、成熟的主要器官，在胸腺发育过程中 T 淋巴细胞形成对自身抗原的耐受。如胸腺结构功能异常，致 T 淋巴细胞受体（TCR）基因重排，胸腺不能消除或抑制针对自身抗原 T 淋巴细胞克隆，表现为对自身抗原的免疫耐受障碍，即激活自身免疫应答。此外，MG 患者胸腺细胞表达异常 MHC-Ⅱ类分子和（或）辅助因子改变了 TCR-MHC-AChR 多肽的相互作用，导致胸腺细胞对 AChR 的正向或负向选择，破坏机体对自身 AChR 的免疫耐受，使大量对 AChR 自身反应性 T 淋巴细胞被活化。Nagane 等发现，在 MG 患者胸腺组织内存在大量 NK 细胞并渗透到胸腺髓质，可见许多共同表达 CD44（与穿孔素有关的表面标记）的细胞，可能导致机体免疫系统失衡，促进 AChR-Ab 介导的自身免疫反应。MG 患者胸腺内的生发中心对 AChR 特异的 T 淋巴细胞活化并启动自身免疫应答，可能机制包括：①APC 将 AChR 提呈给成熟 T 淋巴细胞，被激活的 T 淋巴细胞演变成对 AChR 特异的 T 淋巴细胞群；②感染源和宿主蛋白间有共同的氨基酸序列，产生了对"自身"决定簇的交叉反应；③胸腺瘤内存在 15.3 kb 蛋白，此蛋白并不与 α 银环蛇毒素结合，也不表达主要免疫原区，但可与 AChR 部分交叉反应，形成自身免疫原。

三、凋亡相关基因在胸腺中的表达

胸腺中 FAS/FAS L 异常可能和 MG 发病有重要关系。FAS 抗原属于肿瘤坏死因子和神经生长因子受体蛋白超家族。FAS 是一种跨膜蛋白，FAS L 是 FAS 在体内的天然配体。FAS 与 FAS L 结合后能诱导细胞凋亡。胸腺中的 FAS 主要表达于髓质，是参与胸腺细胞阴性选择的重要分子。FAS/FAS L 途径引起的细胞凋亡在清除自身反应性 T 淋巴细胞、调节淋巴细胞活化及 T 淋巴细胞毒性杀伤靶细胞过程中起重要作用。HE 染色时胸腺瘤细胞不出现细胞凋亡的形态学改变。胸腺瘤中 FAS 表达水平显著高于正常胸腺组织，且均一分布于肿瘤细胞膜上及细胞质中。胸腺瘤细胞中，可溶性 F2 与 FAS L 结合使 FAS L 的结合位点耗竭，从而阻断细胞凋亡的发生。*FAS* 基因高度保守，不同患者之间的同源性为 99.6%~100%，FAS 分子同源性为 98.7%~99.7%。MG 患者胸腺细胞的异常增生可能与 *FAS* 基因突变有关，75% 的 MG 患者存在胸腺 *FAS* 基因突变及氨基酸变异，基因突变类型为 164 位 A-G，相应的氨基酸变异为 55 位 Asp-Gly、96 位 His-Arg、192 位 Arg-Lys 和 251 位 Lys-Arg。因此，FAS 蛋白表达紊乱与 MG 有关。

胸腺增生和胸腺瘤可能与 B 淋巴细胞瘤相关基因-2（B cell lymphoma-2，*BCL2*）有关。*BCL2* 是调控淋巴细胞凋亡的重要家族。*BCL2* 是第一个公认的人体长寿基因，可抵抗多种形式的细胞死亡而延长细胞寿命，但也可能导致细胞数目累积增多，促进肿瘤形成。在免疫系统免疫细胞成熟过程中 *BCL2* 起重要调节作用。在胸腺瘤中 BCL2 蛋白表达水平极度升高，明显高于正常胸腺；BCL2 蛋白表达水平在 MGT 时高于单纯胸腺瘤，并可伴胸腺瘤细胞向其周围组织浸润。由于 *BCL2* 基因的调控，MG 患者的细胞凋亡被抑制。有研究用脱氧核糖核酸末端转移酶介导的缺口末端标记法（TdT-mediated dUTP nick-end labeling，TUNEL）对 MG 患者的胸腺生发中心检测原位 DNA 片段发现 MG 发病可能是因为 *BCL2* 的上调，导致自身反应性 B 淋巴细胞逃脱阴性选择、产生过量的 AChR-Ab 从而引发自身性免疫反应。另有研究报道称，MG 患者的胸腺中 *BCL2* 表达增加，抑制了正常免疫细胞的凋亡发生。由此可见，*BCL2* 表达增加可抑制 MG 患者淋巴细胞的正常凋亡过程，这可能是导致 MG 患者自身免疫疾病发生的机制之一。

胸腺切除应用于 MG 治疗已有 70 余年历史，1939 年，国外报道了 1 例 21 岁女性全身型 MG 患者胸腺瘤切除后肌无力症状得以改善。近年来，国内外许多学者非常重视胸腺切除的治疗。如今危象患者已明显减少，这被认为是得益于胸腺切除，胸腺切除后相当一部分患者缓解。在 MG 发展的自然过程中，早期胸腺切除比晚期更有价值；但对于伴胸腺瘤的 MG 患者，手术疗效要比单纯胸腺增生和正常患者效果差；对于单纯眼肌型 MG 胸腺摘除的收益尚需进一步研究。胸腺切除有效的原因尚不清楚，但却因此除去了抗原的来源（正常胸腺的肌样细胞有 AChR），并减少了产生抗体的淋巴细胞的来源。

第三节　遗传因素

遗传因素在 MG 的发生中起一定的作用。一切免疫反应均受到遗传控制，MG 亦不例外。从 20 世纪 60 年代开始，研究者注意到有 2%~4.5% 的 MG 患者呈家族发病，主要累及 1 代或 2 代家庭成员，男女发病机会几乎均等，比较符合孟德尔常染色体遗传方式；呈 3 代或 3 代以上连续遗传的家系不足 10%，提示大部分可能为隐性遗传或不完全外显，但也有少数肯定为常显遗传的。MG 患者的亲属发病危险度为 2%~4%，显著高于普通人群。研究还提示在患者亲属中除 MG 外，其他自身免疫性疾病的患病率也有显著性提高。此外，约有 90%MG 患者无明显诱因，也提示遗传因素在发病过程中可能是重要的致病原因。这些说明自身免疫性疾病的病因与遗传因素有关。

研究表明，MG 的发病与某些基因的表达和调控异常有关。目前已发现的 MG 相关基因主要有：①易患基因，包括人体的细胞抗原（human leukocyte antigen，HLA）基因（*HLA*）、免疫球蛋白重链基因、T淋巴细胞受体基因（*TCR*）和 *AChR-α* 亚基的基因（*CHRNA*）等，这些基因决定了 MG 的易患性。②与 MG 病情发展有关的基因，主要包括 *ACHR-α* 及一些细胞因子的 mRNA 表达。有一种家族性婴儿型 MG（familial infantile myasthenia gravis，FIM）已被人们所认识，这是一种常染色体隐性遗传性疾病，基因定位在 17 号染色体短臂 13 号位点（17p13），其基因产物可能与乙酰胆碱释放的蛋白有关。

一、人类白细胞抗原基因

人类白细胞抗原基因（*HLA*）定位于人第 6 号染色体短臂 6p21.31，在人类遗传系统中具有多态性，是人类最具复杂性的一个遗传系统，其分布具有种族、地区差异。*HLA* 基因分为 3 个亚型：HLA-Ⅰ 等位基因包括 *HLA-A*、*HLA-B*、*HLA-C*，编码的 Ⅰ 类抗原几乎存在于所有有核细胞表面，识别和提呈内源性抗原肽，与辅助受体 CD8 结合，参与细胞毒性 T 淋巴细胞的识别；HLA-Ⅱ 等位基因包括 *HLA-DP*、*HLA-DQ*、*HLA-DR*，仅表达于淋巴样组织中的各种细胞表面，如专职抗原提呈细胞（包括 B 淋巴细胞、巨噬细胞、树突状细胞）、胸腺上皮细胞和活化的 T 淋巴细胞等，与辅助受体 CD4 结合，对 Th 细胞的识别起限制作用；HLA-Ⅲ 等位基因包括与补体有关的 *C4*、*BF*、*C2* 等基因及肿瘤坏死因子基因、热休克蛋白基因等，一般不能和抗原肽形成复合物，故不参与抗原提呈，但它们在固有免疫应答和免疫调节中发挥重要作用，尽管补体系统不参与免疫异常的启动过程，但在免疫调控及免疫损害方面有重要意义，研究发现补体多态分子 C4A-4 和补体型 S42 与 MG 相关。

在遗传因素中，*HLA* 基因位点已得到广泛研究。目前认为，*HLA* 本身结构或功能与疾病易感性有关，如分子模拟、非免疫性竞争结合、受体学说和 *HLA* 的限制作用等。免疫应答的调节是通过 T 淋巴细胞对抗原的特异识别而实现的，识别的分子基础是 T 淋巴细胞和抗原提呈细胞之间形成"抗原肽-HLA-TCR"三元体结构。HLA 抗原分子结构的差异制约着 T 淋巴细胞的活化和杀伤调节作用，TCR 对抗原识别的特异性由特定 HLA 分子所决定，*HLA* 等位基因不同被提呈的抗原往往也不同，也就是说，同一抗原在提呈过程中可能被不同 *HLA* 等位基因分子所选中，如果抗原分子的主导决定簇只能被选择性地进入某些 *HLA* 等位基因分子的抗原结合槽内，那么由这一等位基因参与形成的三元体所启动的免疫应答会和其他等位基因参与的应答反应不同，由此造成个体易感性的差异。

HLA 基因复合体是 MG 的主要遗传决定因素。1972 年，有文献报道 MG 的易感性与 *HLA* 相关联，最初发现 HLA-Ⅰ 类等位基因中 *B8* 和 *A1* 与 MG 有关，后来发现 HLA-Ⅱ类等位基因中 *DR3* 和 *DW3* 也与 MG 有关，*HLA* 基因复合体中其他相关基因，如补体 C4 和 TNF-α 也与 MG 有关。国内的资料显示，我国 MG 患者以 *DR3* 和 *DQ2* 较多，人白细胞抗原 *HLA-DQ* 的相对危险度在 MG 患者比其他 HLA 单位型高 32 倍，MG 患者的 *HLA-DQB1 * 0302* 可能为易感基因，这一结果与日本人 MG 患者的研究结果一致。*DQB1 * 0501* 等位基因是家族性 MG 尤其是眼肌型患者的易感基因，普通人群 MG 发病

率为 1/15 000～1/10 000，而 MG 患者亲属发病率却高达 2%～4.5%，即便无家族史，其亲属也常患其他自身免疫病。$DQA1*0301$ 与胸腺增生型和≤30 岁发病的男性 MG 患者易患性有关，$DQB1*0303$ 与 MG 的易患性有关，早期发病的 MG 患者较晚期发病者的 $DQA1*0501$ 频率增加，说明它与早期发病 MG 的易患性有关；而 $DQB1*0601$ 和 $DQB1*0602$ 是保护基因。我国早年血清学研究证实，MG 主要与 $DR4$ 和 $DR9$ 相关联，而 $DQB1$ 位点与 $DR4$ 连锁的是 $DQB1*0302$，与 $DR9$ 连锁的是 $DQB1*0303$。日本 MG 与 $DQB1*0301/0302/0303$ 有关，与华人有相似的 $HLA-DQB1$ 结果。在对亚洲人群的研究中，笔者发现 $HLA-DR9$ 在中国及日本 MG 患者中阳性率较高，其中中国的眼肌型 MG 患者 $HLA-BW46$ 更为明显。新加坡华人 MG 患者与以下三种 HLA 单倍体相关：①$DRB1*0901\ DQB1*0303\ DQA1*03$；②$DRB1*14\ DQB3*0202\ DQB1*0503\ DQA1*0101$；③$DRB1*1202\ DQB3*0301\ DQB1*0301\ DQA1*0601$。而白人 MG 患者有不同的 HLA 易感基因，如 $B8$、$DRB1*03$、$DRB3*0101$、$DQB1*0201$ 和 $DQA1*0501$。组织相容抗原的研究表明，欧美国家的白种人中，根据 HLA 的结果与抗体情况，本病可分为两大类：女性，40 岁以下的发病者，常与 $HLA-B8$ 相关，该组患者伴发胸腺增生者较多，胸腺切除效果好；男性，40 岁以上发病者，常与 $HLA-A2$、$HLA-A3$ 相关，该组患者伴发胸腺瘤较多，自身抗体增高者多见，激素治疗反应好。有研究表明白种人与 $HLA-A3$、$B7$ 和 $DR3$ 相关者，多见于起病较晚的老年男性，常伴有胸腺瘤；与 $HLA-B8$ 和 $DR3$ 相关者，多见于发病较早的女性，与 $DR3$ 连锁不平衡的 $DQB1*0201$ 也与早发有关；Spurkland 等用基因分型法研究发现，$HLA-DQB1*0201$ 在胸腺增生 MG 患者中的频率显著增加，与其连锁不平衡的 $HLA-B8$、$DR3$ 和 $DQA1*0501$ 在该组也明显上升，而胸腺瘤 MG 患者，相应抗原频率则降低；Khalil 等认为，$DQA1*01-DQA1*0201$ 和 $DQA1*01-DQB1*0301$ 的结合体与伴胸腺增生的 MG 相关联，同时还观察到，与 $DQB1*0201$ 和 $DQB1*0301$ 呈连锁不平衡的 $DQA1*0501$ 也与胸腺增生的 MG 相关联；Vieira 等发现，$DQB1*0604$ 与胸腺瘤 MG 呈负相关。以上这些研究显示：不同的 HLA 基因频率与种族、性别、发病年龄、临床类型等不同有关，正确认识并准确定位这些易感基因位点将为理解 MG 发病机制提供帮助。

小鼠体内有两个相关基因位点被证明与疾病易感性有关，定位于 17 号染色体的 MHC-Ⅱ类基因和定位于 12 号染色体的免疫球蛋白重链恒定区基因。免疫球蛋白重链恒定区基因与免疫球蛋白重链可变区基因相邻，免疫球蛋白重链可变区基因的作用也很关键。这一基因位点决定免疫球蛋白重链可变区的结构和特异性，不同个体的遗传表型与疾病易感性之间的关系表明，决定某一抗体特异性的基因对诱发机体产生肌无力症状起主要作用。利用转基因动物更为有力地说明了遗传表型对疾病的影响。同为 MG 易感型动物 C57BL/6 小鼠，$H-2^b$、$H-2^r$、$H-2^j$ 表型为高度易感型；$H-2^a$、$H-2^f$ 表型为中度易感型；$H-2^k$、$H-2^p$、$H-2^d$ 表型为低度易感型；而 $H-2^s$ 和 $H-2^q$ 表型则为抵抗型。值得一提的是，小鼠体内的 AChR 分子和 NMJ 的构型都存在多态性，可能由 MHC-Ⅱ类基因和免疫球蛋白重链恒定区基因的临近位点所控制。由于 AChR 分子及 AChR 相关分子为主要致病性自身抗原，AChR 分子的编码基因与 HLA-Ⅱ类基因和免疫球蛋白重链恒定区基因的相关性决定了个体在遗传水平上对疾病的易感性。

二、编码 AChR-α 亚基的 *CHRNA* 基因

AChR-α 亚基是 AChR 的主要免疫功能区（主要是第 67~76 氨基酸），是 AChR-Ab 的主要结合部位。编码 AChR-α 亚基的 *CHRNA* 基因位于 2 号染色体长臂（2q），含有 10 个外显子。其中，*CHRNA* 第 1 个内含子区域双核苷酸 CA 重复序列的多态性与 MG 密切相关，这个等位基因称为 *HB*14*，如在高加索 MG 患者中 *HB*14* 等位基因频率增加，家系研究发现从父母获得的 *HB*14* 有关单倍体的儿童 MG 患病率高。有学者在研究 MG 患者 *CHRNA-HB*14* 微卫星标记物及其对 HLA-Ⅱ 类基因分布的影响时发现，*CHRNA*、*HLA-DQA1* 及 *HLA-DR3* 之间存在关联性，提示 MG 可能是 2 个 *HLA* 基因和 1 个 AChR-α 亚基基因相关的三基因疾病。其后，有学者发现位于 CHRNAl 启动子区域 478 位点的基因多态性可影响胸腺上皮细胞 AChR 的表达，其 *G* 等位基因使干扰素调控因子 8（interferon regulatory factor-8，IRF-8）不能与 CHRNA 启动子结合，进而使 CHRNA 蛋白表达水平降低，与早发型 MG 有关。

三、编码细胞毒性 T 淋巴细胞抗原 4 的基因

细胞毒性 T 淋巴细胞相关抗原 4（CTLA-4）是激活 CD4+ T 淋巴细胞、CD8+ T 淋巴细胞及 B 淋巴细胞表达的一种膜蛋白，可与抗原提呈细胞表面的 B7 家族分子结合，对活化的 T 淋巴细胞增殖起负性调节作用，在自身免疫病的发病机制中起着非常重要的作用。人类 *CTLA4* 基因定位于 2 号染色体长臂 33 带（2q33），含有 4 个外显子和 3 个内含子。*CTLA4* 基因启动区-1772、-1661 位点和第 1 外显子+49 位点的多态性与 MG（特别是伴胸腺瘤的 MG）密切相关。

四、编码免疫球蛋白 Fc 段 γ 受体的基因

编码免疫球蛋白 Fc 段 γ 受体（FcγR）的基因位于 1 号染色体长臂（1q），Raknes 等发现 *FCγRαH/H* 基因型在伴胸腺瘤的 MG 患者中的出现频率显著增高；而有学者发现 *FCγRαR/R* 与 MG 患者有显著的相关性，但在不同亚组中则没有差别。

五、其他可能与 MG 有关的基因

其他被研究的候选基因包括细胞因子基因、编码 AChE 的基因、自身免疫调节因子基因及蛋白酪氨酸磷酸酶非受体型 22、促衰变因子、催乳素和糖皮质激素受体基因等。如已有大量相关研究表明，TNF-α 启动子区域-163、-238、-308、-857、-863、-1031 等多态性位点与系统性红斑狼疮、多发性硬化、风湿性关节炎和强直性脊柱炎等多种自身免疫性疾病相关。有学者发现，MG 患者 TNF-α-308 位点 A 基因频率显著增加，尤其是在年轻女性和伴胸腺增生的患者；亦有研究认为在晚发型患者中更显著。史慧静等研究发现，TNF-α-308 位点多态性与中国北方地区男性 MG 患者及早发全身型 MG 患者发病相关，TNF-α-308 *G/A* 基因型及 *A* 等位基因出现的频率在男性 MG 患者组高于健康对照组，推测该等位基因的突变可能与男性 MG 发病有关；早发型患者中全身型 *G/A* 基因型及 *A* 等位基因频率较眼肌型增加，推测该等位基因可能与早发型

MG 的病情严重程度有关。上述研究结果存在一定差异，这可能与人种、地区、样本量等有关。又如 IL-177383A/G 位点的多态性与 MG 患病的易感性有一定的相关性，其中 G 等位基因可能是 MG 患病的一个易感因素。

总之，MG 不是单基因病，在部分患者中，其发生很可能是多基因综合作用的结果。

第四节 内分泌及其他因素

一、神经-内分泌-免疫调节网络

神经内分泌和免疫系统紧密相连。神经内分泌激素调节淋巴细胞功能、免疫细胞产生神经肽。神经内分泌和免疫系统有一些共同配体和相关受体。神经-内分泌-免疫网络学说基本观点之一是内分泌激素可以影响免疫自身稳定性。

（一）MG 与雌激素

激素与 MG 的关系中研究最多的是雌激素在 MG 发生中的作用。MG 患者多见于育龄期女性，占 1/2~2/3，女性 MG 发生危象者比男性多（约为 2:1），提示女性雌激素可能在 MG 发病机制中有一定的作用。已证实胸腺细胞和 T 淋巴细胞内有雌激素受体。睾酮（Te）和雌二醇（E2）对胸腺细胞有广泛影响。有研究认为，雌激素可能通过胸腺内自身抗原激活的 B 淋巴细胞影响 MG 患者。AChR-Ab 阳性的 MG 患者，血清 E2 水平升高，Te/E2 对数值下降与 AChR-Ab 升高密切相关。其机制可能是由于 E2 绝对或相对水平增高，通过抑制性 T 淋巴细胞、NK 细胞或直接促进外周血中 B 淋巴细胞产生 IgG、IgM 型抗体，进而引起或加重肌无力症状。血清 Te、E2 紊乱亦可通过胸腺影响 MG 发病。血清 Te 水平绝对或相对下降，使患者胸腺内 CD4$^+$、CD8$^+$ 细胞下降，CD4$^+$CD8$^-$/CD4$^-$CD8$^+$ 值相对升高，胸腺细胞对免疫源诱导的增殖反应增强，出现胸腺增大；血 E2 水平绝对或相对升高，通过受体机制，广泛影响未成熟胸腺细胞，增加 CD4$^+$ 和 CD8$^+$ 单阳性细胞比例及 CD4$^+$/CD8$^+$ 值，促进免疫应答，使胸腺内外 AChR-Ab 产生增多，诱导或加重其肌无力症状。

（二）MG 与催乳素

催乳素（prolactin，PRL）与其受体（PRL receptor，PRLR）分布于免疫系统和胸腺细胞上。PRL 在结构上与细胞因子家族成员相似，比如生长激素（growth hormone，GH）、粒细胞-巨噬细胞集落刺激因子（granulocyte-macrophage colony stimulating factor，GM-CSF）和 IL-2、IL-17。人类一些类型的造血干细胞及成熟免疫细胞产生和（或）表达 PRL mRNA。PRL 与其受体结合后，通过促进 T 淋巴细胞增殖和增强 B 淋巴细胞功能来调节免疫系统。PRLR 是细胞因子受体超家族的一员，PRL 作为细胞因子在许多不同组织中发挥作用。PRL 在免疫系统中发挥多重作用，它能刺激和活化许多免疫细胞，如 T 淋巴细胞、B 淋巴细胞、自然杀伤细胞、巨噬细胞、中性粒细胞和抗原提呈细胞等。PRL 作为淋巴细胞生长因子，能够促进 IL-2 受体 α 表达和 γ 干扰素产生。它刺激自身抗体产生，并与 CD2$^+$ 淋巴细胞数量的增加有关。

不少证据表明 PRL 可能参与了很多自身免疫疾病。系统性红斑狼疮、类风湿性关节炎和多发性硬化的发生都与高水平的 PRL 相关。Tsinzerling 等研究了 192 例 MG 患者的催乳素 PRL 水平，结果显示 101 例女性 MG 患者的血浆 PRL 水平升高，91 例男性患者的血浆 PRL 水平不升高；且女性 MG 患者中，PRL 水平与 AChR-Ab 水平具有很强正相关（$r=0.61$，$P<0.0001$），男性患者中则无相关性。PRL 与自身抗体水平增加之间的关联也存在于 SLE 患者中。体外实验表明，PRL 对自身抗体产生起作用。胸腺细胞产生 PRL，PRLR 表达于大部分胸腺细胞。提示 PRL 对免疫激活有促进作用，可能在 MG 的病理生理过程中发挥作用。

（三）MG 与卵巢早衰

MG 与卵巢早衰（premature ovarian failure, POF）极少共存于同一患者。1981 年，Kuki 等报道了第 1 例，至今共报道有 4 例患有 MG 与 POF 的患者。POF 是一种具有多种病因的综合征，病因包括遗传缺陷、自身免疫功能因素、损伤、下丘脑—垂体—性腺轴功能障碍等。研究发现，18%~92% 的 POF 有自身免疫因素参与，这些患者体内存在抗卵巢抗体（anti-ovarian antibodies, AOA）或其他自身抗体。病例报道显示胸腺切除后，患者月经来潮或自然怀孕，提示胸腺可能在这两个疾病中起重要作用。研究表明，雌激素受体在 MG 患者的胸腺细胞和周围淋巴细胞上的表达增加，这可能影响 POF 自身免疫反应的进展。然而，这两个疾病的具体发病机制还需要进一步研究。在 EAMG 动物模型中研究证实，17β-E2 增加 AChR-Ab 表达，这可以解释激素可能诱发 MG 恶化，从而引发思考 MG 患者中激素替代治疗的影响。

（四）MG 与甲状腺疾病

MG 与甲状腺疾病共存并不常见，多项研究表明 MG 患者中合并甲状腺功能亢进的概率为 3%~8%，并普遍认为甲状腺功能亢进比甲状腺功能减低更常与 MG 共存。1908 年，Rennie 描述了 1 例患有突眼性甲状腺肿和 MG 的患者，从此 MG 与甲状腺疾病的联系引起了人们的兴趣。1944 年 Giordano 和 Haymond 及 1951 年 Ringertz 分别通过尸检检查了 MG 患者的甲状腺组织，指出这些患者甲状腺的组织学改变与甲状腺毒症患者的早期甲状腺增生一致；1950 年，Greene 发现淋巴滤泡的生发中心见于慢性淋巴细胞性甲状腺炎的甲状腺组织中；1962 年，Burent 发现 MG 患者的胸腺组织中也有淋巴滤泡生发中心的存在。1948 年，McEachern 与 Parnell 认为 6% 的 MG 患者中有甲状腺功能亢进；1953 年，Millikan 与 Haines 认为 MG 患者中发生甲状腺功能亢进的概率为 5%；1957 年，Silver 与 Osserman 通过放射碘试验研究了 57 例 MG 患者的甲状腺功能，结果显示其中 52 例患者的甲状腺功能正常，5 例患者存在甲状腺功能亢进。

1981 年，Garlepp 等报道甲状腺自身抗体在眼肌型重症肌无力（ocular myasthenia gravis, OMG）患者中阳性率高于全身型重症肌无力（generalized myasthenia gravis, GMG）患者。1996 年，Michele 等的研究结果支持这一发现。2000 年，Cojocaru 等又报道了甲状腺抗体在 OMG 患者中的阳性率明显高于 GMG。Michele 等研究表明，伴有自身免疫性甲状腺疾病（autoimmune thyroid disease, AITD）MG 的临床表现轻，选择性地侵犯眼肌，合并胸腺疾病和 AChR-Ab 阳性的概率低，从而提出 OMG 与 AITD 可能有共同的发病机制和（或）独特的遗传背景。而 GMG 患者中合并胸腺疾病和血清 AChR-Ab 阳性的频率均高于 OMG 患者，从而提示它们是两个不同的疾病，流行病学、临床和血清学的研究亦提示 OMG 和 GMG 可能是两个独立的疾病。AITD 与 OMG 关联的原因还不清楚，有以下几个假说：①OMG 与 GMG 可能代表不同的疾病、其相关联的疾病谱不同。②针对甲状腺和眼肌共同抗原肽或自身抗原的免疫交叉反应可能是 AITD 与 OMG 共存的发病基础。一些研究显示甲状腺抗原出现于眼组织中。指向眼肌成分的循环自身抗体存在于格雷夫斯病（Graves disease，GD）和桥本甲状腺炎（Hashimoto thyroiditis，HT）患者中，也存在于 GD 合并 MG 的患者中。针对甲状腺和眼肌共同抗原的自身抗体是否存在于 MG 与 AITD 患者的血清中还需要进一步研究。③OMG 与 AITD 可能有共同的遗传背景，*HLA-B8* 与 *DR3* 在这两种疾病中出现的频率均高。总之，OMG 与 AITD 共存的原因可能为针对眼肌和甲状腺共同抗原的免疫病理反应，免疫和基因研究还需要进一步开展以证实这些假说。

此外，MG 与许多自身免疫性疾病相关联，流行病学研究显示自身免疫性甲状腺疾病发生于 5%~10% MG 患者。但 MG 极少与自主功能性甲状腺结节（autonomously functioning thyroid nodule，AFTN）共存。1966 年，Recordier 等报道了 1 例患有 MG 与 AFTN 的患者，2007 年，Pradeep 又报道了 1 例患有 MG 与 AFTN 的患者。两个基因突变可导致 AFTN，包括 GSA 蛋白和 TSH 受体基因突变，但是，在碘缺乏地区，后者是主要致病原因，超过 80%。这些突变是否由自身免疫疾病激发还需要进一步研究。MG 和 AFTN 共存是否为病因相关还是巧合目前还不清楚。

（五）MG 与孤立性促肾上腺皮质功能不全

1997 年，Corcuff 等报道了 1 例 MG 合并孤立性促肾上腺皮质功能不全，基础皮质醇和促肾上腺皮质激素（adrenocor-ticotropic hormone，ACTH）水平降低，美替拉酮不能升高 ACTH 及四氢-11-脱氧皮质醇，促肾上腺皮质激素释放激素或替可克肽（cosyntropin）不能提高皮质醇水平，没有发现其他内分泌功能障碍或内分泌疾病，提示需要对 MG 进行详细内分泌检查。

二、温度

温度变化对周围神经系统有重要影响，因其许多组成结构都是温度敏感性的，比如电压门控离子通道、胆碱酯酶及肌肉的收缩装置。温度变化会同时影响许多组成结构，因此降温或加热的总体效应是非常复杂的。NMJ 处的结构尤其复杂，该处有许多进程发生，包括钙离子内流入神经末梢、突触囊泡释放 ACh，后者结合于突触后膜、终板电位的形成、ACh 被胆碱酯酶水解，这些过程均具有一定的温度敏感性。这些各种效应的累加结果是低温增强 NMJ 的传递。

1960 年，Simpson 描述了 MG 患者的受体被抗体阻断的概念。在这篇里程碑式的文章中，他提到了肌无力的发生或恶化与热性疾病或暴露于冷或热环境中有关。他注意到在一些患者中，日晒可导致上睑下垂及全身无力。他把肌无力的发生和许多外部温度相关的条件联系起来，并特别注意了热水浴后肌无力的发生频率，发现 MG 症状随着温度的升高而加重。1974 年，Borenstein 和 Desmedt 在 30 例全身型肌无力患者中研究了加热和降温对肌疲劳的临床和实验室影响。发现局部降温明显延迟了肌疲劳，局部升温使肌疲劳加重。他们发现局部降温约 2 ℃对 NMJ 有很大程度的影响。组织温度下降 5 ℃提高了电生理反应和肌肉收缩力量。降温可能使 ACh 更有效地利用并降低了 NMJ 处胆碱酯酶的活性。1978 年，Gutmann 报道 15 例肌无力患者中有 14 人的肌无力症状在体温升高时加重；15 人中有 5 人的症状在体温降低后减轻。后来，Gutmann 还报道了 1 例热诱导的肌无力危象。1998 年，Rutkove 等证实高温使 MG 患者重频刺激的缩减幅度明显提高。自从证实肌无力患者的重复神经刺激试验结果是温度敏感性后，一般建议做这些检查时，实验室和肢体或局部组织温度应该被控制，保持手足温暖将会提高电生理检查的诊断敏感度。

1979 年，对 OMG 用冰包使眼睛降温的试验被正式描述。之后，该试验作为 MG 一个新的诊断试验被多次研究，在眼睛上放冰袋使眼睑下垂改善；反之，热敷使眼睑下垂加重。眼睛冰敷试验对 OMG 诊断的敏感度为 80% ~ 100%。1987 年，Sethi 等发现 10 例肌无力患者中有 8 人对冰块及依酚氯铵（edrophonium chloride；又称腾喜龙，tensilon）均有反应，即对冰块有反应的肌无力患者数量与对依酚氯铵有反应的相等。1994 年，Ertas 等研究了 27 例上睑下垂的患者，其中 12 例为肌无力型上睑下垂，15 例为非肌无力型上睑下垂。把冰块置于闭合的眼睑上使眼睛局部降温后，所有肌无力患者的上睑下垂高度的提升都大于 2 mm，其中 7 例的上睑下垂几乎完全消失，对照组则完全无反应。1999 年，Golnik 等描述了 20 例肌无力患者的冰敷试验结果，其中 16 例 MG 患者的冰敷试验结果阳性。对照组的冰敷试验结果均为阴性。诊断标准为应用冰块降温 2 min 后，上睑下垂高度提升 2 mm 或更多。1999 年，Kunsell 等研究表明，多于 20 例肌无力患者行冰敷试验 2 min 后没有假阳性与假阴性结果，上睑下垂反应可作为诊断标准。2000 年，Forrest 等研究发现，眼睛降温后，肌无力患者的运动障碍和上睑下垂均得到改善，有双侧眼睑下垂的所有患者只在降温侧的上睑下垂症状得以缓解；降温后的反应是短暂的，持续数秒至 5 min；并发现有咽下困难的肌无力患者，当吞咽热食物时症状加重，吞咽冷食物时症状减轻。

高温加重 MG 患者的症状，低温则减轻症状，其可能机制是：低温使 ACh 诱导的去极化振幅增加，从而增加了钠离子内流；另外，低温加强了 ACh 在突触前膜的聚集，加速其向突触间隙释放或延长其在突触间隙的停留时间；或者降低了胆碱酯酶的活性。酶的活性随着降温而降低。温度由 40 ℃降至 30 ℃时，胆碱酯酶活性在人全血中下降约 18%，在血浆中下降约 38%。高温至少在某种程度上使胆碱酯酶活性增加，减少了可结合至终板的 ACh 分子数量。升温也使 ACh 诱导的去极化振幅和持续时间降低，从而导致钠离子的内流减少，使肌纤维难以产生动作电位。

应当注意，以上研究集中于轻至中度温度变化。然而必须认识到，过度加热或降温均会严重影响神经功能，甚至产生不可逆损害。例如，过冷（极低温）可能通过缺血与再灌注机制损害神经功能，烧伤可能通过直接温度损伤或血管闭塞损害神经功能。

此外，神经系统其他疾病亦受温度影响。例如，兰伯特-伊顿（Lambert-Eaton）综合征的温度敏感性与 MG 相似。1997 年，Magy 等报道了 1 例慢性炎症性脱髓鞘性多发性神经病家系的病情是温度敏感性的，发热时病变加重。1999 年，Franssen 等发现一些炎性脱髓鞘患者的病情在高温时加重、低温时减轻。

第三章 病　理

重症肌无力（MG）的主要病理特征为突触后膜皱褶减少、短缩、简单化和 AChR 减少。其病理学改变主要包括三个方面，即肌肉、NMJ 及胸腺。

第一节 肌　肉

MG 患者肌肉的病理改变是非特异性的，且可以从基本正常直到出现局灶性坏死。

肉眼观察：疾病早期肌组织可无明显改变，晚期有萎缩现象，萎缩的肌肉菲薄、体积缩小、颜色较浅、由于纤维化而质地较硬。萎缩的肌纤维直径变小，边缘变直或下陷，呈明显角状，肌纤维间的间隙增宽。此外，肌膜核的数量、形态和位置亦表现异常。横切面上，肌纤维周围的肌膜核增多；纵切面上，肌膜核密集或呈链状排列，可见核移位。横切面上可见肌膜核位于肌纤维的中央部，称为"核内移"。

光学显微镜下观察：最常见的变化是肌纤维粗细不一，玻璃样变性（HE 染色横切面上表现为肌纤维呈均匀一致、无结构的嗜酸性染色）、空泡变性、颗粒变性（HE 染色见肌纤维横纹消失，呈颗粒状态，颗粒大小不一，呈嗜酸性）等，同时可伴有内膜、束膜的结缔组织增生，即有脂肪浸润，将萎缩的肌纤维分隔开，晚期更明显，仅残留少许肌纤维，其余为结缔组织所取代。伴胸腺瘤患者易于出现肌纤维坏死及坏死区附近的炎性细胞浸润，以淋巴细胞最多，亦可有浆细胞、单核细胞。急性和严重患者，肌纤维有散在灶性坏死，并有多形核和巨噬细胞渗出与浸润。部分肌纤维萎缩、肌核密集，呈失神经支配性改变。少数患者可有局灶性或弥散性心肌炎样改变。

MG 患者的肌纤维间及肌纤维内常见局灶性、多少不等的淋巴细胞浸润，称为"淋巴溢"（lymphorrhea），曾被认为是 MG 患者的特征性病理形态学改变。实际上该现象只能说明是自身免疫病的反应，并非只见于 MG 患者。

超微结构观察：晚期发生肌纤维萎缩时，可见原纤维消失处有较多的糖原颗粒充填，导致肌膜的皱缩，呈锯齿状或犬牙状。肌纤维萎缩的形式呈肌源性萎缩分布或簇状性神经源性萎缩，以后者更为多见。若出现肌源性损害可表现为肌纤维大小不一，萎缩纤维与肥大纤维镶嵌存在，常见核内移、颗粒变性、絮状变性、空泡性和吞噬现象，慢性病变可见脂肪和结缔组织增生。一个肌束中的肌纤维萎缩程度不同。萎缩的肌纤维与正常或肥大的肌纤维无规律的、镶嵌状交叉存在，不呈簇状。若出现神经源性萎缩，则表现为小组或大组状的小角状肌纤维萎缩，无明显的肌纤维变性坏死，有靶状纤维，有显著的肌纤维群组化，呈双峰分布。萎缩的肌纤维按神经支配分布，呈或大或小的集簇状，即一个肌束的肌纤维正常而另一个肌束的肌纤维全部萎缩，或一个肌束的一部分肌纤维正常而另一部分肌纤维萎缩。有研究者观察到神经终末膨大部缩小，神经末梢有芽生现象等。但突触前膜及囊泡数量、形态无异常。

第二节　神经肌肉接头

神经肌肉接头（NMJ）由施万细胞（Schwann cell，又称雪旺细胞）、高度特化的骨骼肌细胞膜及运动神经轴突末梢组成。神经轴突末梢膨大形成突触前膜，局部肌细胞膜向内凹陷、增厚并形成许多皱褶，称为突触后膜。肌细胞的主要收缩成分是由许多有序排列的粗、细肌丝所组成的肌原纤维。粗肌丝由许多肌球蛋白分子组成，细肌丝由肌动蛋白、原肌球蛋白和肌钙蛋白组成。MG 本质性的病理改变就在 NMJ 处。患者血液中存在的 AChR-Ab 作用于 NMJ 突触后膜的 AChR，使有效的 AChR 数量减少，导致神经肌肉兴奋传递障碍，引起肌无力症状。

光学显微镜下观察可见，MG 患者肌纤维排列整齐，细胞核大小基本一致。采用肋间肌活检，并应用辣根过氧化酶标记的 α 银环蛇毒素做免疫组化染色，在电子显微镜下可发现 MG 患者 NMJ 处有巨大吞噬细胞浸润，活检肌肉组织肌原纤维均匀、清晰，终板的突触前膜神经末梢中的囊泡数目和直径均无改变，但 NMJ 与肌纤维间隙不规则，突触前、后膜间隙增宽，突触后膜及形态上受到破坏，皱褶变平，内有膜样碎片，突触后膜上的触脚显著地减少致使后膜的结构简单化，突触后膜长度、突触后膜与前膜长度之比明显减小，突触后膜的平均面积和 AChR 数量减少，此时神经末端的面积小，可能与囊泡减少、某些囊泡空泡化有关。而且可以在突触后膜上发现局部有 IgG 及补体 C2-9 的沉积。神经终末端突触内囊泡偶有空泡化，线粒体保存完好。由此可见，突触后膜上 AChR 减少是产生 MG 时 NMJ 超微结构发生上述变化的病理基础。

第三节　胸　腺

MG 患者的另一重要病理改变为 80%~90% 的患者存在胸腺组织异常，其中主要包括胸腺增生和胸腺瘤。

一、胸腺增生

65%~80% 的 MG 患者出现胸腺增生，主要病理表现为胸腺髓质扩大，淋巴细胞增生，可伴或不伴生发中心形成，毛细血管随淋巴细胞增生呈分枝状或网格状，内皮细胞肿胀，毛细血管腔狭窄。

电子显微镜下观察：髓质内淋巴细胞表现两种形态，一种具有多量胞质突起的淋巴细胞，该细胞间的胞质突起相互呈交指状；另一种是无明显胞质突起的淋巴细胞，这种细胞核较圆而规则，细胞器较少，与胸腺上皮细胞分界清（图 3-1）。细胞质内易见线粒体和溶酶体，细胞核不规则，并见淋巴细胞膜与胸腺上皮细胞膜相靠。毛细血管内皮细胞胞浆较丰富，有较多胞浆突起、怀布尔-帕拉德体（Weibel-Palade body，WP 小体）及其他细胞器，内皮细胞间有缝隙状结构形成，以利于血管内外物质交换。胸腺上皮细胞内含丰富的张力细丝，未见明确的神经内分泌颗粒。

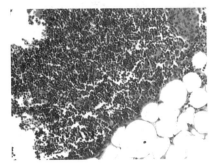
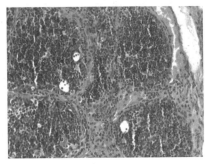

扫码看彩图

A. 女，47岁，胸腺组织增生，部分胸腺组织被脂肪组织取替，未见明确的胸腺瘤

B. 女，52岁，胸腺组织增生（以滤泡增生为主）

图 3-1　胸腺增生

二、胸腺瘤

10%~15% 的 MG 患者伴有胸腺瘤。胸腺瘤起源于胸腺上皮，是最常见的前上纵隔原发性肿瘤，少数位于颈部、肺门及肺实质内，占成人所有纵隔肿瘤的 20%~40%。胸腺瘤常伴有副肿瘤综合征，其中以 MG 最为常见，其他少见的副肿瘤综合征包括低丙种球蛋白血症、纯红细胞再生障碍等。

胸腺瘤具有显著的形态学异质性，分类一向比较困难。1981 年 Masaoka 等人依据包膜是否浸润和是否有转移将胸腺瘤分为四期（Masaoka-Koga 分期），1994 年对该分期又进行了修订。2004 年 WHO 根据上皮细胞形态将胸腺瘤分为 A、AB、B1、B2、B3 型和少量其他类型，并将 1999 年分类中的 C 型胸腺瘤重新命名为胸腺癌。2015 年 WHO 第四版肺、胸腺、胸膜和心脏肿瘤分类中继续沿用了这种胸腺瘤分型标准，同时又对胸腺瘤 TNM 分期进行了确认。

胸腺瘤 Masaoka-Koga 分期及 WHO 组织学分型与 MG 都有一定的关系。有研究发现，胸腺瘤 Masaoka-Koga 分期中的 I 期、II 期、III 期均可合并 MG，各分期之间合并 MG 的发病率不完全相同，III 期的发病率最高，II 期次之，I 期较少，IV 期没有。也发现胸腺瘤 WHO 组织学分型中 A 型、AB 型、B1~B3 型均可合并 MG，且各分型间合并 MG 的发病率不完全相同，B1 型的发病率最高，B2 型次之，A、AB 型较少。胸腺癌不伴 MG。

（一）大体形态、组织病理及分子遗传学特征

1. 大体形态　肿瘤体积大小不一，大的直径可达 20 cm 以上，呈类圆形、结节状或分叶状，典型的胸腺瘤大部分或完全为实性、灰黄色，良性肿瘤均有完整包膜，恶性则大部分无包膜或边界不清，切面灰红、灰白或灰黄色，质软或脆，可有囊性变。肿瘤包膜完整的胸腺瘤容易被切除。约 20% 的胸腺瘤，术中可见周围组织浸润。由于

冠脉旁路术的广泛实施，还发现了许多小的、有时只有显微镜下才可见到的胸腺瘤。局灶性坏死及囊性变常见，特别是在体积较大的肿瘤中。有时整个肿瘤发生明显的囊性、坏死及出血改变。

2. 组织病理　光学显微镜下，肿瘤由肿瘤性上皮和非肿瘤性淋巴细胞混合组成。细胞呈圆、卵圆或棱形，核呈空泡状，外形光滑，出现大红核仁是恶性的征象。淋巴细胞可以是成熟的或不同分化阶段的，主要是外周 T 淋巴细胞。间质由促梁状纤维结缔组织组成，分隔成小叶状或巢状；淋巴细胞体积小，胞质少，分化较好，弥漫分布，皮髓质分界不清，可见假滤泡；高倍光学显微镜下，中央色淡部为成团的上皮细胞，以棱形、多边形及泡状核细胞为主，呈巢状、车辐状或席纹状排列，胞质较丰富，细胞核为卵圆形，核分裂较多见，胞质边界不清，细胞异形性大。瘤细胞间的网状纤维稀少，主要分布在瘤体外周，有的能找到典型的哈索尔（Hassall）小体。

电子显微镜下，肿瘤上皮细胞内可见分枝状张力原纤维、桥粒、长细胞突起和基板，胸腺瘤肿瘤性上皮细胞显示出分枝状的张力丝、复合性桥粒、伸长的细胞突起和基底膜。这些特点有助于鉴别胸腺瘤与其他前纵隔肿瘤，如胸腺类癌、恶性淋巴瘤、精原细胞瘤和实性纤维性肿瘤。

免疫组织化学染色显示，胸腺瘤上皮细胞表达角蛋白（keratin）、上皮膜抗原（epithelial membrane antigen，EMA）和癌胚抗原（carcinoembryonic antigen，CEA）。角蛋白的类型依据胸腺瘤亚型而表达不同。EMA 阳性通常仅限于棱形细胞胸腺癌的腺样结构或主要由圆形或多角形细胞组成的肿瘤。胸腺瘤还被发现表达组织血型 O（H）及花生凝集素受体抗原、MHC-Ⅱ类分子、P63 表皮及神经生长因子受体、生长激素、金属硫蛋白及病毒蛋白 P19。另外，还对两种识别神经内分泌细胞的抗体 A2B5 及 Leu7 起反应。

除了淋巴滤泡部位的淋巴细胞以外，胸腺瘤的淋巴细胞均为 T 细胞来源（不论患者是否患有重症肌无力）。这种 T 细胞大多没有成熟（外周）T 细胞的特点及免疫组化表型，而表现为不成熟胸腺细胞的特征。它们对 CD99 及 CD1a 起反应。其中许多也对 Ki-67 反应阳性，与其"刺激"状态一致。在器官样分化较明显的胸腺瘤的形态学特征与淋巴细胞的表型之间，已发现相关关系密切。在淋巴细胞较丰富的区域，淋巴细胞具有胸腺皮质（非常不成熟）胸腺细胞的特征；在髓质分化区，淋巴细胞表现为髓质胸腺（稍不成熟）胸腺细胞的特征。

胸腺瘤除了上皮细胞和淋巴细胞以外，经常还含有一组 S-100 蛋白阳性的重要细胞群，可能为非肿瘤性细胞，而且这些细胞具有网状细胞的性质。

BCL-2 与 P53 的共同表达见于大多数胸腺瘤，并且在临床上侵袭性肿瘤中似乎表达更强。

3. 分子遗传学特征　在细胞遗传学上，胸腺瘤最常见的畸变位于 6 号染色体，其中半数发生于 6q25.2 区。这些畸变的类型和发生率在胸腺瘤亚型之间有所不同，提示这些肿瘤可以通过不同的途径发生。

（二）组织学分型

2015 年 WHO 仍沿用 2004 年胸腺瘤组织分型标准。

1. A 型胸腺瘤 胸腺瘤组织通常分叶状结构不明显，纤维间隔很少（图 3-2）。瘤细胞核染色质疏松而淡染，核仁不明显。肿瘤组织主要由梭形细胞构成，梭形细胞分两种。长梭形细胞表现为成纤维细胞（纤维母细胞）样排列方式，如席纹状或交错的束状结构；短梭形细胞通常形成血管外皮瘤样结构，也可出现微囊、菊形团、脑膜瘤样、乳头状、腺样及肾小球状结构。

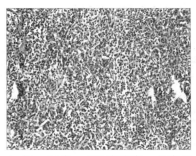
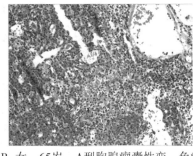

扫码看彩图

A. 男，53 岁，A 型胸腺瘤，免疫组化显示：CD117（-），CD20（+），CD3（+），CD5（-），CD99（+），CK（+），Ki-67（-），TdT（-），Vimentin（+）

B. 女，65 岁，A 型胸腺瘤囊性变，免疫组化显示：CD5（+），CK（+），EMA（-），Ki-67（+<25%）

图 3-2 A 型胸腺瘤

2. B 型胸腺瘤 胸腺瘤组织具有类似正常胸腺皮质组织的特征：肿瘤细胞为圆形或多边形上皮样细胞，组织学上瘤组织具有分叶状结构，常见血管周围间隙，同时伴有数量不等的反应性不成熟 T 细胞。根据肿瘤细胞大小和淋巴细胞丰富程度，B 型胸腺瘤又细分为 B1、B2、B3 型。

（1）B1 型胸腺瘤：肿瘤包膜较厚，呈小叶状生长。肿瘤性上皮细胞较少，散在分布，细胞核呈空泡状，呈小的圆形或卵圆形，可见小核仁（图 3-3）。部分区域可有明确的髓质分化，该区域染色浅，呈灶性分布，胸腺小体明显。淋巴细胞丰富密集，多为不成熟的 T 细胞。

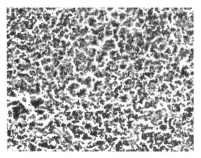
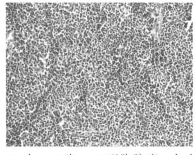

扫码看彩图

A. 男，22 岁，B1 型胸腺瘤，免疫组化显示：CD3（+），CD5（+），CK（+），Ki-67（+65%），TdT（+）

B. 女，68 岁，B1 型胸腺瘤，免疫组化显示：CD20（-），CD3（+），CD5（+），CK（+），EMA（-），Ki-67（+80%），TdT（+）

图 3-3 B1 型胸腺瘤

（2）B2 型胸腺瘤：胸腺瘤组织由纤细的纤维成分分隔成小叶状，肿瘤性上皮细胞较多（图3-4）。与 B1 型相比，此型上皮细胞成分更多，散在分布，细胞核呈空泡状，核大且核仁明显。淋巴细胞富集程度类似或者少于 B1 型，大多数为不成熟 T 细胞，其核大，染色质稀疏，而且核分裂多。髓质部分较不突出或缺如，未出现胸腺小体。常见明显的血管外间隙。

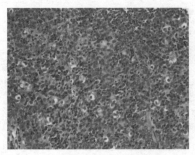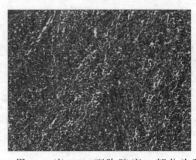

扫码看彩图

A. 男，40岁，胸腺瘤B2+B3型，肿瘤多结节性生长，并侵犯包膜，免疫组化显示：CD5（+），CK（+），EMA（－），Ki-67（+60%），TdT（+），CD20（－）

B. 男，51岁，B2型胸腺瘤，部分为胸腺癌（鳞状细胞癌），侵犯包膜，免疫组化显示：CK（+），CD20（－），CD5（+），EMA（－），P53（+80%），P63（+），TdT（－），Ki-67（+80%）

图 3-4　B2 型胸腺瘤

（3）B3 型胸腺瘤：此型胸腺瘤由粗的纤维组织或玻璃样变的纤维组织间隔分成小叶状，通常无完整包膜，向周围脂肪内呈推进式或浸润性生长；肿瘤性上皮细胞成片分布，呈模糊的上皮样或实体性表现，大多为圆形或多边形，少数为梭形细胞或透明细胞，核大，有不同程度的异型性；常含极少量不成熟 T 细胞（图3-5）。

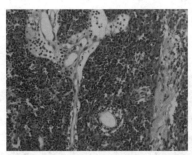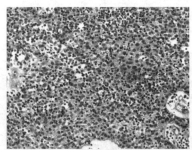

扫码看彩图

A. 男，41岁，B3型胸腺瘤，侵犯包膜，并囊性变，免疫组化显示：CD5（+），CK（+），EMA（+），P53（+60%），P63（+），TdT（+），Ki-67（+70%）

B. 女，26岁，胸腺瘤B3型，免疫组化显示：CD20（－），CD3（+），CD5（+），CEA（－），CK（+），P63（+），TdT（－），Ki-67（+70%），LCA（+），P53（+60%）

图 3-5　B3 型胸腺瘤

3. AB 型胸腺瘤　同时具有类似 A 型胸腺瘤的梭形细胞成分和类似 B 型胸腺瘤的富于淋巴细胞的成分，但两种成分的比例可以变化很大，梭形细胞区域可以不很明显（图3-6）。其中，梭形上皮细胞成分的特点和 A 型胸腺瘤类似；而富于淋巴细胞的区域，肿瘤细胞由所谓的小多边形上皮细胞构成，具有小圆形、卵圆形或梭形胞核，染色质分散，核仁不明显。不出现胸腺小体和髓样分化，淋巴细胞多为不成熟的小 T 细胞。

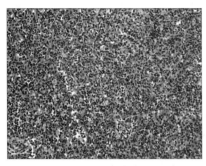 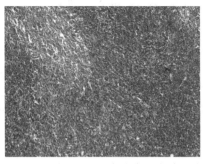

扫码看彩图

A. 男，33岁，AB型胸腺瘤，免疫组化
显示：CD5（+），CK（+），EMA（+），
Ki-67（+60%），P53（+<5%），TdT（+）

B. 女，61岁，AB型胸腺瘤，免疫组化
显示：CD5（+），CK（+），EMA（+），
Ki-67（+40%）

图 3-6 AB 型胸腺瘤

上述几类胸腺瘤保留了部分正常胸腺的形态和功能特点，特别是具有 B 型成分的胸腺瘤中，肿瘤性上皮细胞能够募集不成熟的 T 细胞前体并促使其分化为成熟 T 细胞。此外，胸腺瘤还常以复合形式出现，即同时在同一肿瘤组织内出现 2 种以上的肿瘤类型。其中以 B 型胸腺瘤之间的相互复合最为常见，而以 B2/B3 复合为著，其他少见形式包括 B3/胸腺癌复合和 AB/B2 型复合。

4. 可伴 MG 的其他类型胸腺瘤

（1）异位性（颈部）胸腺瘤：MG 发病率与 WHO 组织学分型一致。这种肿瘤的显微镜下表现与其对应的纵隔内胸腺瘤并无显著的差别。该瘤主要好发于女性，其原因不明。所有报道的病例均为良性。

（2）胸腺脂肪瘤：偶尔伴发 MG，占胸腺肿瘤的 2%~9%。这是一种少见的原发于胸腺的良性肿瘤，由胸腺和成熟的脂肪组织组成，其中散在分布着正常的胸腺组织和胸腺小体，但胸腺组织的含量超过同年龄的正常胸腺。大体标本观察：肿瘤呈分叶状，表面光滑，质软，有完整薄纤维包膜，切面呈黄色成熟脂肪组织内间杂有少量深色的胸腺组织。显微镜下观察：肿瘤有完整包膜，瘤组织由大量成熟的脂肪组织和部分分化良好的胸腺组织构成，后者含有淋巴细胞和胸腺小体，其中以淋巴细胞为主，上皮样细胞少量主要构成 Hassall 小体。胸腺组织散在分布于脂肪组织中，两者组织比例约各占一半。

（3）微小胸腺瘤：偶尔伴发 MG。这是一种显微镜下可见的胸腺上皮性肿瘤，是多灶起源的好发于髓质的肿瘤，可能由胸腺组织内不同区的上皮细胞簇演变而来。因肿瘤病变微小，病灶多发，临床难以发现，病理检查易漏诊。细胞形态按传统胸腺瘤分为上皮为主型和混合细胞型。肿瘤外形呈圆形或卵圆形，甚至不规则形。细胞呈长梭形或不规则形，胞质较丰富，轻度嗜碱或淡伊红，核大、圆形、大小较一致，核仁清晰，未见到核分裂象或坏死。在上皮细胞为主型微小胸腺瘤，其肿瘤间质内可见薄壁血管，且肿瘤外周有薄层的纤维细胞包绕，与周围淋巴组织分界清。混合细胞型微小胸腺瘤与正常之混合细胞型胸腺瘤相似，在肿瘤的细胞间可见到淋巴细胞反应，肿瘤病灶与周围淋巴组织间有裂隙状结构，未见到纤维细胞包绕。

（三）分期

胸腺瘤有 Masaoka-Koga 和 TNM 两种分期系统。

1. 胸腺瘤 Masaoka-Koga 分期

Ⅰ期：大体包膜完整，显微镜下无包膜侵犯。

Ⅱa 期：大体有周围脂肪组织或纵隔胸膜侵犯。

Ⅱb 期：显微镜下有包膜侵犯。

Ⅲ期：大体有邻近器官侵犯，即有心包、大血管或肺侵犯。

Ⅳa 期：胸膜或心包播散。

Ⅳb 期：淋巴或血行转移。

2. 胸腺瘤 TNM 分期

T—原发肿瘤

T1 期：大体包膜完整，显微镜下无包膜侵犯。

T2 期：大体有粘连，或有周围脂肪组织或纵隔胸膜侵犯，或显微镜下有包膜侵犯。

T3 期：有邻近器官如心包、大血管和肺侵犯。

T4 期：胸膜或心包播散。

N—局部淋巴结

N0 期：无淋巴结转移。

N1 期：转移至前纵隔淋巴结。

N2 期：转移至除前纵隔淋巴结以外的胸腔内淋巴结。

N3 期：转移至胸廓以外淋巴结。

M—远处转移

M0 期：无远处转移。

M1 期：远处转移。

结合组织学定义，TNM 分期与 Masaoka-Koga 分期的对照见表 3-1。

表 3-1　TNM 分期与 Masaoka-Koga 分期的对照

Masaoka-Koga 分期	定义	TNM 分期（T，N，M）
Ⅰ	肉眼或镜下肿瘤包膜完整	1，0，0
Ⅱa	镜下侵透包膜	2，0，0
Ⅱb	肉眼侵犯正常胸腺或周围脂肪组织，或肉眼粘连但未侵透纵隔胸膜或心包	2，0，0
Ⅲ	肉眼侵犯邻近器官（如心包，大血管，或肺）	3，0，0
Ⅳa	胸膜或心包转移	4，0，0
Ⅳb	淋巴或血行转移	任意 T >N0 或>M0

（四）预后

无论是否伴发 MG，胸腺瘤的首选治疗是手术切除。对于已完全切、除包膜完整的胸腺瘤，不管组织类型如何，针对肿瘤无须额外治疗，一般预后良好。但是，如果在肿瘤残余问题上有疑问，则除了 A 或 AB 型胸腺瘤（除非它们有广泛侵犯，这是极罕见的），应考虑术后放疗。

对于有肉眼侵犯或种植的其他类型的胸腺瘤，切除后应辅以放疗。对于仅有微小侵犯的胸腺瘤是否也需要术后放疗，仅有少数文献报道，但是趋势是术后放疗。当有远处转移时，应辅以化疗，含有顺铂的复合性方案疗效最好。

除此之外，胸腺瘤的预后取决于分期和组织学类型等因素。

1. 分期　这是决定预后的最重要的因素。不管应用哪个分期系统，包膜完整的胸腺瘤在手术切除之后预后良好。根据不同的研究资料，胸腺瘤的复发率为 2%～10%。这些局部复发的胸腺瘤仍需要手术切除。

侵袭性胸腺瘤的预后与侵犯程度有关，如前面分期系统所衡量的一样。因此，有微小侵犯（T2 期）的胸腺瘤其预后与有包膜的肿瘤没有显著区别，但是有肉眼侵犯或种植的肿瘤预后就差得多，有远处转移的少数病例预后就更差。

2. 组织学类型　胸腺瘤分型与预后之间有明确的关系。

（1）临床侵袭性：侵袭程度顺序是 A 型<AB 型<B1 型<B2 型<B3 型<胸腺癌。

（2）切除的完整性：只是重要的预后参数，与肿瘤的分期明显相关，并且也适用于胸腺癌。

（3）重症肌无力：根据目前的研究结果，肌无力症状的有无在预后方面的意义已经很小，或者已经没有预后意义了。

（4）增生指数：Ki-67 标记指数与分期及显微镜下类型相关，但是似乎不能构成独立的预后因素。

（5）DNA 倍体：与分期及类型也有关，但是在多变量分析中，也没有独立的意义。

第四章 临床表现与分型

第一节 临床特点

1672 年，英国医生 Thomas Willis 最早描述了重症肌无力（MG）的症状。1895 年，德国医生 Friedrich Jolly 把它正式命名为"假性麻痹性重症肌无力"。直到 20 世纪 70 年代人们才真正认识了 MG 的本质。

一、起病年龄

MG 任何年龄均可发病，最小数个月，最大达 80 岁。Osserman 等（1971 年）报道本病约有 2 个发病年龄高峰，第一个高峰为 20~40 岁，第二个高峰为 40~60 岁。有人统计中国和日本 MG 患者，10 岁以下发病的儿童约占 10%。徐金枝等（1999 年）报道了 2 385 例患者的年龄分布（图 4-1）。

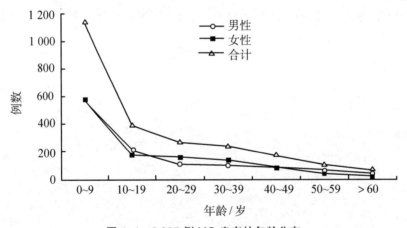

图 4-1 2 385 例 MG 患者的年龄分布

二、性别特点

MG 女性患者略多于男性（1.17:1），据统计青壮年期多见女性，40 岁前女性患病率为男性的 2~3 倍。中老年期以男性患者较多，而且多数伴发胸腺肿瘤。据徐金枝等（1999 年）报道 2 385 例患者性别差异：发病年龄<20 岁的患者中，男女比例接近；20~40 岁女性明显占优势；发病年龄>40 岁多为男性患者。

三、发病形式

MG 发病隐袭、缓慢，呈进行性加重的病程，或亚急性发病，从某一组肌群无力，逐步累及其他组或多组肌群。随病情进展，部分患者症状可见时好时坏，病情有波动。若无有效治疗，多数患者逐渐加重，或有急剧恶化过程。吕传真（1994 年）报告了复旦大学附属华山医院 213 例 MG 的演变过程（图 4-2）。

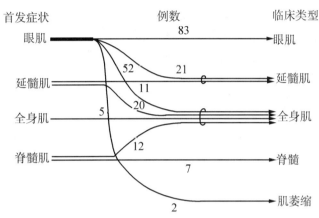

图 4-2　213 例 MG 患者病情的演变过程

四、病前诱发因素

据笔者临床工作统计和详细病史询问所知：部分 MG 患者病前有发热，上呼吸道感染或腹泻；有的为妊娠期或妊娠后，有的月经前发病；有的远途旅游，重体力劳动或连续熬夜后；有的因躯体疾病多药投用，如长期大量用安定剂，反复用氨基糖苷类抗生素，其中，发现 2 例用大量苯妥英钠后患 MG；有的明显精神创伤史后发病；有少数 MG 患者有家族史。

五、症状

MG 并不是一发病就表现出全身肌肉的无力，常常是某一组或几组肌肉受累，最常见为眼外肌、面部表情肌、咀嚼肌、四肢肌群、延髓肌（包括吞咽肌）、颈肌和呼吸肌群等，主要表现为眼睑下垂、转动不灵活、复视重影、面具样面容、咀嚼无力、上肢活动受累、下肢提抬受累、言语出现障碍、吞咽发声困难、颈项酸软、呼吸受限或气短，另有少数患者表现为腰背肌无力。

眼外肌常最早受累，任何年龄均可发病，相对的发病高峰是 10 岁之前的儿童和 40 岁之后的男性，超过 50% 的 MG 患者以眼肌型起病，其中 10%～20% 可以自愈，20%～30% 始终局限于眼外肌，而在其余的 50%～70% 中，绝大多数（>80%）可能在发病 2 年内发展成为 GMG。通常上睑下垂在 OMG 患者中最常见，可累及单侧或双侧，多不对称且时有波动；其次为眼外肌麻痹和复视。由于中枢神经系统能够通过额外增加神经元兴奋以代偿无力的一侧，因此可导致健侧肌肉的过度收缩（Hering 法则），而与之相关的体征可能有助于 OMG 的诊断。例如用手将 OMG 患者下垂眼睑上抬，健侧眼裂变小；而双眼凝视时，健侧出现分离性眼球震颤等。瞳孔括约肌一般不受累，少数累及平滑肌者瞳孔亦可异常。

由于双眼某些肌肉随机受累，红玻片试验（red-glass test）证实的复视可能不符合特殊神经支配。持续向上凝视可加重眼睑下垂，瞳孔对光反射及调节反射存在。Cogan 等曾描述患者眼球自下方回复正常位置出现上睑抽搐，或持续向上凝视后闭合眼睑或眼球水平运动出现一次或多次眼睑抽搐，眼球追踪一个靶点或视觉运动刺激引起重复眼位变换可导致所用肌肉进行性麻痹。大多数成人单侧无痛性上睑下垂不伴眼肌麻痹或瞳孔异常多由肌无力引起，为克服上睑下垂，对侧眼常睁视。

徐金枝等（1999 年）总结了 2 385 例 MG 患者，发现其中眼肌症状最多（83.4%）。丛志强等（2006 年）总结了 3 100 例 MG 患者，有眼睑下垂者占 82.2%，可单侧或双侧，而首发症状中双侧眼睑下垂者仅占 11.3%，随着病程延长可达 50.0%，不对称性眼睑下垂是患者的特点，而且多在疲劳和光照后加重，同时有复视。早期眼睑下垂可自发缓解，或呈现左右眼交替性睑下垂，随着病程持续数年后，眼睑下垂的波动性慢慢消失。

六、受累骨骼肌的易疲劳性

由于 MG 是神经肌肉接头（NMJ）处传递障碍的自身免疫性疾病，临床特征为部分或全身骨骼肌易疲劳，症状多于下午或傍晚劳累后加重，早晨和休息后减轻，呈规律的晨轻暮重波动性变化。但是，应注意有些治疗中的患者，肌无力呈晨重暮轻，可能因应用皮质类固醇激素所致。受累肌明显地局限于某一组或几组肌群，除多数病例为眼外肌麻痹外，面肌受累者表现为面部皱纹减少，表情困难，闭眼和示齿无力，微笑不自然或呈"苦笑面容"；咀嚼肌受累者连续咀嚼困难，引起进食经常中断；延髓肌受累者导致饮水呛咳、吞咽困难、声音嘶哑或讲话鼻音；舌肌受累伸舌可见典型的三道纵行沟，称为"三沟舌"（图 4-3）；颈肌受累者抬头困难；四肢近端肌群受累表现

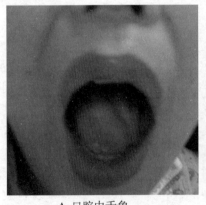 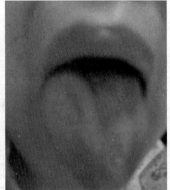

A. 口腔内舌象　　　　　　　　B. 口腔外舌象　　　　　　扫码看彩图

图 4-3　全身型 MG 患者"三沟舌"舌象

患者，女，52 岁。发病 3 个月，构音障碍，见舌面呈纵向三条沟样舌肌萎缩

上肢抬举及梳头困难，下肢多为髋部屈肌无力，影响日常活动，严重时被迫卧床，一般上肢重于下肢，近端重于远端，受累肌仅有轻度萎缩或无萎缩，腱反射存在。通常肢体和（或）躯干肌无力多并发头颈部无力，很少单独出现肢体无力。

七、呼吸肌和心肌无力

当呼吸肌、膈肌受累时出现咳嗽无力、活动后气短、呼吸困难，细查见咽喉肌和颈部肌无力，甚者有呼吸衰竭的风险。重症者可因呼吸肌麻痹，或继发吸入性肺炎或不适当用药而危及生命。心肌偶然受累者，可引起心律失常或突然死亡。

八、平滑肌及括约肌无力

平滑肌及膀胱括约肌较少受累，部分患者伴有麻痹性肠梗阻、动力梗阻性肾盂积水，用皮质类固醇激素治疗后这些症状与肌无力同时消失。感觉通常保留，眼肌或颈后部肌受累可出现疼痛，面部、手部及大腿感觉异常极为少见，极少数患者可有嗅觉及味觉丧失。

九、其他表现

极少数 MG 患者有记忆障碍、精神障碍、脑电图异常、自主神经及周围神经异常。陈文利（2006 年）等通过对 36 例 GMG 患者和 33 例 OMG 患者与 36 名健康对照组（包括波士顿命名测验、言语流畅性测验、Stroop 色词测验、逻辑记忆测验和连线测验等）的研究对比，发现 MG 患者的语言表达、理解、抽象思维、视觉、空间综合能力、注意、记忆、执行等各方面认知功能均有所下降。

Rohr 等（1992 年）用德国的一个 Hamburger Zwangsinventar（HZI）调查表对 230 例 MG 患者进行了调查，并与正常组比较，结果表明 MG 患者的强迫性行为量表得分较高，最显著的差异出现在规律量表得分。

十、临床检查的特点

1. 病态疲劳性　MG 患者的疲劳部位不能用周围神经或中枢神经支配区受损分布来解释，也不能用全身疾病所致运动能力不耐受或较长的疲劳周期来解释，而是呈斑片状肌无力分布。

2. 每日波动性　肌无力症状每日均有变化，无力程度随每日活动不同，时轻时重。如令患者两眼上视 2 min 后见上睑下垂、眼裂变小，当闭眼休息 2 min 后再令其睁眼，睑下垂表现又有改善。

3. 运动诱发疲劳试验阳性　如令患者反复睁—闭眼试验、连续吞咽试验、语言交流观察语速、语音变化试验、反复点头试验、反复握拳或手翻掌试验及反复蹲下—站立试验等，均经一定时间运动后其动作难以完成，呈明显疲劳试验阳性。同时，注意疲劳试验的正确应用，如反复闭目无睑下垂者，令上睑肌稍休息后，再闭目见睫毛征阳性，仍为阳性依据。

4. 眼肌无力冰刺激试验阳性　取小块冰棒外包毛巾敷在眼眶上，待 3~5 min 后离开，即见上睑下垂好转，提示 MG 眼肌无力（图 4-4）。该方法敏感、实用。

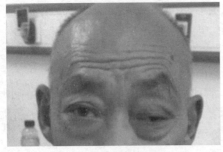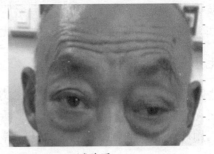

A. 试验前　　　　　　　　　　　　　B. 试验后

图 4-4　OMG 患者冰刺激试验

患者，男，64 岁，左眼上睑下垂 1 个月余，晨轻暮重，活动后症状加重。给予冰刺激约 5 min 后，眼裂好转

5. 不存在与神经系统病损相关的阳性体征　如无明显的神经源性肌力、肌张力、腱反射、病理征改变，无各种感觉及自主神经系统（大小便障碍等）异常。

6. 少见的临床体征

（1）瞳孔异常（因平滑肌受损害）。

（2）心脏异常（心肌的乙酰胆碱受体被阻断）。

（3）病理征阳性（脑内乙酰胆碱受体被阻断见巴氏征，掌颏反射阳性）。

（4）因并发多种其他自身免疫疾病所表现的阳性体征。

（5）儿童因复视时不会诉说，仅表现歪头症状。

（6）核间性眼肌麻痹或分离性眼球震颤。

（7）肌萎缩：常见于 Osserman 分型的 Ⅱ 型和 Ⅳ 型，未见 Ⅰ 型。见舌面呈纵向三条沟样舌肌萎缩，或肩胛带肌萎缩，或面肌、咀嚼肌、四肢近端肌萎缩，偶见手部肌萎缩。电生理呈肌源性损害，血清肌酶正常。肌活检见运动终板变形、肌源性肌纤维萎缩和淋巴细胞浸润（图 4-5）。

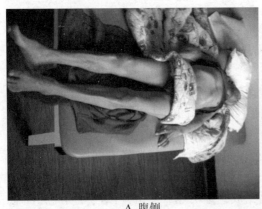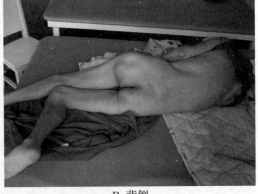

A. 腹侧　　　　　　　　　　　　　B. 背侧

图 4-5　肌萎缩型 MG

患者，男，63 岁。发病后 5 个月见肩胛带、四肢近端肌萎缩，继之手、足肌萎缩，渐加重

十一、分期

根据患者临床发展过程，可将 MG 分为三期。

（一）波动期

患者发病后前 5 年内病情波动较大，尤其开始的 1~2 年病情时好时坏，波动更明显。同时，容易发生肌无力危象，而且，病死率较高。

（二）稳定期

发病 5 年后病情相对稳定，经过常规系统用药或个体化治疗病情能较稳定，部分尚满意。

（三）慢性期

病情达 10 年以上者，随着全身情况改善，肌无力症状多数能逐渐康复，在避免多种诱发加重因素的前提下，很少再发危象，大多数预后较好。

十二、合并或并发症状

（一）合并胸腺瘤

据统计占 10%~20%，以 40 岁以后发病的男性常见。相反，有 30%~70% 的胸腺瘤患者伴发 MG。肌无力与胸腺瘤之间关系尚不甚清，可能与胸腺瘤的细胞类型或代谢物质相关联。肌无力可见于胸腺瘤发病之前或之后。行胸部正、侧位拍片及纵隔体层 CT 或 MRI 摄影，见胸腺瘤、胸腺增生或胸腺囊肿。

（二）合并甲状腺功能亢进

据统计占 3.5%~18%，肌无力症状可发生于甲状腺功能亢进之前，或与甲状腺功能亢进同时发生或甲状腺功能亢进后出现。当甲状腺功能亢进症状控制之后，肌无力症状常能改善。亦可见甲状腺功能减退、单纯性甲状腺肿或甲状腺炎后出现 MG。

（三）伴发其他相关自身免疫障碍性疾病

可伴发红斑性狼疮、支气管哮喘、多发性肌炎、干燥综合征、多发性硬化、癫痫发作、糖尿病、周期性瘫痪、类风湿性关节炎及白癜风或脱发等。

第二节　临床分型

一、Osserman 分型

1958 年，Osserman 首次根据骨骼肌受累范围和病情的严重程度，将 MG 分为成年型、儿童型和少年型，此种分型已被国内外广泛采用，且对临床治疗分期和预后有指导意义。

1. 成年型 MG

Ⅰ型：即单纯眼肌型（15%~20%），患者自始至终仅眼外肌受累，而全身其他骨骼肌不受影响。

Ⅱ型：为全身型，分两种亚型。ⅡA 型（30%）全身轻度受累，不伴明显延髓肌麻痹，病情进展缓慢，无危象发生，可合并眼肌受累，对药物治疗敏感。ⅡB 型（25%）全身中度受累，伴有明显延髓肌麻痹，无危象发生，其对药物治疗敏感性欠佳。

Ⅲ型：为急进重症型（15%），常在首次症状出现后数月之内发展至包括延髓肌、肢带肌、躯干肌和呼吸肌的严重肌无力，病情数周至数月内达到高峰，以有胸腺瘤患者高发，可发生危象，对药物治疗效果差，常需气管切开或用呼吸机辅助呼吸，患者死亡率高。

Ⅳ型：为迟发或晚发重症型（10%），症状同Ⅲ型，从Ⅰ型发展为ⅡA 和ⅡB 型，常在症状逐渐发展达 2 年以上，有的数年之后进展为此型全身性肌无力。

Ⅴ型：为肌萎缩型（临床少见），指 MG 患者起病后半年即出现肌肉萎缩者。如果长期肌无力出现继发性肌萎缩者不属此型。

实例 1：眼肌型肌无力 患者，男，15 岁，学生。主诉左眼睑下垂 10 个月余，声音嘶哑 10 d，加重 3 d 收入院。患者于 10 个月前无明显诱因出现左眼睑下垂，晨轻暮重，休息后减轻，症状逐渐进展。10 d 前出现声音嘶哑、无饮水发呛、吞咽困难等，3 d 前自觉左眼睑下垂明显加重，不能睁开左眼，遂来院就诊。入院后体检：体温 36.7 ℃、脉搏 86 次/min、呼吸 19 次/min、血压 120/78 mmHg，左眼睑下垂，眼球活动灵活，瞳孔正大等圆，对光反射灵敏，双侧咬肌及颞肌力可，双侧咽反射减弱，双上肢肌力 5 级，肌张力可，腱反射阳性，Hoffmann 征阴性。双下肢肌力 5 级，肌张力可，跟、膝腱反射阳性，Babinski 征阴性，踝阵挛阴性，深浅感觉未见明显异常。新斯的明试验阳性；眼肌疲劳试验阳性；胸腺 CT 检查未见异常；血、尿、大便常规检查正常；心电图检查正常；肝肾功能正常；空腹血糖正常；AChR-Ab 阳性。诊断为眼肌型重症肌无力（OMG）。

实例 2：全身型肌无力 患者，女，74 岁，农民。以双下肢无力 2 个月，加重伴吞咽困难半个月入院。患者于入院前 2 个月无明显诱因出现双下肢无力，可行走，晨轻暮重，休息后减轻，劳累后加重。近半个月来自觉肢体无力较前加重，伴有吞咽困难、饮水发呛，未系统治疗。入院后体检：体温 36.7 ℃、脉搏 86 次/min、呼吸19 次/min、血压 120/78 mmHg，眼球活动灵活，瞳孔正大等圆，对光反射灵敏，双侧咬肌及颞肌力可，双侧咽反射减弱，双上肢肌力 5 级，肌张力可，腱反射阳性，Hoffmann征阴性。双下肢肌力 4$^+$级，肌张力可，跟、膝腱反射阳性，Babinski 征阴性，踝阵挛阴性，深浅感觉未见明显异常。双下肢肌电图示：低频电刺激衰减明显，高频无递增；新斯的明试验阳性；肌疲劳试验阳性；胸腺 CT 检查未见异常；血、尿、大便常规检查正常；心电图检查正常；肝肾功能正常；空腹血糖正常；髋关节 X 射线片未见异常；AChR-Ab检测阳性。诊断为轻度全身型重症肌无力（GMG）。

2. 儿童型 MG 约占我国 MG 患者的 10%，绝大多数仅限于眼外肌麻痹、眼睑下垂等单纯眼肌麻痹，约有 1/4 患者可自行缓解，仅少数患者累及全身骨骼肌。

（1）新生儿一时性 MG：患 MG 母亲所生的婴儿，有 10%～20% 出现一时性 MG。于出生后几小时至 1 d 内出现症状，主要表现为精神不振、全身无力、自主运动少、哭声低微、吞咽及呼吸困难，拥抱（Moro）反射及深反射减弱或消失，症状一般持续 2～

7 周，不超过 12 周。如果经适当喂养和护理及胆碱酯酶抑制药治疗，严重呼吸功能不全患儿可用血浆置换治疗、呼吸机支持和营养维持，最终大多数患儿能逐步改善或痊愈。

新生儿一时性 MG 的发病机制为 MG 母亲血中 AChR-Ab 通过血胎盘屏障而进入胎儿血液循环，所以胎儿出生后来自母体的 AChR-Ab 作用于新生儿神经肌肉接头（NMJ）处 AChR，因而出现 MG 临床表现，且在母亲和患儿体内能检出 AChR-Ab，当新生儿症状随抗体滴度降低后 MG 症状慢慢消失。

（2）新生儿先天性 MG：又称新生儿持续性 MG，此型少见。患者症状严重，通常在出生后短期内出现婴儿期 MG，主要表现为眼睑下垂、眼球活动障碍，亦可有面肌无力、哭声低、吞咽困难和肢体无力，很少发生 MG 危象。患者同一家族中的兄弟姐妹中可有同样患者，其中患儿母亲常无 MG。本病病程较长，胆碱酯酶抑制药疗效差，尤其是眼外肌麻痹很难得到完全缓解。据研究认为 *ACHR* 基因突变导致离子通道病，包括慢通道综合征和快通道综合征，前者离子通道开放期异常延长，对 ACh 反应增强，用奎尼丁有效，后者对 ACh 反应减弱，用胆碱酯酶抑制药可能有效。

（3）家族性 MG：由非 MG 母亲所生的 MG 患儿，婴儿期患病，出生时有重度呼吸和喂养困难，无眼外肌麻痹，有自动缓解倾向。晚发和伴感染者易发生呼吸停止。患儿兄弟姐妹中有类似患者，有家族史，多为常染色体隐性遗传。

3. 少年型 MG 是指 14~18 岁发病的患者。其临床表现常见单纯眼睑下垂、斜视或复视等，吞咽困难或全身肌无力者在儿童期少见。有部分少年型 MG 仅表现为单纯脊髓型（躯干型）肌无力。有关儿童 OMG 是否容易向 GMG 转化的问题，已知王海萍等（2008 年）报道，小儿 OMG 向 GMG 转化的转型率为 13.0%，而成人 OMG 转为 GMG 的转型率为 67.2%，其转型时间大多在发病后的 2 年内。小儿 OMG 用激素治疗后确实能减少向 GMG 转化的机会。

二、MGFA 分型

随着认识的深入，进一步发现了 Osserman 分型的不足，因此 2000 年美国重症肌无力基金会（MGFA）提出了基于定量测试的临床分型（表 1-1）。

第五章　血清学检查

研究表明，抗乙酰胆碱受体抗体（AChR-Ab）参与了重症肌无力（MG）的发生，通过与神经肌肉接头（NMJ）的乙酰胆碱受体（AChR）结合引发自身免疫反应，造成AChR数量减少而产生肌肉收缩无力等临床症状。因此，AChR-Ab在MG临床发病过程中具有重要的意义。然而近年的研究也发现，MG患者血清中还常伴有其他自身抗体成分，如抗突触前膜抗体（PsM-Ab）、抗连接素抗体（Titin-Ab）和抗低密度脂蛋白受体相关蛋白4抗体（LRP4-Ab）等，这些抗体可能也参与了MG的病理生理过程，并且对于诊断及鉴别是否伴发胸腺瘤有潜在价值。

第一节　抗乙酰胆碱受体抗体

MG是主要累及骨骼肌NMJ的疾病，由AChR-Ab作用于NMJ突触后膜的AChR而引起。20世纪60—70年代，肌肉终板蛋白抗体和AChR-Ab的出现揭示了MG的病因。AChR-Ab的检测方法有放射免疫沉淀法（radioimmunoprecipitation assay，RIPA）、酶联免疫吸附法（enzyme-linked immunosorbent assay，ELISA）和近年来建立起来的基于细胞的检测方法（cell-based assay，CBA）。

一、自身抗原

（一）定义

AChR多存在于NMJ的突触后膜、部分前膜、神经节细胞突触表面及胸腺肌样上皮细胞表面等，AChR-Ab与AChR结合后使得AChR降解加快，导致突触后膜AChR数量减少，影响NMJ的功能。

（二）结构与分类

因AChR分别能与天然植物中的毒蕈碱和烟碱结合并产生不同的生物学效应，将其分为毒蕈碱型乙酰胆碱受体（muscarinic acetylcholine receptor，mAChR）和烟碱型乙酰胆碱受体（nicotinic acetylcholine receptor，nAChR）两类。

1. 毒蕈碱型受体（M受体——G蛋白偶联型受体）　产生副交感神经兴奋效应，即心脏活动抑制，支气管胃肠平滑肌和膀胱逼尿肌收缩，消化腺分泌增加，瞳孔缩小等。阿托品为毒蕈碱受体阻断剂。

2. 烟碱型受体（N受体——离子通道型受体）　有N_1和N_2两种亚型，N_1受体位于神经节细胞膜上，可使神经节兴奋；N_2受体位于骨骼肌细胞膜上，可使骨骼肌收缩。

两种 N 受体都是配体门控的离子通道型受体。N_1 受体分布于自主神经节突触后膜和中枢神经系统，因而又称为神经元型烟碱受体或神经元型乙酰胆碱受体。突触后 N_1 受体除存在于神经元外，还游离于组织间隙中，即位于突触周围。N_2 受体位于 NMJ 的终板膜上，所以也称为肌肉型烟碱受体或肌肉型乙酰胆碱受体。

二、自身抗体

（一）检测方法

采用竞争 ELISA 法定量检测 AChR-Ab 的含量。ELISA 反应孔中包被有抗 AChR 的单克隆抗体 1（Mc-Ab1），加入患者血清和成人型 AChR 与胎儿型 AChR 的混合物，最后加入生物素标记的抗 AChR 单克隆抗体 2+3（Mc-Ab2+3）。当患者血清存在抗 AChR-Ab 时，会与 Mc-Ab1 竞争性结合 AChR，形成 AChR-Ab-AChR-Mc-Ab2+3 复合物，不会形成 Mc-Ab1-AChR-Mc-Ab2+3 复合物，底物显色时，显色程度较浅或不显色；当患者血清中不存在抗 AChR-Ab 时，会形成 Mc-Ab1-AChR-Mc-Ab2+3 复合物，底物显色时，显色较深。血清中 AChR-Ab 的含量与光密度（optical density，OD）值成反比。

（二）致病作用

AChR-Ab 影响 NMJ 神经冲动传递的机制至少有三个方面：①结合并活化 NMJ 的补体；②使结合 AChR-Ab 的 AChR 发生抗原调变而降解加速；③竞争性抑制 ACh 与 AChR 结合或直接封闭 AChR 的功能，从而降低骨骼肌细胞对运动神经元所释放 ACh 的反应性，出现以骨骼肌无力为特征的临床表现。

（三）临床意义

①AChR-Ab 出现于大约 85% 的全身型 MG 患者中，仅见于 50% 的眼肌型 MG 患者，正常人中少见。②在不同类型的 MG 患者中，AChR-Ab 的滴度变化很大，而且不与临床症状严重性相关。③AChR-Ab 滴度在同一患者身上，具有与症状严重性呈纵向相关性的特征。复查 AChR-Ab 滴度，其变化对于 MG 患者治疗后的随访或预测疾病复发是有意义的。

附：河南省 MG 患者人口学特征

根据河南省医药科学研究院伦理审查委员会审核的 2010—2014 年河南省多家综合性医院 478 名诊断为 MG 患者的临床数据，总结出河南省 MG 患者的人口学特征有以下几方面。

（一）患者构成

478 名 MG 患者中男性 220 名、女性 258 名，男女比例为 1∶1.17；早发型 287 名，51.3% 属于全身型，48.7% 属于眼肌型。

（二）AChR-Ab 检测

①阳性率：MG 患者中，AChR-Ab 阳性占 86.2%。②滴度：分型不同，差异显著（$F=3.212$，$P=0.02$，图 5-1A），眼肌型组（3.68±4.11）nmol/L 低于全身型组（5.62±5.54）nmol/L（$Z=-2.898$，$P=0.004$）（图 5-1B），早发型组（4.24±4.71）nmol/L 低于晚发型组（5.39±5.37）nmol/L（$Z=-2.069$，$P=0.039$）（图 5-1C）。

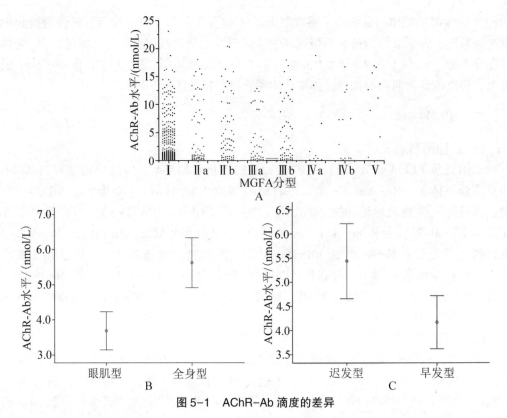

图 5-1　AChR-Ab 滴度的差异

（三）首次发病年龄与性别

MG 患者首次发病年龄为 2~85 岁，除 46~50 岁及 56~60 岁两个年龄段性别分布（男女比例分别为 1：1.59 和 1：1.60）差异显著（$P<0.050$）外，其余年龄段性别分布无明显差异（图 5-2）。

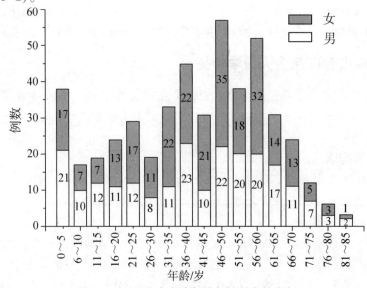

图 5-2　MG 患者发病年龄与性别人数分布

（四）MGFA 分型

MGFA Ⅰ、Ⅱ、Ⅲ、Ⅳ和Ⅴ型患者人数分别占 48.7%、24.5%（Ⅱa 11.7%，Ⅱb 12.8%）、17.8%（Ⅲa 7.5%，Ⅲb 10.3%）、4.6%和1.7%（图5-3A）。最突出的特点是：大部分 MG 患者属于 MGFA Ⅰ型（≤5 岁，35/478）（$P<0.05$）（图5-3B）；男女之间有显著差异（$X^2=16.976$，$P=0.018$）（图5-3C）。

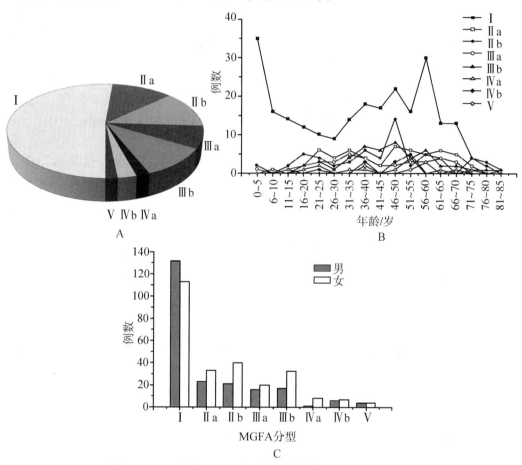

图 5-3　MG 患者 MGFA 分型与发病年龄和性别分布的关系

第二节　抗肌肉特异性受体酪氨酸激酶抗体

肌肉特异性受体酪氨酸激酶（MuSK）是 NMJ 突触后膜的一种跨膜蛋白，表达在发育中和成熟的 NMJ，是聚集蛋白（agrin）受体的一部分。受体相关蛋白（receptor-associated protein，RAP）SYN 蛋白、AChR 和 MuSK 形成复合物，共同促进 NMJ 蛋白的聚集和信号传递。MuSK 由运动神经元释放的聚集蛋白激活，诱导 AChR 聚集和后期胚胎 NMJ 的形成。虽然 AChR 和其他突触蛋白都正常表达，但小鼠如果缺乏聚集蛋白或 MuSK 都会导致 NMJ 发育异常，而死于出生后严重的肌无力。这提示 MuSK 对 NMJ 的发育成熟和神经电生理信号的传递起着重要的作用。

抗肌肉特异性受体酪氨酸激酶抗体（muscle - specific tyrosine kinase antibody, MuSK-Ab）通过抑制 Agrin-MuSK 信号，可以使 NMJ 不稳定，并且降低 AChR 的半衰期及聚集浓度，影响 AChR 的功能。MuSK-Ab 结合于 MuSK 的胞外区，是强烈的补体激活物，促使包含 AChR 的突触后膜溶解。通过 LRP4，阻断了自身的信号传导通路。

MuSK-Ab 检测的主要临床意义在于：AChR-Ab 和 MuSK-Ab 两种抗体并存的患者临床症状更严重，受累范围更大，所以认为 AChR-Ab 阳性的 MG 患者也应检测 MuSK-Ab，以有助于诊断和治疗。对于那些 AChR-Ab 阴性的全身型 MG 患者，应考虑到 MuSK-Ab 阳性的可能性。MuSK-Ab 的检测有助于诊断临床表现不典型的 MG 患者，并指导患者的个体化治疗。

第三节　抗低密度脂蛋白受体相关蛋白 4 抗体

低密度脂蛋白受体相关蛋白 4（LRP4）为单次跨膜蛋白是低密度脂蛋白受体（LDLR）家族成员，由 1 905 个氨基酸组成，胞内区为短链的羧基端，胞外区由复杂结构组成，主要由多个 LDLR 重复单位，表皮生长因子重复单位（epidermal growth factor like repeats）和 β 螺旋重复单位（β-propeller repeats）组成。研究显示，*LRP4* 基因编码的 LRP4 蛋白可能为 Wnt 信号通路的调节因子，该基因的变异可能与 Cenani-Lenz 综合征相关；同时参与脂蛋白相关转运和代谢调节。最新研究发现，LRP4 为聚集蛋白（agrin）的受体，两者相互作用，通过活化 MuSK 阻碍 AChR 的聚合，参与 MG 的发生发展。

LRP4 抗体（LRP4 antibody, LRP4-Ab）与 MG 的发生发展有密切关系，但 LRP4-Ab 在 MG 发病机制中怎样发挥作用仍在研究中，同时 LRP4-Ab 的检测方法仍在积极探索中。

2008 年，Koneczny 等人研究了 MG 患者 MuSK-Ab 的组成成分，并分析了与 LRP4-Ab 和聚集蛋白的空间作用结构。

2011 年，日本 Osamu Higuchi 等人采用荧光素酶连接的 *LRP4* 基因转化到 HEK293 细胞中，从而表达 LRP4 蛋白，该荧光素酶连接的 LRP4 蛋白与患者血清孵育 24 h，通过琼脂糖纯化蛋白，测定荧光强度及患者血清中 LRP4 - Ab 滴度，结果为 272 例 AChR-Ab 阴性的 MG 患者中有 6 例为 LRP4-Ab 阳性，28 例为 MuSK-Ab 阳性而 AChR-Ab 阴性患者中仅有 3 例是 LRP4-Ab 阳性，在 100 例健康人和 AChR-Ab 阳性患者中未见 LRP4-Ab 阳性结果，并且 LRP4-Ab 阳性的患者表现为四肢肌无力或进行性延髓麻痹，未见胸腺瘤；同时该研究证明 LRP4 由 IgG1 组成，为补体激活剂。

2012 年，德国 Alexan dra Pevzner 等人研究结果提示，可在 AChR-Ab 和 MuSK-Ab 双阴性的 MG 患者血清中检测到 LRP4-Ab 的表达，血清中 LRP4-Ab 可以阻止聚集蛋白诱导的 AChR 聚集。

2013 年，Shen 等人采用 MG 患者 LRP4-Ab 血清注射小鼠体内，验证了 LRP4-Ab 能够引起 MG 的发生。

综上所述，在 AChR - Ab 和 MuSK - Ab 双阴性的 MG 患者血清中能够检测到 LRP4-Ab 的表达，LRP4-Ab 是一类新的 MG 自身抗体，其作用机制仍需进一步研究。

第四节　抗连接素抗体

抗连接素抗体（anti-titin antibody，Titin-Ab）于 1990 年在 MG 患者的血清中发现。用 MG 合并胸腺瘤（MG with thymoma，MGT）患者的血清抗体序列筛选肌肉的互补 DNA 库，发现很多免疫反应阳性的 cDNA 共同编码 *TITIN* 基因的一个特定区域，为 MIR。编码 MIR 的 cDNA 所表达的 MGT 特异性 30 ku 抗原（MGT-30）分子可用于检测 Titin-Ab。Titin-Ab 产生病理效应的机制尚未被完全阐明，目前认为其是对 MG，尤其是对 MGT 有特异性的一种自身抗体，可将其作为 MG 患者筛选胸腺瘤的重要实验室检测方法，Titin-Ab 水平增高则可能是 MGT 患者的胸腺上皮细胞将肿瘤抗原提呈给 T 淋巴细胞，而外周血 T 淋巴细胞亦可与连接素表位起反应，故连接素反应性 T 淋巴细胞的启动最终导致 MGT 的抗连接素自身免疫反应。

一、自身抗原

（一）定义

连接素（titin）又称肌联蛋白（connectin），是存在于骨骼肌和心肌中除粗细纤维之外的第 3 种结构蛋白。它是目前确认的分子质量最大的单链蛋白，分子质量约为 2 800 ku。

（二）结构

一个连接素分子跨越半个肌小节，从 Z 带到 M 线，并在有外力作用时维持肌球蛋白在肌小节内的稳定性，在横纹肌的弹性回缩中起重要作用。有研究表明，连接素抗原决定簇表达于伴有 MG 的胸腺瘤上皮细胞。胸腺瘤中含有连接素的 mRNA，这个 mRNA 被证明是编码连接素的 I 带和主要免疫源区，也提示连接素可能在胸腺瘤中表达。

二、自身抗体

（一）检测原理

应用基因工程合成连接素抗原，即 MG 胸腺瘤特异性 30 ku 抗原（MGT-30），并采用酶联免疫吸附法（ELISA）检测患者血清中连接素抗体（titin antibody，Titin-Ab）含量。其中，重组 MGT-30 蛋白的合成方法为：采用反转录-聚合酶链反应（RT-PCR）技术，以 MGT 患者骨骼肌总 RNA 为模板扩增出长度为 860 bp 的 MGT-30 cDNA 序列；构建表达质粒，转化至大肠杆菌中；用异丙基硫代-β-D-半乳糖苷（isopropylthio-β-D-galactoside，IPTG）诱导表达出分子质量约为 44 ku 的 MGT-30 蛋白；该融合蛋白通过包涵体洗涤、溶解和金属螯合亲和层析法纯化；经蛋白质印迹法予以证实，且须表明有良好的免疫反应性。将上述重组 MGT-30 抗原包被至 96 孔酶标板，即可采用 ELISA 测定血清中 Titin-Ab 的含量。

（二）临床意义

80% MGT 为 Titin-Ab 阳性，仅有 10% 胸腺萎缩或增生的 MG 患者 Titin-Ab 阳性。

在早发型 MG、神经系统其他疾病及健康人血清中没有检测到 Titin-Ab。

研究统计显示，Titin-Ab 在眼肌受累组（0.82±1.51）nmol/L 比全身受累组（1.13±

1.99) nmol/L 表达水平低，差异具有统计学意义（$Z=-2.290$，$P=0.022$，图 5-4A）。Titin-Ab 含量在早发型组（0.71±1.26）nmol/L 和晚发型组（1.39±2.28）nmol/L 间的差异具有统计学意义（$Z=-3.103$，$P=0.002$，图 5-4B）。少数 MG 患者的 Titin-Ab 为阳性。

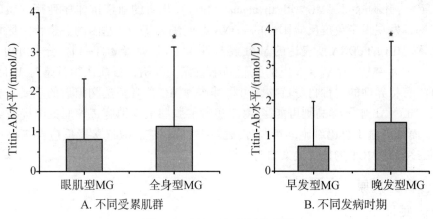

图 5-4　Titin-Ab 含量的差异

第五节　抗电压门控钙离子通道抗体

抗电压门控钙离子通道抗体（anti-voltage-gated calcium channel antibody，VGCC-Ab）是一种镶嵌于细胞膜上的大分子跨膜蛋白复合体，其中央是高度选择性的亲水通道，允许适当电荷和适当大小的钙离子通过。钙离子通道广泛分布于机体的脑、心脏、平滑肌及内分泌细胞等组织中，并在基因表达、肌肉收缩和激素释放等生命活动中扮演着重要角色。

VGCC 由多亚基构成，且不同类型电压门控钙离子通道的 α_1 亚基基因编码是不相同的。目前，人们至少发现了 10 种电压门控钙离子通道 α_1 亚基基因编码，其中 P/Q 型钙离子通道和 N 型钙离子通道主要分布于神经肌肉的突触前末端，其开放能够使钙离子流入神经节致使神经递质的释放。

由于 P/Q 型 VGCC-Ab 可使突触前膜钙离子通道丧失，致使 ACh 在突触前膜释放最小释放单位的数量减少而引发肌无力。

VGCC-Ab 检测的主要临床意义在于诊断兰伯特-伊顿综合征（Lambert-Eaton syndrome）。①约 60% 兰伯特-伊顿综合征患者合并小细胞肺癌，也可见于乳腺癌、前列腺癌、胃癌、肾癌、直肠癌、淋巴瘤、急性白血病、网织细胞肉瘤等，个别合并胸腺瘤。②兰伯特-伊顿综合征患者血清 AChR-Ab 水平不增高，个别可合并上睑下垂及 AChR-Ab 阳性，约 34% 的患者有器官特异性抗体和免疫球蛋白异常（如 IgGk 副蛋白）。③兰伯特-伊顿综合征患者 P/Q 型 VGCC-Ab 血清学试验阳性率约 95%，MG 患者 ≤5%，有助于鉴别。

第六节 与重症肌无力相关的其他自身抗体

一、抗突触前膜抗体

抗突触前膜抗体（anti-presynaptic membrane antibody，PsM-Ab）作用的确切部位尚不清楚，推测抗体可能改变突触前膜的通透性，进而引起突触前膜的电活动发生改变，导致神经肌肉传导障碍。

约 67.1% 的 MG 患者血清 PsM-Ab 阳性。PsM-Ab 在 MG 的自身免疫发病机制中较早出现，与病情的严重程度关系密切。

二、抗兰尼定碱受体抗体

抗兰尼定碱受体抗体（anti-ryanodine receptor antibody，RyR-Ab）为抗横纹肌抗体（anti-striated muscle antibody，ASA）之一，可能关闭了 RyR 钙离子通道而影响肌质网释放钙离子，引起肌肉收缩障碍。

RyR-Ab 检测的主要临床意义有：RyR-Ab 阳性的 MG 患者因可能合并心脏疾病而临床症状往往较严重，并有较高的死亡率。所以，可以用 RyR-Ab 检测来衡量疾病的预后、计划治疗方案和随访。对于年龄较轻的患者，RyR-Ab 的出现提示存在胸腺瘤的可能。单独的 Titin-Ab 检测，对 MG 合并胸腺瘤（MGT）的敏感度为 95%，但特异度较低，为 39%。RyR-Ab 对 MGT 的敏感度虽不及 Titin-Ab，但特异性高，约为 70%。RyR-Ab 仅在大约 14% 的晚发型 MG 中出现。二者联合检测，对 MGT 的诊断具有较高的灵敏度和特异度。

三、抗乙酰胆碱酯酶抗体

乙酰胆碱酯酶（AChE）是一种糖蛋白，位于基底膜，可以水解乙酰胆碱。1997 年，袁锦楣等报道，有 13% 的 MG 患者血清中有抗乙酰胆碱酯酶抗体（anti-acetylcholinesterase antibody，AChE-Ab），且常表现 AChR-Ab 阴性，临床多见眼肌型 MG。推测其可能与 AChE 结合并灭活之，从而减少 ACh 的降解，使 AChR 上的通道持续不能复极化，干扰 NMJ 的传导。

四、抗横纹肌抗体

MG 患者血清中存在能结合于骨骼肌交叉横纹处的抗体，这些抗体能导致连接素及 RyR 等表位产生免疫反应，产生相应抗体，即为 ASA。

第六章　神经电生理检查

神经电生理检查主要是指人体周围神经、中枢神经及肌肉的相关生物电位检查。该技术近年来有了很大的进展，对重症肌无力的诊断及神经肌肉传导障碍部位的诊断具有重要意义。

第一节　神经、肌肉及神经肌肉接头的解剖和生理基础

一、神经、肌肉的解剖和生理

（一）神经元的解剖和生理

1. 神经元的解剖　神经元又叫神经细胞，是神经系统的结构和功能的基本单位，其基本结构包括细胞体和突起两部分。神经元的突起一般包括一条长而分支少的轴突和数条短而呈树枝状分枝的树突，轴突及套在外面的髓鞘叫作神经纤维，神经纤维末端的细小分支叫作神经末梢，神经末梢分布在全身各处（图 6-1）。神经元的功能是神经元受到刺激后能产生兴奋，并能把兴奋传导到其他的神经元。神经元的细胞体主要集中在脑和脊髓里，神经元的突起主要集中在周围神经系统里。

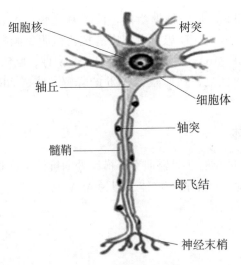

图 6-1　神经元的结构

2. 神经纤维兴奋性传导的特点

（1）神经纤维的生理完整性：冲动沿神经纤维的正常传导，首先要求神经纤维结构和功能都是完整的；如果结构或功能的完整性破坏，就会出现神经传导阻滞。

（2）神经纤维兴奋性传导的绝缘性：当一个神经纤维受到刺激产生兴奋时，该神经纤维传导的冲动仅在其自身内传导，而不会波及同一神经干内相邻的神经纤维；多个神经纤维同时传导时，由于神经纤维之间没有细胞质的沟通，神经纤维之间也不会产生干扰。这说明神经纤维在生理功能上是相对独立的，即神经纤维具有绝缘的特性。这种特性主要与细胞外液对电流的短路作用有关。神经纤维兴奋性传导的绝缘性保证了神经传导的准确性和严密性。

（3）神经纤维兴奋性传导的双相性：神经纤维的某一点受到刺激，产生兴奋，神经冲动沿此点向神经纤维两端传导，也可向分枝传导，直至神经纤维的终点或受阻部分。但人体内特定环境下，很少有出现双向传导的机会，神经纤维兴奋性可沿单一方向传导，即感觉神经纤维将神经冲动由外周传至中枢，运动神经纤维将神经冲动由中枢传至外周，在传导过程中不会发生混乱。

（4）神经纤维兴奋性传导的不衰减性：神经纤维受到刺激产生动作电位后神经冲动随即沿神经干细胞传播。兴奋性信号各自分开，不会相互影响，其强度、频率不会因刺激的强度和传播的距离而变化。神经纤维兴奋性传导的不衰减性说明动作电位传播所需的能量来自神经本身，保证了神经调节可以有效进行。

（5）神经纤维兴奋性传导的相对不疲劳性：研究证实，以 50~100 次/s 的有效电刺激，连续刺激神经 9~12h，神经纤维仍可保持传导能力，说明神经纤维具有兴奋性传导的相对不疲劳性。这种特性和动作电位发生中 Na^+、K^+ 的扩散是与浓度梯度相关的被动扩散而不直接耗能有关。

（6）神经纤维兴奋性传导的差异：神经纤维兴奋性传导的速度与神经纤维的直径、髓鞘的有无、神经纤维的绝对不应期及种属之间的差异有关。神经纤维的传导速度差距可达 1~120 m/s。传导速度与神经纤维直径成正比，速度大约为直径的 6 倍；有髓纤维以跳跃式传导冲动，故比无髓纤维传导快；温度降低传导速度减慢。

（二）骨骼肌的解剖和生理

在显微镜下，骨骼肌和心肌的肌细胞具有特征性的横纹，故二者又被称为横纹肌。在此，只讲骨骼肌细胞的兴奋-收缩偶联。

1. 骨骼肌的解剖　大多数骨骼肌借肌腱附着在骨骼上。分布于躯干和四肢的每块肌肉均由许多平行排列的骨骼肌纤维组成，它们的周围包裹着结缔组织。包在整块肌外面的结缔组织为肌外膜，它是一层致密结缔组织膜，含有血管和神经。肌外膜的结缔组织及血管和神经的分支伸入肌内，分隔和包围大小不等的肌束，形成肌束膜。分布在每条肌纤维周围的少量结缔组织为肌内膜，肌内膜含有丰富的毛细血管（图 6-2）。各层结缔组织膜除有支持、连接、营养和保护肌组织的作用外，对单条肌纤维的活动乃至对肌束和整块肌肉的肌纤维群体活动也起着调整作用。

2. 骨骼肌纤维的光镜结构　骨骼肌纤维由肌膜、细胞核和肌质组成，纵切呈长带状，长 1~40 mm，直径 10~100 μm，肌膜下有几十个甚至几百个扁椭细胞核，肌膜由

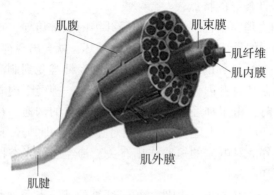

图 6-2　骨骼肌的结构

细胞膜和基膜组成，包裹肌纤维。骨骼肌的细胞质称为肌质，肌质内含有肌原纤维、线粒体、肌质网及肌红蛋白。肌原纤维与细胞长轴平行，横切面呈点状，线粒体分布在核及肌膜附近处，也分布于肌原纤维之间，肌质网即内质网，肌红蛋白为储氧场所。骨骼肌中除肌细胞外，还有一种存在于肌细胞及基膜之间的扁平的，有突起的细胞，即肌卫星细胞，其主要参与肌细胞的修复，可分化为肌细胞。

3. 肌纤维的排列　每个肌纤维从肌肉的一端伸至另一端，贯穿于肌肉起止点的全程。大的四肢肌肉可附着在肌腱腱划或与其他结缔组织互接后，以达全程。肌纤维平行排列，也可呈扇形排列，末端变成圆锥状。

二、肌肉收缩的机制

肌细胞的兴奋表现为细胞膜上出现可传导的动作电位，而肌细胞的收缩则是细胞内部肌丝滑行的结果。肌细胞的兴奋不能直接引起肌肉收缩，二者之间存在一个偶联过程。将肌细胞的电兴奋和机械收缩偶联联系起来的一系列过程，称为兴奋-收缩偶联。实现横纹肌兴奋-收缩偶联的组织结构是肌管系统，起关键作用的物质是 Ca^{2+}。胞质内 Ca^{2+} 浓度升高和降低是引起肌肉收缩和舒张过程的关键。

（一）骨骼肌细胞的电活动

生物电现象是指生物细胞在生命活动过程中所伴随的电现象。它与细胞兴奋的产生和传导有着密切关系。细胞的生物电现象主要出现在细胞膜两侧，故把这种电位称为跨膜电位。细胞的跨膜电位大体上有两种表现形式，即安静状态下相对平稳的静息电位和受刺激时发生的迅速波动的、可传播的动作电位（图 6-3）。心电图、脑电图等均是由生物电引导出来的。

1. 静息电位　是指细胞未受刺激时，存在于细胞膜内外两侧的电位差。由于这一电位差存在于安静细胞膜的两侧，故亦称跨膜静息电位，简称静息电位或膜电位。静息电位都表现为膜内比膜外电位低，即膜内带负电而膜外带正电。这种内负外正的状态，称为极化状态。静息电位是一种稳定的直流电位，但各种细胞的数值不同。哺乳动物的骨骼肌细胞静息电位为 -90 mV（膜内比膜外电位低 90 mV）。静息电位的产生是由于膜内外各种离子的分布不均衡，以及膜在不同情况下对各种离子的通透性不同所造成的。正常时细胞内的 K^+ 浓度和有机负离子 A^- 浓度比膜外高，而细胞外的 Na^+ 浓度和 Cl^- 浓度比膜内高。在这种情况下，K^+ 和 A^- 有向膜外扩散的趋势，而 Na^+ 和 Cl^- 有向膜内扩散的趋势。但细胞膜在安静时，对 K^+ 的通透性较大，对 Na^+ 和 Cl^- 的通透性很小，而对 A^- 几乎不通透。因此，K^+ 顺着浓度梯度经膜扩散到膜外使膜外具有较多的正电荷，有机负离子 A^- 由于不能透过膜而留在膜内使膜内具有较多的负电荷。这就造成了膜外变正、膜内变负的极化状态。由 K^+ 扩散到膜外造成的外正内负的电位差，将成为阻止 K^+ 外移的力量，而随着 K^+ 外移的增加，阻止 K^+ 外移的电位差也增大。当促使 K^+ 外移的浓度差和阻止 K^+ 外移的电位差这两种力量达到平衡时，经膜的 K^+ 净通量为零，即 K^+ 外流和内流的量相等。此时，膜两侧的电位差就稳定于某一数值不变，此电位差称为 K^+ 的平衡电位，也就是静息电位。因此，静息电位主要是 K^+ 外流所形成的电-化学平衡电位。

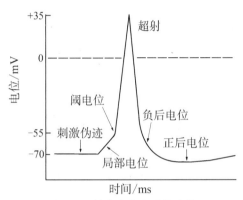

图 6-3 静息电位和动作电位

刺激伪迹即刺激形成的电变化在细胞表面的传导，该点可作为刺激的起始时间

2. 动作电位 是指可兴奋细胞受到阈刺激或阈上刺激时，在静息电位的基础上发生的一次快速、可逆、可传播的细胞膜两侧的电变化。典型的神经动作电位的波形由峰电位、后电位组成。动作电位包括一个上升相和一个下降相。上升相代表膜的去极化过程，膜电位从静息状态的-90 mV 上升迅速并去极化至+30 mV。下降相代表膜的复极化过程。它是膜内电位从上升相顶端下降到静息电位水平的过程。二者共同形成尖峰状的电位变化，称为峰电位。峰电位是动作电位的主要组成部分，具有动作电位的主要特征。在峰电位后出现的膜电位低幅、缓慢的波动，称为后电位。后电位包括负后电位和正后电位。动作电位产生的机制与静息电位相似，都与细胞膜的通透性及离子转运有关。

（1）去极化过程：当细胞受刺激而兴奋时，膜对 Na^+ 通透性增大，对 K^+ 通透性减小，于是细胞外的 Na^+ 便会顺其电化学梯度向胞内扩散，导致膜内负电位减小，直至膜内电位比膜外高，形成内正外负的反极化状态。当促使 Na^+ 内流的浓度差和阻止 Na^+ 内流的电位差这两种拮抗力量相等时，Na^+ 的净内流停止。因此，可以说动作电位的去极化过程相当于 Na^+ 内流所形成的电-化学平衡电位。

（2）复极化过程：当细胞膜除极到峰值时，细胞膜的 Na^+ 通道迅速关闭，而对 K^+ 的通透性增大，于是细胞内的 K^+ 便顺其浓度梯度向细胞外扩散，导致膜内负电位增大，直至恢复到静息时的数值。可兴奋细胞每发生一次动作电位，总会有一部分 Na^+ 在去极化中扩散到细胞内，并有一部分 K^+ 在复极过程中扩散到细胞外。这样就激活了 Na^+-ATP 酶、K^+-ATP 酶即 Na^+-K^+ 泵，于是钠泵加速运转，将胞内多余的 Na^+ 泵出胞外，同时把胞外增多的 K+泵进胞内，以恢复静息状态的离子分布，保持细胞的正常兴奋性。如果说静息电位是兴奋性的基础，那么动作电位是可兴奋细胞兴奋和活动的标志。

（二）兴奋-收缩偶联的基本过程

当一个动作电位引起肌细胞发生一次收缩时，其兴奋-收缩偶联的基本过程包括：①肌膜上的动作电位沿肌膜和由肌膜延续形成的 T 管膜传播，并激活 T 管膜和肌膜上的 L 型钙离子通道；②激活的 L 型钙离子通道通过变构作用激活连接肌质网膜上的兰尼定碱受体（RyR），RyR 是一种钙释放通道，它的激活使连接肌质网内的 Ca^{2+} 释放入细胞质，细胞质内的钙浓度由静息时的不足 0.1 μmol/L 升高到 1～10 μmol/L；③细胞质内 Ca^{2+} 浓度的升高促使 Ca^{2+} 与肌钙蛋白结合并引发肌肉收缩（见前述）；④细胞质内的 Ca^{2+} 浓度的升高同时也激活纵行肌质网膜上的钙泵，钙泵将细胞质中的 Ca^{2+} 逆浓度梯度回收入肌质网，遂使细胞质中 Ca^{2+} 浓度降低，肌肉舒张。如前所述，如果细胞质内的 Ca^{2+} 浓度持续升高（例如当骨骼肌发生较高频率的重复动作电位时），则肌肉维持在收缩状态，细胞质内 Ca^{2+} 浓度降低后，肌肉舒张（图 6-4）。

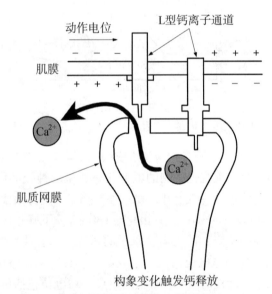

图 6-4 骨骼肌肌质网 Ca^{2+} 释放机制

肌膜的去极化引起 L 型钙离子通道电压敏感肽段的位移，导致"拔塞"样作用的构象改变，使肌质网钙释放通道开放

（三）骨骼肌收缩机制

目前，公认的肌肉收缩机制仍然是 20 世纪 50 年代初英国生物学家赫胥黎（Huxley）等提出的肌丝滑行理论。肌丝滑行理论的主要内容是：横纹肌的肌原纤维由两种粗细不等且相互平行排列的肌丝所构成，肌肉的缩短和伸长是通过粗细肌丝在肌节内的相互滑动发生的，而肌丝本身的长度没有发生改变或扭曲。这一理论最直接的实验证据来源于

肌肉收缩时对肌节长度变化的观察。当肌细胞收缩变短时，暗带的总长度不变，在明带变短的同时 H 带相应变窄或消失、H 带两侧的暗带相应变长。这说明在肌肉收缩时，粗肌丝和细肌丝的长度都没有改变，只是细肌丝在粗肌丝之间向 M 线方向滑入，使暗带中粗细肌丝重叠部分增加而已。通常骨骼肌收缩完全是受中枢神经控制的。当一个运动神经元兴奋后，它所支配的所有肌纤维将作为一个单位以"全"或"无"的形式收缩。因此，把一个运动神经元及其所支配的所有肌纤维称为一个运动单位。不同的骨骼肌有数量不等的运动单位，它们的神经元在脊髓前角细胞集中在一起。

三、神经肌肉接头的解剖和生理

（一）骨骼肌神经肌肉接头的解剖

神经肌肉接头（NMJ）又称神经肌肉突触，是运动神经末梢与其支配的肌肉紧密结合的部位，其功能是传导从神经到肌肉的冲动。因此，它也是目前研究最多、了解最清楚的突触结构。它由神经末梢（突触前膜）、突触间隙和肌肉终板（突触后膜）组成（图6-5）。

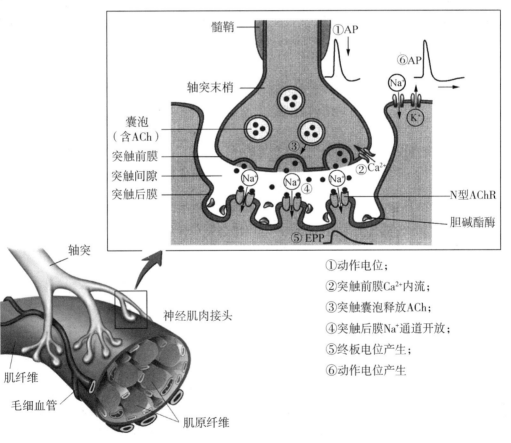

①动作电位；
②突触前膜Ca^{2+}内流；
③突触囊泡释放ACh；
④突触后膜Na^+通道开放；
⑤终板电位产生；
⑥动作电位产生

图 6-5　神经肌肉接头的超微结构及兴奋传递过程

1. **突触前膜**　是高分化的运动神经末梢，到达所支配的肌纤维附近，失去髓鞘，末端呈杵状膨大，进入肌纤维表面膜的凹陷内。前膜内有很多线粒体、神经微丝、微管和微小囊泡，后者称为突触小泡。突触小泡直径 30~50 nm，内含 5 000~10 000 个乙酰胆碱（ACh）分子，即为一个 ACh 量子。

2. 突触间隙　指突触前膜和突触后膜之间的裂隙，宽为 20~50 nm，间隙内主要有乙酰胆碱酯酶，水解 ACh 为乙酰和胆碱，仅有少量的 ACh 弥散至突触后膜，与后膜上的乙酰胆碱受体（AChR）结合。

3. 突触后膜　也称运动终板，由肌纤维膜表面特殊分化的终板组成。突触后膜在形成突触间隙处增厚，形成很多皱褶，内有大量的线粒体、核糖体及微粒体等细胞器，是 AChR 的加工厂。AChR 分布在突触后膜的皱褶上，每个受体分子的蛋白质能与 2 个分子的 ACh 结合，二者的结合引起突触后膜电位的改变而产生终板电位。

（二）神经肌肉接头处兴奋的传递

NMJ 是一种信号转换装置，支配骨骼肌运动的电冲动由中枢到达运动神经末梢时，使电压门控 Ca^{2+} 通道开放，Ca^{2+} 内流进入突触前膜，引起囊泡膜与突触前膜发生融合而破裂，从而释放出囊泡中的 ACh，ACh 经过突触间隙与突触后膜上的烟碱型 AChR 结合，引起化学门控通道开放，出现较强的 Na^+ 内流和较弱的 K^+ 外流产生终板反应，终板电位（end-plate potential，EPP）通过紧张扩布，最终使肌膜去极化达阈电位，导致肌膜的电压门控 Na^+ 通道打开，肌膜产生动作电位，完成了兴奋在 NMJ 的传递。

NMJ 处兴奋传递的特征有三：一是传导呈单向性；二是时间延搁（突触延搁），从神经末梢的动作电位到达肌膜产生动作电位，需要 0.5~1.0 ms；三是易受环境和药物等因素的影响。

（三）终板区的电活动

1. 微终板电位（miniature end-plate potential，MEPP）　指安静状态下的肌纤维自发的电活动。由单个 ACh 量子自发、随机释放所致突触后膜的除极，不能产生可传导的动作电位。将微电极直接插入终板区可记录到高分辨的 MEPP。MEPP 的频率受温度和钙离子浓度的影响；波幅与突触囊泡中 ACh 的数目、释放的 ACh 的弥漫性能、终板的结构及 AChR 的敏感性有关。微量箭毒可使 MEPP 波幅明显下降，新斯的明可使 MEPP 的波幅升高。MG 患者 ACh 释放的频率和量是正常的，但突触后膜 AChR 减少，所以 MEPP 波幅降低，通常是正常人的 1/5。

2. 终板电位（EPP）　大量 ACh 量子同步释放引起 MEPP 叠加在终板区产生的局部性非传导性的动作电位。当 EPP 达到临界水平时，依据全或无的原则产生可以用同心圆针电极在肌电图仪上记录的可传导的肌肉动作电位。正常情况下神经末梢内储存大量含有 ACh 的突触囊泡，神经冲动到达神经末梢时只有很少部分的 ACh 量子与突触后膜的 AChR 结合参与除极产生动作电位，而剩余的部分称为安全阈。不同机制所致的安全阈降低是 NMJ 病变的特征之一。一根肌纤维通常只有一个终板，而运动轴突的每一个分支支配一个终板。成人四肢的运动终板宽约 32 μm，长 40~60 μm。一条神经纤维支配的肌纤维数目不等。正常情况下，终板电位于 ACh 释放后约 0.5 ms 开始出现，约 0.8 ms 时达高峰，以后按指数减低，半衰期为 0.3 ms。

（四）MG 患者 NMJ 的病理生理

MG 是 AChR-Ab 介导的 NMJ 传递障碍。突触后膜的皱褶变平，受体明显减少，突触间隙变宽。虽然 ACh 量子释放的数量没有改变，但由于 AChR-Ab 的作用使受体明显减少，导致 MEPP 的波幅降低而频率正常。当对周围神经进行电刺激时，释放的 ACh 量子数目逐渐减少，部分 EPP 降低不能达到膜电位的临界水平，致使复合肌肉动作电位（compound muscle action potential，CMAP）的波幅变小。

第二节　重症肌无力常用神经电生理检查

随着神经电生理技术的发展进步，神经电生理检查在 MG 诊断和鉴别诊断中发挥着重要作用，使全面评价 MG 患者 NMJ 传递功能更加准确。常用的检查技术主要包括神经传导速度（nerve conduction velocity，NCV）检测、针电极肌电图（needle electrode electromyography，NEMG）、重复神经刺激（repetitive nerve stimulation，RNS）和单纤维肌电图（single-fiber electromyography，SFEMG）等。

一、神经传导速度检测

神经传导速度（NCV）用于评定周围神经的传导功能，其检测通常包括运动神经传导速度（motor nerve conduction velocity，MCV）和感觉神经传导速度（sensory nerve conduction velocity，SCV）的测定。前者主要反映髓鞘损害，后者为轴索损害。检测 NCV 可以鉴别前角细胞、神经根、周围神经及肌源性损害等。NCV 检测是采用电刺激神经纤维使其去极化，以记录所诱发的电位反应。感觉神经或混合神经在神经行程中可直接记录，运动神经可以从肌肉上间接记录。

（一）运动神经传导速度测定

1. 皮肤的要求　清洁皮肤，以减少皮肤的阻抗；运动神经传导速度（MCV）测定前保证皮肤温度在 30~32 ℃。对于肢体温度低的患者，可先使用温水桶浴 20 min 后或使用皮温仪测量患者的皮肤温度，皮肤温度每降低 1 ℃，MCV 减慢约 10 m/s。

2. 常用电极的种类　①刺激电极：一般采用正负两极相距 2~3 cm 双极刺激器。②记录电极：一般使用盘状表面电极，也可使用针电极或同心圆针电极记录复合肌肉动作电位（compound muscle action potentials，CMAP）。③地线：常选用腕带状。

3. 电极的放置　①刺激电极：运动神经传导速度测定时，阴极置于远端，阳极在近端，以免正极阻滞扩展的神经冲动。②记录电极：运动神经传导速度测定时，将记录电极置于肌腹上，参考电极置于记录电极远端 2~3 cm 处或肌肉附近的肌腱或其附着点上。③地线：置于刺激电极与记录电极之间。

4. 刺激强度和时限　运动传导测定时应对神经干施予超强刺激，一般以诱发出最大 CMAP 的刺激强度再增加 10%~30% 的电量。刺激时限一般为 0.1 ms 或 0.2 ms。

5. 测定项目　①传导速度：根据 $v = s/t$（v 为速度，单位 m/s；s 为距离，单位 mm；t 为时间，单位 ms），神经干细胞近端和远端两个不同刺激点的距离除以近端刺激诱发（肌肉）动作电位的潜伏期与远端刺激诱发（肌肉）动作电位的潜伏期之差，即为检测神经的传导速度。②末端运动潜伏期（distal motor latency，DML）：远端刺激至 CMAP 的起始时间称为 DML。③CMAP 波幅：可为负相波波幅，即基线-负相波波幅或峰-峰波幅。

6. MG 患者运动神经传导的表现　MG 突触后异常时 CMAP 一般正常，AChE 过量时，可出现活动后抑制，即波幅显著降低；突触前异常时，可有 CMAP 波幅的降低，活动后易化即波幅明显增加，是突触前异常的一个重要特征。

（二）感觉神经传导速度测定

感觉神经传导速度（SCV）测定分为顺向法或逆向法。顺向法是在指（趾）端或皮肤刺激，在相应的神经干细胞记录；逆向法是在感觉或混合神经干细胞进行刺激，在指（趾）端或皮肤记录。不同的方法有不同的正常参考值。逆向法测定的感觉神经动作电位（sensory nerve action potential，SNAP）波幅较顺向法高。

1. 测定项目

（1）SCV：感觉神经的潜伏期是指从刺激开始到诱发的感觉神经动作电位的第一个正波峰。SCV 是刺激电极与记录电极之间的距离除以 SNAP 的潜伏期。

（2）SNAP 波幅：即基线-负相波波幅或峰-峰波幅。

2. 异常判断　SCV 是否有异常可根据各自实验室或其他实验室比较公认的标准进行判断。潜伏期延长、传导速度减慢、CAMP 和 SNAP 波幅降低均为异常。

3. MG 患者感觉神经传导的表现　SCV 测定正常。

二、重复神经刺激检查

重复神经刺激（RNS）检查是 NMJ 病诊断中最常用的、有特征性的电生理学检测项目，是以一定频率的超强重复刺激运动神经，在此神经支配的肌肉上记录复合肌肉动作电位，然后观察动作电位波幅的高低变化。

（一）检查原理

复合肌肉动作电位（CMAP）是肌纤维产生的动作电位的总和，根据其波幅的大小可粗略地估计所兴奋的肌纤维数目。这就是进行 RNS 检查时给予超强刺激的原因。目前确定是否有递减多以波幅为指标，负峰波幅或峰-峰波幅，因实验室或机器设置而异，但因峰-峰波幅相对容易测量，更常用来计算递减百分数。也有学者提出用 CMAP 负波面积来评判递减情况，但因目前尚未建立统一的面积正常值，未得到广泛应用。

第一次刺激后，随着部分储存的释放，即刻可用的乙酰胆碱总量相对减少；因此，随后的刺激可诱发较少数目的乙酰胆碱量子的释放，直到动员储存，重新补充即刻可用的乙酰胆碱。另外，由于每次刺激都可引起轴突末梢钙离子的聚集，所以又会导致乙酰胆碱释放的相对增多。这取决于刺激的速率，速率不同，上述的两个过程中有一个起主要作用。

当给予<5 Hz 的低频刺激时，突触前膜中即刻可用的乙酰胆碱量子迅速耗竭，乙酰胆碱量子数释放减少，EPP 的波幅迅速下降。MG 患者由于突触后皱褶扁平，量子反应减少，EPP 波幅逐渐下降。当 EPP 下降到阈值以下时，其波幅降低可使得随后一些肌纤维的收缩发生阻滞，最终导致 CMAP 的递减反应。然而在兰伯特-伊顿（Lembert-Eton）综合征，低频刺激所致乙酰胆碱量子数释放减少，导致了肌纤维不能收缩，从而产生递减反应。

当给予>10 Hz 的高频刺激时,通过 Ca^{2+} 的作用,乙酰胆碱量子数释放增加,突触前神经终末端 Ca^{2+} 的积聚增加,促进乙酰胆碱释放,随之导致 EPP 波幅增加。对病情较轻的 MG 患者进行高频刺激时,通过正常生理机制致使乙酰胆碱量子数释放增加,能够补偿(疾病本身所出现的)量子反应的减少,因此为正常反应。但对病情较重的 MG 患者进行高频刺激时,由于 NMJ 严重阻滞,生理性增加的乙酰胆碱释放不能补偿量子反应的显著减少,因此产生递减反应。而对乙酰胆碱释放减少的兰伯特-伊顿综合征患者进行高频刺激时,导致乙酰胆碱释放生理性增加,使连续增加的 EPP 波幅高到足以激活阈下肌纤维的兴奋,从而产生递增反应。

(二)检查方法

1. 电极安置 乙醇清洁皮肤后,表面记录电极安置于被检测肌肉的肌腹上,参考电极最好安置于记录电极远端 2~3 cm 处或被检测肌肉的肌腱上,刺激电极安置于神经干行程中的相对浅表处,地线于刺激电极和记录电极之间。

2. 常用测定部位 ①下颌角耳前方刺激面神经,同侧眼轮匝肌记录;②Erb 点刺激腋神经,三角肌记录,该部位不易固定,操作比较困难,儿童最好选择其他部位;③颈后三角刺激副神经,斜方肌记录;④腕部刺激尺神经,小鱼际肌记录,近端肌肉的安全阈低于远端肌肉,所以近端肌肉 RNS 的阳性率比远端肌肉高。

3. 检测方法

(1)刺激量:采用在稳定高波幅动作电位的刺激电量的基础上再增加 30%~50% 的超强刺激。

(2)刺激频率:分为低频和高频。低频<5 Hz(一般选择 3 Hz),刺激时间通常为 3 s。高频≥10 Hz,刺激时间通常为 3~20 s。

(3)波幅计算:波幅递减是计算第 4 或 5 波较第 1 波波幅下降的百分比,波幅递增是计算最高波幅较第 1 波波幅增高的百分比。即

$$衰减的百分比 = \frac{第1波波幅(mV)-第4或5波波幅(mV)}{第1波波幅(mV)} \times 100\%$$

或

$$递增的百分比 = \frac{最高波幅(mV)-第1波波幅(mV)}{第1波波幅(mV)} \times 100\%$$

(4)结果判断:正常人低频刺激波幅递减在 10% 以内,高频刺激波幅递减在 30% 以下,波幅递增在 50% 以下。若低频刺激波幅递减>15%,高频刺激波幅递减>30% 为异常,见于突触后膜病变如重症肌无力;高频刺激波幅递增>57% 为可疑异常,>100% 为异常波幅递增,见于兰伯特-伊顿综合征。高频 RNS 主要是检测有无波幅递增,用于诊断突触前膜病变。

重复神经刺激检测多选择在面神经、副神经和尺神经进行,笔者实验室有时也在检测结果不理想的情况下,选择桡神经、正中神经或胫神经远端进行刺激。目前临床使用的肌电图仪器均可经计算机软件系统自动测算,一般反复获取 10 次结果,最少 7 次结果。大部分患者包括儿童对低频 RNS 可以忍受。

(三)注意事项

1. 皮肤温度 升温可提高 RNS 的阳性率,降温可降低 NMJ 的传递,使阳性率减

低。皮肤温度过低，也可使神经传导速度减慢及波幅降低。测定时应将皮肤温度控制在 32~36 ℃。

2. 药物影响　RNS 也受胆碱酯酶抑制药的影响，通常根据病情在检查前 12~18 h 停药。病情较重并有呼吸肌无力者，不能停药。

（四）临床意义

MG 患者低频和高频 RNS 均表现为波幅递减，其中以 2~3 Hz 刺激波幅递减最明显。与突触前膜 Ca^{2+} 的浓度和 ACh 的动员有关。国外资料 RNS 在 MG 患者中的阳性率为 41%~95%。

1. RNS 阳性结果分析　崔丽英、汤晓芙等对 398 例 MG 患者 RNS 的研究结果发现，RNS 的阳性率为 51.3%，其中腋神经刺激的阳性率最高，其次是面神经刺激，尺神经刺激最低，其机制可能与安全阈不同有关。RNS 阳性率还与病变的类型有关，GMG 的阳性率明显高于 OMG。而高频 RNS 递减的阳性率较低，主要用于观察有无波幅递增，是诊断兰伯特-伊顿综合征的特征性手段。值得注意的是，RNS 低频递减现象并非 MG 所独有，其他某些影响 NMJ 的疾病也可以导致 RNS 的低频递减现象，如某些药物可以直接影响神经肌肉冲动的传递，某些疾病也可以继发出现 NMJ 处的异常，如 ALS 由于失神经和神经再生运动终板不成熟，也可以出现 NMJ 处的功能异常，产生 RNS 低频刺激波幅递减。

2. 易化后低频刺激技术增加 RNS 的阳性率　北京医院神经内科刘银红、蒋景文等对于临床确诊的 MG 患者，分别刺激尺神经、桡神经、副神经、腋神经和面神经，分别在小指外展肌、肘肌、斜方肌、三角肌和口轮匝肌上记录，刺激电流的强度高于单一刺激最大电流强度的 25% 左右。安静状态下，分别给予上述五条神经（3 次/s）× 3 s、（5 次/s）× 2 s 的刺激至少 2 次，然后令小指外展肌、肘肌、斜方肌最大限度地抗阻力收缩肌肉 20 s，口轮匝肌给予 50 次/s 的刺激持续 1.5 s，在运动或强直刺激后立即及第 0.5、1、2、3、4、5 min 时各给予一次（3 次/s）× 3 s 的刺激。三角肌因存在技术困难，未做运动后刺激。面神经除低频刺激外，另给予（20 次/s）× 1.5 s、（50 次/s）× 1.5 s 的高频刺激，其波幅变化定义为第一个 CMAP 与最后一个 CMAP 相比较峰-峰波幅变化的百分率。结果：MG 患者 RNS 的波幅衰减主要出现在低频刺激时，三角肌的诊断敏感度最高（68%），小指外展肌最低（23%），肘肌（41%）介于口轮匝肌（48%）、斜方肌（46%）之间。五块肌肉 RNS 的总阳性率为 79%，12.5% 的肌肉出现了运动或强直后衰竭现象。面神经高、低频 RNS 结果比较发现低频 RNS 的阳性率明显高于高频的阳性率（$P<0.001$），说明对 MG 患者进行 RNS 时，CMAP 的波幅衰减主要出现在低频刺激时，高频刺激时也可有波幅衰减，但绝大多数都伴有低频衰减。个别患者（1/80）仅表现为高频衰减而无低频衰减。RNS 检查对于 MG 诊断有很大的价值，通过运动或强直刺激肌肉及增加所查肌肉数目，可以提高 RNS 的诊断阳性率。

3. RNS 与免疫学检查的比较　崔丽英、汤晓芙、许贤豪等对 398 例不同临床分型的 MG 患者进行 RNS 检查与 AChR-Ab 的比较有以下特点。①全身型患者 RNS 阳性率明显高于眼肌型患者。②腋神经 RNS 阳性率达 68.4%，较面神经 RNS 阳性率 32.1% 高（$P<0.01$）；尺神经 RNS 阳性率最低（12.7%），并且尺神经 RNS 阳性者均伴有腋神经和

（或）面神经的异常。③此组中292例患者同时做了RNS和AChR-Ab的测定，AChR-Ab浓度异常者（>0.323 nmol/L）147例，占50.3%；RNS异常与AChR-Ab浓度升高有正相关性（$P<0.05$），其中RNS异常而AChR-Ab正常者占21.5%，相反的情况占20.5%。对于MG诊断，两者的结果具有互补性。

4. MG伴兰伯特-伊顿综合征的特点 王海萍、阎文静、丛志强等回顾性分析了8例以下肢无力为主的MG患者（全部患者新斯的明试验均为阳性，RNS均有低频递减17%~40%，高频递增237%~881%）进行的胸片或胸部CT或（和）腹部B超检查，发现6例患者为肺癌，其中1例经手术证实为小细胞肺癌，1例患者为恶性胸腺瘤并淋巴结转移，且患者肌无力症状早于癌症确诊时间2~24个月，在确诊为兰伯特-伊顿综合征时仍无肺部症状。因此对疑诊或已确诊的MG患者，尤其是以双下肢无力为主诉的患者，有必要常规行高频和低频RNS，特别强调不能只做低频而不做高频，不能只根据低频衰减阳性就诊断为MG，因为兰伯特-伊顿综合征低频也是异常衰减，故必须做高频刺激（图6-6）。同时，若有条件，检测血中抗电压门控的钙离子通道抗体，以确定是否合并兰伯特-伊顿综合征，一旦确诊，应尽可能行全身检查及随访，以早期发现潜在的肿瘤并指导治疗。

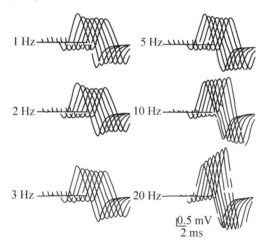

图6-6 兰伯特-伊顿综合征患者低频和高频RNS刺激小鱼际肌记录的反应

当以<5 Hz较慢速率刺激时，出现的是递减反应；以较快速率刺激时，出现的是递增反应。与10 Hz相比，20 Hz刺激时递增的程度更明显

5. 膈神经、肋间神经RNS的意义 膈神经-膈肌和肋间神经-肋间肌与MG的致命并发症——呼吸衰竭密切相关。近年来国外学者对与呼吸功能相关的膈神经和肋间神经重复电刺激进行了研究。1992年，Mier等进行了膈神经RNS研究，发现10例健康人在刺激频率分别为3 Hz和5 Hz时波幅递减幅度范围都在10%以内。2000年，庄立、汤晓芙等对113例MG患者的用力肺活量（forced vital capacity，FVC）及膈神经和肋间神经RNS进行了研究，结果发现：不论刺激频率与侧别如何，用力肺活量取决于膈神经和肋间神经RNS；只有膈神经和肋间神经RNS能直接反映呼吸肌NMJ电生理传递的功能状态，是准确评价MG患者呼吸功能的有效指标，特异性较强。2001年，庄立、

汤晓芙、许贤豪等经研究发现，膈神经和肋间神经 RNS 波幅递减不受侧别、性别与年龄的影响，合并不同侧别和性别后正常人 3 Hz 及 5 Hz 刺激频率时波幅递减均低于 7%。

三、肌电图

肌电图（electromyogram，EMG）是鉴别神经或肌肉疾病最灵敏的检查办法。肌电图检查可以探测肌肉静止时、自发性活动时及随意收缩时运动单位动作电位的变化，以鉴别肌肉病变是神经源性还是肌源性损害，判断神经源性损害的部位（前角、根、丛、干、末梢），还可以作为判断神经是否再生的指标。诊断重症肌无力常用的肌电图检查方法有同心圆针电极肌电图（needle electrode electromyography，NEMG）和单纤维肌电图（single-fiber electromyography，SFEMG）。

（一）同心圆针电极肌电图

同心圆针电极肌电图（NEMG）是将同心圆针电极插入被检肌肉中，收集针电极附近一组肌纤维的动作电位，以观察肌肉放松状态、轻度随意收缩状态和大力收缩状态下电活动的检查方法。检查时，被试者采取坐位或卧位，尽量保持放松状态，并保持室温及被测肢体温度适中。

1. 肌肉放松时的电活动

（1）插入电位：是针电极插入肌肉时对肌纤维或神经末梢的机械刺激产生的成簇的、伴有清脆声音、持续时间 300 ms 左右的电位。针电极一旦停止移动，插入电位即消失。

（2）终板区的电活动：包括终板噪声和终板电位（图 6-7）。终板噪声是神经肌肉接头（NMJ）前膜乙酰胆碱（ACh）囊泡自发破裂产生的，似贝壳摩擦的杂音，小而短暂，波幅为 10~50 μV，时限为 1~2 ms；后者是神经肌肉传递时在终板部位产生的局部电位，波幅为 100~200 μV，时限为 3~4 ms。

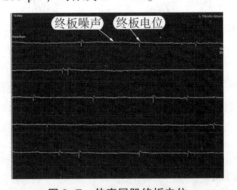

图 6-7　伸直展肌终板电位

2. 肌肉轻度随意收缩状态的电活动　即运动单位动作电位（motor unit action potential，MUAP）（图 6-8），是一个前角细胞支配的一组肌纤维同步放电的总和，不同的肌肉有相应的正常值。

（1）波形：大多数电位是三相波和双相波。

（2）时限：指电位偏离基线至回到基线的时间。针电极移动对其影响较小，是临

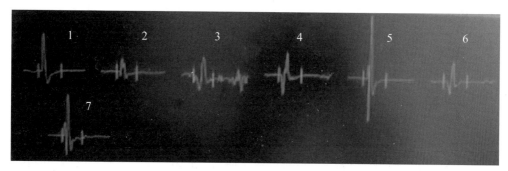

图 6-8 指总伸肌运动单位电位

1、2、3、4、6 为双相波；5、7 为三相波

床应用的重要指标。

（3）波幅：指基线到负相波峰的距离或正负波峰的距离。

（4）相位变化：指离开至返回基线的部分。正常情况下一般不超过 4 相。超过者称为多相波，正常肌肉多相波约占 20%，但胫骨前肌可达 35%。

3. 肌肉大力收缩状态的电活动　肌肉进行大力收缩时，运动单位发生募集现象即干扰相，所引出的电位即募集电位。

（1）相型：大多数为干扰相，难以分辨出基线的 MUAP 相互重叠。

（2）波幅：正常通常为 2~4 mV。

4. 异常的主要指标

（1）插入电位：延长或缩短。

（2）自发电位：正锐波、纤颤电位、束颤电位、复合重复放电、肌颤搐放电、肌强直放电等。3%~4% 的健康人肌肉可有机会发现一处正锐波或纤颤电位。

（3）MUAP 的改变：神经源性损害表现为时限增宽、波幅升高及多相波百分比增多。

（4）募集电位：神经源性损害表现为高波幅的单纯相或混合相，而肌源性损害表现为低波幅的干扰相即病理干扰相。在神经源性疾病的早期，可仅出现自发电位和募集电位的异常，无 MUAP 的改变。募集电位是肌电图重要的指标，不能遗漏。

5. MG 患者同心圆针电极肌电图的表现　正常人的 MUAP 是有规律地重复发放的，其波形和波幅只要收集电极不移动也是相似的。但是 MG 患者的神经冲动不是每次都可使每条肌肉纤维去极化，所以 MUAP 的波幅和波形会发生变异，最初数次发放的大小和时限倾向于逐渐减低；也可存在纤颤电位和正锐波，这提示严重受累的肌肉有神经支配的丧失。

（二）单纤维肌电图

单纤维肌电图（SFEMG）是通过面积很小的特殊针电极，选择性地记录单个肌纤维的动作电位，以判定 NMJ 传导功能的检查方法。20 世纪 80 年代以后，该技术在临床的应用越来越广泛，目前主要用于确诊或排除 MG，以及判定 MG 的严重程度和变化。

1. 检测方法

（1）记录部位：SFEMG 最常采用的记录部位为伸指总肌，因为伸指总肌的自主收缩很容易实现，且其检测结果稳定，受年龄影响较小，也可以在肱二头肌、肱桡肌、三角肌、额肌、眶周围肌、胫前肌及股四头肌外侧头等进行记录。

（2）单纤维针电极：为不锈钢套管，直径 0.5~0.6 mm，内有一绝缘细铂丝，记录部位为距离针尖 3~5 mm 处的旁开口。针侧口的记录直径为 25 μm，针电极收集肌电的半径为 300 μm（收集范围）。

（3）操作方法：测定时将单纤维针电极快速刺入肌肉，让患者做轻度的肌肉收缩。检测者必须持稳电极，细微转动电极的方向，至示波屏上显示出声音清脆的一对单个肌纤维的动作电位。当该电位对稳定发放后，按下"分析"键，程序会自动分析，获得颤抖值。不同的肌电图仪，该步骤不尽相同。对于所得的分析结果必须进一步进行手动分析，以排除伪差，同时判断有无阻滞。通常在每块肌肉不同的部位测定 20 个电位对。每次移动针电极后，要观察在新的记录部位针电极所记录到的肌纤维数目，记录为纤维密度。

2. 记录参数

（1）颤抖值：是指同一运动单位内的两个肌纤维在连续放电时二者潜伏期时间间隔的差异，客观地反映了单个 NMJ 传导的安全阈，正常约 10 μs。该参数由 NMJ 传递时间的差异所决定，包括终板电位波形上升斜率的微小变化、终板电位发放阈值的波动及肌膜阈值的改变等。MG 患者的颤抖值明显增宽。

（2）阻滞：是指一对或一对以上的电位在连续放电的过程中电位间断出现或脱落。其是由于 NMJ 传导障碍，轴索的神经冲动未能向下传导到肌纤维所致。阻滞属病理性传导障碍，为颤抖严重时的一种表现，通常颤抖值在 80~100 μs 或以上时出现。在进行 SFEMG 测定时，必须注意减少影响颤抖值结果的因素，如体温在 <35 ℃ 时，每下降 1 ℃，颤抖值增宽 1~3 μs；体温由 35 ℃ 升高至 38 ℃ 时，颤抖值无明显改变。另外，颤抖值随年龄增高而轻度增加，60 岁以后更明显。

（3）纤维密度：是指针电极记录范围内所记录到的肌纤维数目，反映了同一运动单位内肌纤维的密度。测定方法：将单纤维针电极插入肌肉，轻微移动针电极，至发现波幅高于 200 μV，上升时间 < 300 μs 的动作电位。在显示器上显示 1 个动作电位时，纤维密度值为 1（70%）；2 个电位时，纤维密度值为 2（30%）；3 个电位时，纤维密度值为 3（少见）；连续测定 20 个部位，将 20 个记录部位所有的单纤维电位数除以 20，其平均值为该肌肉的纤维密度值。

3. 结果判断

（1）颤抖值：肌肉不同具有的颤抖值也不同。崔丽英、汤晓芙等对 68 例健康被试者测定的结果为：指总伸肌的颤抖值为 7~57（30±9）μs；胫前肌的颤抖值为 9~59（34±10）μs。指总伸肌的颤抖值>45 μs 者占 4.4%，>55 μs 者占 0.3%；胫前肌的颤抖值>45 μs 者占 12.4%，>55 μs 者占 1.8%。不同年龄组的颤抖值>45 μs 所占百分比随年龄增长而升高。异常颤抖值指标：平均颤抖值大于正常值上限（均值±2.5）μs；或 10% 以上单个纤维的颤抖增宽；或出现传导阻滞。

（2）纤维密度值：指总伸肌的正常值为（1.2±0.3）SD，胫前肌为（1.1±0.3）SD。纤维密度值与年龄有明显的相关性，随着年龄增长而升高，特别是60岁以上更明显。纤维密度值的正常范围一般为（均值±2.58）SD。一般指总伸肌纤维密度值>2为异常。

4. 临床意义 SFEMG检测必须在常规肌电图的基础上进行，不能单纯根据SFEMG做出MG定性诊断，SFEMG的结论也应结合临床及常规肌电图检查结果来进行判断。SFEMG可以更加敏感地反映MG患者NMJ的传导功能。RNS的阳性率为60%～70%，全身型MG为80%～90%，眼肌型MG<50%。伸指总肌SFEMG阳性率为84%～99%，额肌或眶肌阳性率达95%。眼肌型伸指总肌阳性率可达50%～68%，额肌或眶肌的阳性率可达75%～88%。额肌或眶肌的SFEMG检测可以提高诊断MG敏感性。

如果RNS已经有阳性发现，则不必再进行SFEMG测定。当RNS阴性时，可进一步选择SFEMG。另外，必须注意SFEMG的特异性较低，在多种疾病均可出现异常，即SFEMG颤抖值增宽，并非就是MG。SFEMG对MG的严重程度意义最大，MG患者不但无力的肌肉颤抖值增加，肌力正常的肌肉包括正在服用胆碱酯酶抑制药的患者颤抖值也增大。另外，病情恶化颤抖值上升，病情改善颤抖值下降；服用胆碱酯酶抑制药、切除胸腺或免疫治疗均可使颤抖值下降，免疫治疗有时颤抖值可恢复正常，说明颤抖值大小与病情轻重紧密关联。

对于AChR-Ab阴性患者的SFEMG，国外有研究发现，MG血清AChR-Ab阴性的患者，SFEMG检测阳性率可达99%，国内报告的较国外为低，可能与仅检测指总伸肌单块肌肉有关。可以肯定的是，临床上无力的肌肉如果颤抖值正常则基本可排除MG。

对于伴有胸腺瘤的MG患者手术前后SFEMG变化，刘银红、许贤豪、崔丽英等对15例MG在胸腺切除术前（平均9 d）及术后（平均11 d）依次进行了临床绝对评分、右侧腋神经低频RNS和右侧伸指总肌SFEMG检查。结果显示：手术后SFEMG和RNS异常率分别为100%和73%，手术后平均颤抖值、异常电位对比例、阻滞电位对比例和临床绝对评分都较手术前有显著的降低。病理为胸腺瘤5例，手术前后平均颤抖值、阻滞电位对比例和临床绝对评分均无显著差异；胸腺增生9例，手术后阻滞电位对比例和临床绝对评分较术前显著减低。结果：MG患者胸腺切除术后在临床表现和电生理学指标上都有一定程度的改善，但此时大多数患者仍有临床症状和电生理学指标的异常，需要进一步地应用免疫调节治疗；MG并发胸腺瘤者可能手术后近期疗效差，并发胸腺增生者可能疗效相对较好。

MG患者RNS和SFEMG的对比，刘银红、许贤豪等对67例MG患者在同一天的同一时段依次进行右侧伸指总肌的低频RNS和自主收缩SFEMG检查。结果显示：67例MG患者SFEMG的异常率（92.5%）明显高于RNS的异常率（50.7%）（P<0.01）。说明在诊断MG时，同一肌肉的SFEMG检查较RNS的诊断敏感性高，其原因可能有两个方面：①RNS检测记录的是肌肉表面肌纤维运动单位电位幅度的总和，而SFEMG记录的是肌纤维单个运动终板传递时间的延长或阻滞；②RNS和自主收缩SFEMG所检测的可能是不同类型的运动终板。

（三）注意事项

（1）在进行肌电图检查时，不要再将其他和电源线连接的设备与患者相连或接触，除非经过专业人员检查确保安全。测定过程中不应让患者接触肌电图设备外壳或面板。

（2）针电极、检测部位皮肤应进行常规消毒。

（3）肋间神经或 Erb 点针电极刺激颈棘间肌、膈肌、前锯肌等做肌电图检查时，要注意判断检查的利弊，慎重选择，严格规范操作，避免气胸。

（4）肌酸激酶在针电极肌电图检查后 2~6 h 有升高可能，直至 48 h 才恢复正常，因此，对于需要检测肌酸激酶的患者，最好在肌电图检查前进行。

四、神经电生理检查注意事项

（1）必须使用三相电源插座和插头供电，并保证插座的地线完整。

（2）遵守仪器使用的安全要求，由专业人员定时检查设备的漏电情况，当出现触摸设备外壳有电击样感觉或电源线破损等情况时，应及时停止操作。

（3）不要将刺激电极置于心脏区域，刺激电极、记录电极和地线置于肢体同一侧，以减少通过躯体的泄漏电流。

（4）对于存在意识障碍或感觉障碍的患者，要特别注意，避免意外损伤。

（5）对于存在出血倾向的患者，应仔细评估肌电图检查的利弊。如果血小板低于 $50\,000/mm^3$ 或抗凝治疗时凝血酶原国际标准化比值为 1.5~2.0，采用针电极检查时，出血的风险增加，如果决定检查，建议先检查位置表浅的小肌肉，观察出血情况。血友病或其他遗传性凝血功能障碍疾病患者应避免进行肌电图检查，除非已经提前纠正凝血功能异常。

（6）对于安装有心脏起搏器的患者，不应进行神经传导检查。

（7）体内植入了心律转复设备或除颤器时，应咨询心脏专科医生，刺激器要远离植入设备 15 cm 以上，必须接好地线，并且刺激电流的时限不应超过 0.2 ms。

（8）对于拟诊 Creutzfeldt-Jakob 病的患者，应使用一次性电极，检查结束后所有与血液接触过的物品均要妥善处理。

（9）对于 HIV 和所有乙型肝炎病毒感染患者，进行针电极检查时，建议使用一次性电极，对于非一次性针电极要按照要求进行消毒处理。检查人员在检查时及处理电极时要注意自身防护。

第三节　兰伯特-伊顿综合征的神经电生理特点

兰伯特-伊顿综合征患者对 NCV、RNS 和 SFEMG 等神经电生理检查均有较高的敏感性。由于兰伯特-伊顿综合征是突触前膜病变，引起 ACh 释放障碍所致的神经肌肉接头疾病，因而其神经电生理有两个重要的特征与 MG 明显不同，即低频（3~5 Hz）RNS 波幅递减，高频（20 Hz 以上）RNS 波幅递增；并且低频 RNS（2~5 Hz）时，兰伯特-伊顿综合征第一个 CMAP 幅度更低。一般认为，CMAP 幅度递减大于 10% 被认为是异常的，而 94%~98% 的兰伯特-伊顿综合征患者可出现高于 10% 的大幅减少。管宇宙等对 45 例兰伯特-伊顿综合征患者进行回顾性分析，分析其发病年龄，性别分布，起病形式，累及范围，神经系统体征，伴发的内科和全身疾病的情况。对所有病例均进行神经电生理检测，包括 NCV（正中神经、尺神经、胫神经及腓总神经，运动和感觉测定），针电极肌电图（肢体近端和远端，部分病例包括胸锁乳突肌和脊旁肌），RNS（低频和高频，其中低频测定尺神经、面神经和腋神经，高频以 20 Hz 刺激尺神经），部分病例四肢皮肤交感反射（skin sympathetic response，SSR）检查。结果显示，所有患者尺神经高频刺激递增幅度达 156%～636%，其中 29 例同时出现低频递减。SCV 异常或 SCV 合并 MCV 异常者 19 例（42%）。单纯 MCV 下降患者均经 EMG 检查以除外肌病或根性疾病。30 例患者行针极肌电图检查，发现肌源性损害 20 例，提示合并肌病。行 SSR 检查 25 例，23 例发现异常。因此，她们认为兰伯特-伊顿综合征患者可能合并有神经和肌肉病变的成分，建议应做常规的 NCV 和肌电图以发现临床下病变。

　　肌电图规范化检测和临床应用共识推荐，怀疑兰伯特-伊顿综合征（突触前膜病变）时，刺激神经应选择面神经、腋神经和尺神经。高频通常在尺神经处刺激（不适感可能会令有些患者难以耐受）。常见结果，低频 RNS 可见波幅递减，高频 RNS 波幅递增。其中以高频刺激出现异常更为重要，如出现异常即可诊断。

第七章 影像学检查

重症肌无力（MG）的影像学检查主要是指胸腺的影像学检查。胸腺是人体重要的中枢免疫器官，位于胸腔前纵隔，在 MG 的发生、发展中起着重要作用。研究表明，80%~90% 的 MG 患者伴有胸腺异常病理学改变，胸腺病变类型与 MG 患者的治疗和预后密切相关。因此，有效的影像学检查，能准确判断胸腺的病变位置，对指导制订及时有效的治疗方案具有重要意义。

第一节 胸腺的 X 射线检查

检查胸腺是否异常的最简单易行的方法是常规胸部 X 射线平片，该检查对较大胸腺增生或肿块具有比较明确的诊断价值。

胸腺增生或肿块的 X 射线表现为前上纵隔内圆形或椭圆形块影，边缘光滑锐利，密度均匀，突向右或左纵隔内，少数有钙化。但由于纵隔内部结构复杂，各内脏器官之间缺乏良好对比，且常规 X 射线胸片上影像重叠，难以识别病灶，故胸部 X 射线平片诊断胸腺瘤和胸腺增生的敏感性较低，既往文献报道仅为 30%~50%，半数以上患者胸腺病变会被漏诊。传统 X 射线检查诊断胸腺异常的敏感性和特异性低，不是胸腺检查的首要方法。随着计算机断层成像（computed tomography，CT）及磁共振成像（magnetic resonance imaging，MRI）的出现，胸腺 X 射线检查基本被淘汰了。

第二节 胸腺的 CT 检查

CT 与 X 射线相比，有较为良好的对比分辨率，在纵隔窗上可精确显示胸腺的大小、形态、边缘及胸腺与纵隔内其他相邻组织结构的关系，继而对胸腺病变的定位、定性诊断率较普通 X 射线都有了大幅度的提高。国内一组文献报道，43 例 X 射线平片表现阴性的患者，CT 检查有 30 例显示阳性结果，占 69.8%，表明 CT 检查对胸腺病变的敏感性明显高于常规正侧位 X 射线平片，能显示常规 X 射线平片不能显示的异常征象，可谓是较常规 X 射线平片更进一步的检查方法。

正常胸腺，不同年龄有着不同的 CT 表现（图 7-1）。

胸腺增生为胸腺体积增大，CT 表现密度无改变，增强扫描无强化或轻度均匀强化（图 7-2）。胸腺瘤（图 7-3）多位于主动脉至肺门的前上纵隔内，呈圆形、卵圆形或分叶状，多数生长不对称，CT 表现常于纵隔一侧呈软组织密度影，CT 值为 4~20 Hu。大

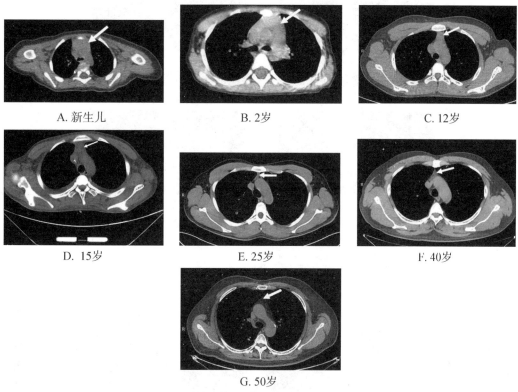

A. 新生儿　　　　　　　　B. 2岁　　　　　　　　C. 12岁

D. 15岁　　　　　　　　E. 25岁　　　　　　　　F. 40岁

G. 50岁

图 7-1　不同年龄正常胸腺（箭头示）的 CT 表现

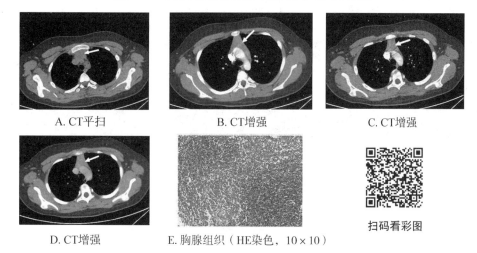

A. CT平扫　　　　　　B. CT增强　　　　　　C. CT增强

D. CT增强　　　　E. 胸腺组织（HE染色，10×10）

扫码看彩图

图 7-2　胸腺增生（男，13 岁，四肢无力 4 月余）的 CT 表现

　　前上纵隔内可见软组织密度影，边界较清，增强扫描轻度均匀强化（箭头示）。病理描述：胸腺增生，镜下见胸腺组织呈分叶状增生，皮髓质分界清，间质可见成熟脂肪组织，结合免疫组化结果，符合胸腺增生。免疫组化结果为 CD1a（+），CK20（B+），CD30（个别+），CD79a（B+），CD99（+），CK（AE1/AE3）（上皮+），Ki-67（热点区约60%），P63（上皮+），Pax-5（B+），TdT（弱+）

体积的胸腺瘤可呈结节状、蜂窝状，因其内含有脂肪组织，CT 表现为低密度影。

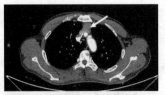

A. 动脉增强早期

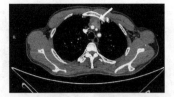

B. 动脉增强晚期

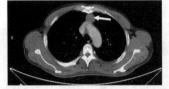

C. 静脉期

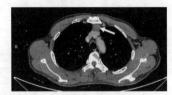

D. 延迟期

图 7-3 胸腺瘤（男，55 岁）的 CT 增强表现

肿块（箭头示）形态不规则，强化不均匀，密度尚均匀，边缘可见浅分叶

CT 增强扫描时，肿瘤实性成分强化（图 7-4）。普通 CT 不易发现两断层之间、直径<2 mm 的微小胸腺瘤。目前新一代的螺旋 CT 扫描具有更高空间和密度分辨率，可明

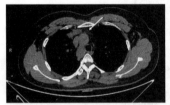

A. CT 平扫，正常胸腺组织

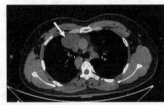

B. CT 平扫，胸腺瘤

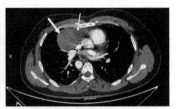

C. CT 增强动脉早期

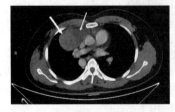

D. CT 动脉增强晚期

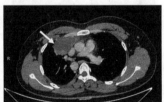

E. CT 增强动脉晚期

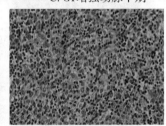

F. 胸腺组织（HE 染色，10 × 10）

扫码看彩图

图 7-4 胸腺瘤（男，30 岁，双睑下垂 12 d）的 CT 表现

正常胸腺组织不强化（细箭示），胸腺瘤强化不均匀，与邻近组织分界清晰（粗箭示）；病理描述：胸腺源性肿瘤，B1/B2 混合型胸腺瘤，肿物大小为 12×7×2cm，局部包膜侵犯

显降低普通 CT 容易遗漏的微小胸腺瘤的漏诊率。Hale 等报道 CT 诊断胸腺瘤的敏感性为 100%、特异性为 91.7%，但有时 CT 对胸腺瘤和胸腺增生的鉴别仍有困难，对部分胸腺瘤和胸腺增生显示密度相似。据文献报道，纵隔 CT 诊断 MG 伴胸腺增生的敏感度

较低（36.73%），漏诊率为 63.27%。胸部 CT 扫描与普通 X 射线相比可大大提高人体软组织分辨率，但对胸腺各组织成分的鉴别仍有困难。尤其对于<20 岁的年轻人，胸腺常很大，CT 对胸腺瘤和胸腺增生的诊断与鉴别诊断有一定限度，因此易于引起二者之间的混淆。CT 检查对鉴别胸腺瘤的良恶性也有较高价值，因肿块周围脂肪层消失，与周围组织分界不清是恶性胸腺瘤的可靠征象，特别是已有肺内和胸膜转移者，CT 更可敏感发现这些异常。但 CT 对于在包膜内生长的恶性胸腺瘤及虽有包膜浸润但影像学形态无改变的恶性胸腺瘤诊断较困难。

第三节　胸腺的 MRI 检查

近年来，随着 MRI 的临床应用，进一步扩大了 MG 患者胸腺疾病影像诊断的领域，增加了胸腺与 MG 之间相互关系的信息内容，推动了对不同类型、不同年龄段 MG 患者影像学变化的深入研究。

与 CT 相比，MRI 具有更高的软组织对比度和多方位成像的特点，其对胸腺异常的发现更敏感而可靠。据文献报道，CT 扫描阴性的 5 例胸腺中，MRI 发现异常，术后证明了 MRI 诊断的正确性。MRI 三维成像可立体显示胸腺病变形态特征、病变与周围组织比邻关系及病变对周围组织的浸润情况。多参数成像可判断病变组织类型，从而有利于胸腺疾病的定性诊断及与其他纵隔病变的鉴别。其极高的软组织分辨能力使得正常胸腺和胸腺病变的组织成分与结构分辨更清楚，尤其对脂肪和囊性病变的显示极佳，更利于病变的定性诊断。MRI 的另一优势为血管的流空效应，即使不用造影剂，也可使得血管在平扫时即可与周围其他组织明确分辨开来，对于胸腺瘤对血管的浸润或压迫显示得更加清楚，因而更有利于良恶性胸腺瘤的鉴别。另外，MRI 无电离辐射，应用安全。由于优势明显，MRI 已逐渐成为诊断胸腺病变的常规检查法。随着磁共振波谱分析技术的应用，能为临床提供 MG 患者胸腺分子生物化学的信息，并可为胸腺和 MG 两者之间的相关性进行深层次的研究。但 MRI 检查也有不足之处，如较难显示病变中的钙化、成像时间较长、检查费用较高、某些患者如安装心脏起搏器和幽闭恐惧症者不易行此检查。

总而言之，为较准确地确定 MG 患者胸腺异常的性质，更好地指导临床及时制订恰当的治疗方案，应当常规进行胸部 CT 检查；若 CT 难以鉴别胸腺瘤的良恶性时或无法明确是否为囊性病变时，可做纵隔 MRI 检查以明确诊断。

MRI 检查可重点观察胸腺区有无肿块，肿块的位置、大小、形态及与周围组织之间的关系，特别是肿块的信号强度及其增强表现。如胸腺区无肿块，则观察胸腺组织是否显示，并根据 Baron 等提出的方案进行胸腺厚度的测量，分析胸腺组织信号强度和增强后表现。

正常胸腺组织 MRI 表现为平扫 T_1 加权像（T_1 weighted image，T_1 WI）、T_2 加权像（T_2 weighted image，T_2 WI）均为等信号，增强扫描不强化或轻度强化（图 7-5）。胸腺增生 MRI 主要表现为胸腺体积增大而腺体信号仍保持正常胸腺信号（图 7-6），当合并结节灶时，各序列仍无信号改变，与正常胸腺信号相同，增强扫描结节灶无强化或轻度强化。胸腺瘤 MRI 表现为 T_1WI 呈等或低信号，类似肌肉信号，T_2WI 为高于肌肉信号（图 7-7、图 7-8、图 7-9）。如有囊变坏死，T_1WI 信号更低，T_2WI 信号更高，增强扫描瘤体实性成分呈现不同程度的强化，囊变坏死区不强化。腺体组织脂肪变性时T_1WI呈高信号，T_2WI略有衰减，压脂相高信号减退（图7-10）。

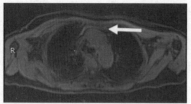

A. 轴位T_1WI呈中等信号

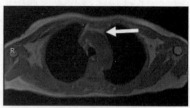

B. 轴位T_2WI略高信号

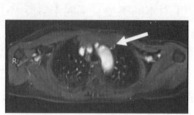

C. 轴位T_1WI增强未强化

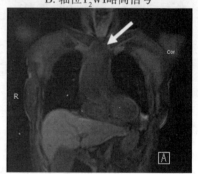

D. 冠状位T_2WI略高信号

图7-5　正常胸腺的 MRI 表现（箭头示）

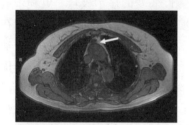

A. 轴位T_1WI呈中等信号（箭示）

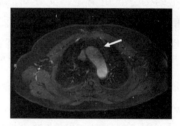

B. 轴位T_2WI呈略高信号（箭示）

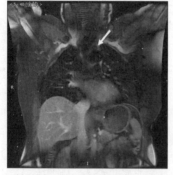

C. 轴位T_1WI增强轻度强化（箭示）

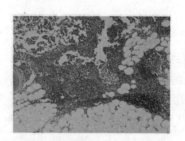

D. 胸腺组织（HE染色，10×10）

扫码看彩图

图7-6　胸腺增生（女，60岁）的 MRI 表现

胸腺（箭头示）体积增大，呈稍长 T_1WI 信号影，其内信号均匀，边界清晰，增强扫描后病灶无强化；病理描述：镜下见胸腺组织增生，皮髓质分界清，符合胸腺增生

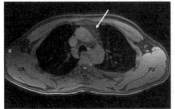

A. 轴位T₁WI平扫，正常胸腺组织

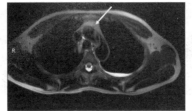

B. 轴位T₂WI，正常胸腺组织

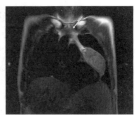

C. 冠状位T₂WI，正常胸腺组织

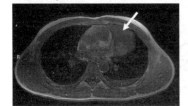

D. 轴位T₁WI平扫，胸腺瘤

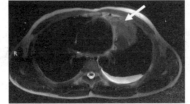

E. 轴位T₂WI，胸腺瘤

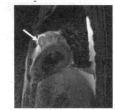

F. 轴位T₂WI，胸腺瘤

图 7-7 胸腺瘤的 MRI 表现

正常胸腺组织（细箭示）呈长 T₁WI、长 T₂WI 信号影；胸腺瘤（粗箭示）呈 T₁WI 等信号、T₂WI 高信号影，其内与可见囊片状短 T₁WI 长 T₂WI 信号影，肿块与纵隔内血管影分界清楚

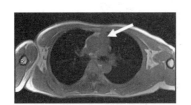

A. 轴位T₁WI呈稍低信号

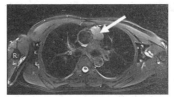

B. 轴位T₂WI呈稍高信号

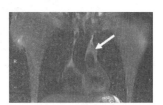

C. 冠状位T₂WI呈稍高信号

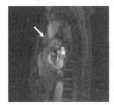

D. 矢状位T₁WI呈稍低信号

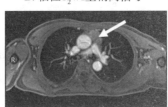

E. 轴位增强扫描

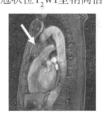

F. 矢状位增强扫描

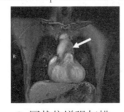

G. 冠状位增强扫描

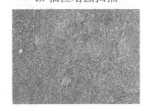

H. 胸腺组织（HE染色，10×10）

扫码看彩图

图 7-8 混合型非浸润型胸腺瘤的 MRI 表现

胸腺瘤（箭头示）MRI 表现为长 T₁WI、长 T₂WI 信号，增强扫描轻度不均匀强化，与邻近大血管分界清晰；病理描述：AB 型胸腺瘤，免疫组化结果为胸腺上皮 CD117（-）、CD1a（-）、CD5（-）、CK19（+）、EMA（-）、GLUT-1（+）、Ki-67（5%+）、P40（+）、TdT（-）、Vimentin（-）、CK5/6（+）、CD3（-），胸腺源性肿瘤，结合免疫组化，符合胸腺瘤

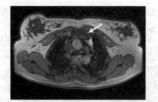

A. 轴位T₁WI肿瘤呈低信号

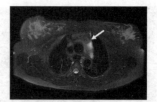

B. 轴位T₂WI呈高信号

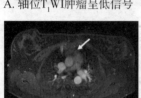

C. 轴位增强扫描呈轻度强化

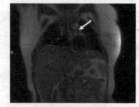

D. 冠状位T₁WI肿瘤呈低信号

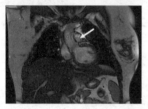

E. 冠状位T₂WI肿瘤呈高信号

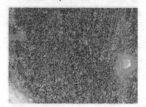

F. 胸腺组织（HE染色，10×10）

扫码看彩图

图7-9　淋巴细胞为主型非浸润性胸腺瘤的 MRI 表现

胸腺瘤（箭头示）MRI 表现为稍长 T1 长 T2 信号影，其内信号均匀，增强后呈轻度强化，与邻近结构分界清晰。病理描述：B2 型胸腺瘤，免疫组化结果为 CD117（个别+），CD1a（+），CD20（+），CD3（+），CD5（+），CK5/6（+），EMA（−），GLUT-1（部分+），TdT（+），Vimentin（−），腺源性肿瘤，结合免疫组化，符合胸腺瘤

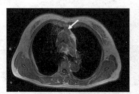

A. 轴位T₁WI呈稍高信号

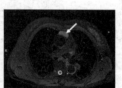

B. 轴位T₂WI呈高信号

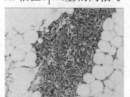

C. 胸腺组织（HE染色，10×10）

扫码看彩图

图 7-10　胸腺脂肪化的 MRI 表现

脂肪化胸腺（箭头示）T₁WI 呈稍高信号，T₂WI 呈高信号。

病理描述：镜下显示为脂肪组织及胸腺组织

第八章　诊断与鉴别诊断

第一节　诊　断

根据病变主要侵犯骨骼肌（如眼外肌、咀嚼肌、咽喉肌、颈肌、四肢肌或呼吸肌等）和易疲劳、活动后加重、休息后减轻、晨轻暮重的特点，以及服用胆碱酯酶抑制药有效等，通常可做出 MG 的临床诊断。若有临床症状而缺乏客观体征，或客观体征不典型者，应做进一步的诊断性试验或检查。

一、诊断核心证据

1. 症状　病理性疲劳（定量确定肌无力范围和程度）。
2. 体征　仅见运动功能障碍。
3. 药物试验　新斯的明试验阳性。
4. 支持检查　AChR-Ab 和神经电生理检查阳性。
5. 排除其他疾病　如自身免疫病、心肌病、吉兰-巴雷综合征（Guillain-Barre syndrome，GBS）、肌无力综合征（myasthenic syndrome，MS）、甲状腺肌病、多发性脑梗死及药物诱发性肌无力等。

二、临床拟诊

患者有肌无力症状，排除了其他疾病，但是临床检查和药物试验不支持 MG。对轻症者先不治疗，认真观察，待排除其他疾病后，临床拟诊为 MG；对重症者得到知情同意后，行免疫治疗 2~3 个月，肌无力明显改善者，临床拟诊为 MG。

三、诊断性试验或检查

（一）肌疲劳试验

肌疲劳试验（Jolly 试验）即令受累肌肉重复活动后出现肌无力明显加重，提示试验阳性。如令患者眼球上视或斜视后出现眼睑因疲劳而下垂，或见眼球运动不对称（图8-1）；连续讲话后出现声音降低、口齿不清；连续两臂平举而使举臂困难；连续蹲下—起立数次后，因肌无力而不能完成蹲起动作等。

（二）免疫学检查

约85%的 MG 患者血清中 AChR-Ab 含量升高，但滴度正常者不能排除 MG。一般而

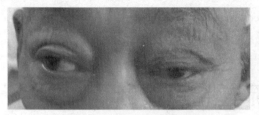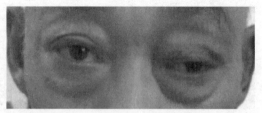

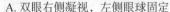

A. 双眼右侧凝视，左侧眼球固定　　　　　　　B. 双眼左侧凝视，右侧眼球固定

图 8-1　MG 患者眼球运动试验

言，单纯眼肌受累的阳性率不高，阳性者其含量也相对较低，而全身型 MG 患者其抗体含量升高较为明显。MG 患者中约 15% 的患者 AChR-Ab 含量正常，称为血清阴性 MG。对 AChR-Ab 阴性者，应重视行药物试验和电生理检查。据报道 MG 症状表现典型、疲劳试验阳性者，药物敏感试验敏感性高于 AChR-Ab 检测。注意 AChR-Ab 呈阳性，而无 MG 表现的几种情况，如少数自身免疫性甲状腺疾病，服青霉胺药物或患胸腺瘤者及有家族性 MG 的无症状者。对于 AChR-Ab 阴性的患者，还需要检测 MuSK-Ab 和 LRP4-Ab，因为在部分 AChR-Ab 阴性的全身型 MG 患者血中可检测到 MuSK-Ab，可与 LRP4-Ab 同时阳性。

（三）免疫病理学检查

MG 诊断有困难者，可以行神经肌肉接头（NMJ）处活检，可见突触后膜皱褶减少，终板栅变细、水肿和萎缩。采用肋间肌活检，用辣根过氧化酶标记的 α 银环蛇毒做免疫组化染色，在电镜下可见神经末梢（突触前膜）变小，突触间隙增宽，突触后膜形态上受到破坏，其皱褶加深，受体变性。行免疫化学染色可见突触上有 IgG-C3-AChR 结合的免疫复合物沉积及后膜崩解等。另有免疫病理学检查显示肌纤维粗细不一、玻璃样变性、结缔组织增生，以及约 50% 的患者可见淋巴溢。伴有胸腺瘤的患者可见肌纤维坏死和炎性细胞浸润。肌纤维间小血管周围可见淋巴细胞集结即淋巴漏，并见散在的失神经性肌萎缩。

（四）胆碱酯酶抑制药试验

1. 新斯的明（neostigmine）试验　　新斯的明 1~2 mg 肌内注射，20 min 后肌力改善为阳性，可持续 2 h。为减少新斯的明的不良反应，可同时肌内注射阿托品 0.4 mg，拮抗流涎增多、腹痛、腹泻及恶心等毒蕈碱样反应。新斯的明的不良反应还包括窦性心动过缓、阵发性室上性心动过速、心肌梗死、房室传导阻滞等。对正在服用地高辛或 β 受体阻滞剂，或有近期心绞痛、有哮喘史者禁用。注意儿童用量应相应减少，成年患者试用剂量必须足够。

新斯的明试验起效慢，维持时间久，安全，价低，其敏感性和特异性与依酚氯铵试验相近似（达 90%~95%）。据报道另有减少新斯的明毒蕈碱样不良反应的方法：先给予阿托品 0.5~1.0 mg 肌内注射［儿童 0.01 mg/（kg·次）］，待 10 min 后再肌内注射新斯的明（称为阿托品-新斯的明试验），其优点是可减少不良反应、减少暗示性造成的假阳性。对 MG 行药物试验，注药后假阴性者，应考虑可能用药量小或观察时间短，通常成人用新斯的明 0.02 mg/（kg·次）、儿童用 0.02~0.03 mg/（kg·次）。药量可自小量逐渐增量，两次注射间隔>24 h。对正在服用胆碱酯酶抑制药者，须停药>8 h后再注意观察。注药后应在 20~60 min 内每 10 min 定量查肌力一次。注射新斯的明后肌力改善 4 h 后肌无力又复发者为试验阳性（图 8-2、图 8-3）。

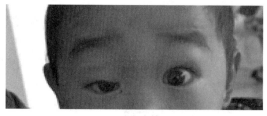
A. 试验前

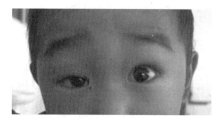
B. 试验后（眼裂改善）

图 8-2　儿童眼肌型 MG 新斯的明试验

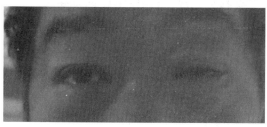
A. 试验前

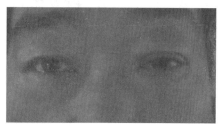
B. 试验后（眼裂改善）

图 8-3　成人眼肌型 MG 新斯的明试验

2. 依酚氯铵（tensilon）试验　依酚氯铵 10 mg 用注射用水稀释至 1 mL，静脉注射，先给予 2 mg 试验剂量，如无出汗、唾液增多等，可耐受者再在 30 s 内注射其余 8 mg，于 30 s 至 1 min 内观察肌力改善情况，通常肌力迅速缓解 3~5 min 为依酚氯铵试验阳性。依酚氯铵试验起效快，但是维持时间短（仅数分钟），其安全性差。

（五）神经电生理检查

1. 重复神经刺激（RNS）检查　分别用低频（≤5 Hz）和高频（>10 Hz）重复刺激尺神经、腋神经或面神经，如出现动作电位波幅递减 10% 以上为阳性。约 80% MG 患者在低频刺激时出现阳性反应。为防止出现假阳性反应，注意应在停用胆碱酯酶抑制药 12 h 后行电生理检查。

2. 同心圆针电极肌电图检查　主要出现逐渐减波现象，即开始电位正常，以后波幅与频率逐渐减低，肌电图改变与肌无力的加重和缓解是一致的。

3. 单纤维肌电图检查　MG 患者"颤抖"增宽，严重时出现阻滞，是较敏感的神经电生理诊断手段。检测阳性率，全身型为 77%~100%，眼肌型为 20%~67%，既是诊断的指标，也有助于疗效判断。由于患者骨骼肌突触后膜上 AChR 的功能障碍，以致终板电位低于正常而不能使肌纤维传导动作电位，同时使每个最小释放单位释放 ACh 引起微小终板电位波幅下降。

考虑 MG 须行电生理检查时应注意以下几点。

（1）MG 临床表现典型，AChR-Ab 阳性者，无须行神经电生理检查。

（2）早期患全身型和眼肌型者，对 RNS 和 AChR-Ab 的敏感性及特异性不及新斯的明试验。

（3）少数 MG 新斯的明试验阴性，而 RNS 异常且临床表现又很轻者，不要急于诊断 MG，应观察随访待明确。

（4）不能仅凭单纤维肌电图异常诊断 MG，只能疑诊，因单纤维肌电图虽然敏感性较高，但其特异性差。

（5）有的 MG 患者肌电图呈肌源性改变，但是患者心肌酶学正常，而且用药物试验后肌电图的肌源性改变又得到恢复，仍应诊断为 MG。

（6）有少数 MG 患者临床表现为阵发性心功能异常，而且心电图检查异常，经药物新斯的明试验后又见好转，临床可拟诊为 MG。

（六）胸腺检查

胸部 X 射线平片、CT 及 MRI 均可用于探查胸腺异常，其中 CT 检查为首选，其敏感性达 85%、特异性达 98.7%、准确率达 95.8%，但 CT 检查可使胸腺瘤早期和微小胸腺瘤漏诊。胸部 X 射线平片检查虽便宜但敏感性低，MRI 检查对胸腺的敏感性没有 CT 检查高，儿童因生理性特点可见胸腺肥大，这在 MG 诊疗中应加以注意。

MG 临床诊断流程如下图所示（图 8-4）。

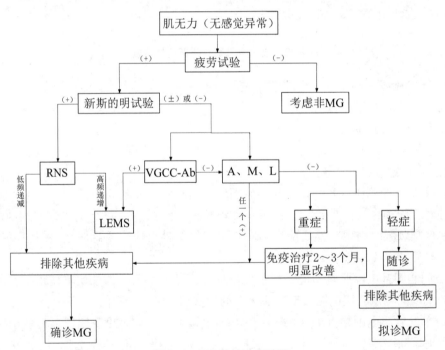

图 8-4　MG 临床诊断流程

注：（+）—阳性；（±）—可疑阳性；（-）—阴性。①RNS—重复神经刺激；②低频递减—低频刺激分别在 3~5 Hz 时，第五波的复合肌肉动作电位（CAMP）峰值较第一波的 CAMP 峰值递减≥10%，高频 RNS 无递增或增幅≤100%；③高频递增—高频刺激分别在 10~30 Hz 时，第五波的复合肌肉动作电位（CAMP）峰值较第一波的 CAMP 峰值递增≥100%，低频 RNS 波幅变化不大或减幅≤10%；④A—AChR-Ab（抗乙酰胆碱受体抗体）；⑤M—MuSK-Ab（抗肌肉特异性受体酪氨酸激酶抗

体）；⑥L—LRP4-Ab（抗低密度脂蛋白受体相关蛋白4抗体）；⑦VGCC-Ab—抗电压门控钙离子通道抗体；⑧LEMS—Lambert-Eaton（兰伯特-伊顿）综合征

第二节　鉴别诊断

一、眼肌型肌无力

1. 眼运动神经麻痹　动眼、滑车、展神经具有支配眼球眼外肌运动的功能，常称为眼球运动神经。当上述神经或神经核单独或合并受损时，可出现眼球不能运动或复视，完全损害时出现眼外肌全部瘫痪，眼球固定不动。眼外肌损伤、感染或肌病导致的眼外肌麻痹也可出现眼球运动不能（临床统称为眼球运动障碍），无晨轻暮重的特点，无症状波动，新斯的明试验阴性，而且动眼神经麻痹有瞳孔散大。

2. 慢性进行性眼外肌麻痹（如线粒体肌病）　以进行性上睑下垂与眼球运动受限为特征，其病变部位可能在肌肉、NMJ、末梢神经及脑神经核，其致病原因有外伤、毒素、退行性变、遗传性疾患及囊肿等。在眼肌型眼病及眼咽型肌营养不良患者中血清肌酸磷酸激酶（creatine phosphate kinase，CPK）可增加。病理检查，在光学显微镜下可见肌纤维大小不等、间质增大，肌肉内有残存神经纤维；电子显微镜检查肌纤维内有异常线粒体聚集。肌电图的表现与眼球运动受限不相对应，即令其向受累眼外肌作用方向运动时，有与眼球运动受限成比例的强放电现象，眼球运动越大，放电越强。双眼睑下垂无波动性，轻度肢体近端无力，新斯的明试验阴性。

3. 眼肌营养不良症　主要侵犯眼肌，表现为上睑提肌及其他眼外肌的无力和萎缩，病情进展缓慢，上面部肌肉也可受累，经数年后延及颈部和肩胛带肌肉。发病隐匿，多见于青年男性，病情无波动，胆碱酯酶抑制药治疗无效。

4. 眼咽型肌营养不良症　主要侵犯眼肌及舌咽肌，以缓慢进展的眼外肌、吞咽肌麻痹为特点，常在眼外肌麻痹后数年出现吞咽、构音困难及咽部症状等。少数患者吞咽困难先于眼部症状数月至数年。眼外肌麻痹和腱反射消失为本病主要特征。眼睑下垂无波动性，眼斜视明显，因慢性发病病程长，代偿性适应，故复视不明显或无复视。新斯的明试验阴性，查血清肌酸激酶升高，肌活检有助于诊断。

5. 先天性眼睑下垂　自出生（4~5 d）或婴儿期逐步出现提上睑肌松弛，眼睑下垂、提上睑肌或Müller肌功能不全或丧失，以致上睑不能提起或提起不全，多为单眼，也可双眼受累，但不伴斜视或复视症状，病情无波动，胆碱酯酶抑制药无效，随年龄增长适宜手术矫正，预后良好。

6. 沙眼性上睑下垂　指严重沙眼患者，睑结膜面乳头滤泡增生密布，细胞浸润，日久引起睑板的慢性肥厚肿胀，酿成上睑下垂模样，翻眼皮较困难，睑垂不很重，眼球转动正常，无复视、斜视，随沙眼治疗好转，睑裂开大。

7. 老年性上眼睑下垂　老年人眼球后部的脂肪组织会缩小瘦瘪，眼球稍后退，甚至手指尖可插入眶缘内，眶隔筋膜松弛，眼睑变薄，但一般没有复视、斜视，没有晨轻暮重特点，新斯的明试验阴性。

8. 颈椎病性眼睑下垂　因眼交感神经支配上睑平滑肌，眼交感神经来自颈上交感神经节的节后纤维，颈上交感神经节位于第 1~3 颈椎横突的前方，当上颈椎椎体错位，横突偏移，局部关节囊肿胀或无菌性炎症等刺激颈上交感神经节引起眼睑下垂。又因三叉神经脊束核与上位脑干提上睑肌神经核有联系，当寰枕关节或颈椎上段病变时，损害三叉神经脊束核引起眼睑下垂，随颈椎病好转，上睑下垂改善。

9. 眼睑痉挛　患者常为两眼对称性睁眼困难，但其眼轮匝肌肌力正常，眼球运动正常，无斜视、复视，闭眼有力，睁眼时反而闭得更紧，常伴有畏光，流泪，症状无晨轻暮重，胆碱酯酶抑制药试验阴性。眼睑痉挛者病因不明，神经刺激可能为发病的主要原因。

10. 糖尿病性眼睑下垂　常见于老年患者，表现视物模糊、有重叠影、上眼睑下垂，常伴患侧眶上区疼痛，瞳孔可见轻度散大。本病不多见，其发病机制不甚明了。有学者推测，糖尿病早期微血管通透性发生功能改变，血浆渗漏到已经疏松的眼睑组织间，压迫支配提上睑肌的动眼神经分支，加之营养障碍，导致提上睑肌功能不全等使眼睑下垂。经控制血糖治疗，微循环症状可改善。

11. 吉兰-巴雷综合征（Guillain-Barre syndrome，GBS）　即急性炎症性脱髓鞘性多发性神经病（acute inflammatory demyelinating polyneuropathy，AIDP）。眼睑下垂为脑神经周围段病损。另有 GBS 变异型米勒-费希尔（Miller-Fisher）综合征，呈上睑下垂或双眼仅能下视，其眼外肌麻痹发病急，多伴共济失调，腱反射减低，病变部位在中枢。GBS 系炎性软瘫，常全身受累，脑脊液和肌电图检查可协助诊断。

12. 颅内动脉瘤性眼睑下垂　多见于一侧眼睛，临床表现呈眼球向内、向上或向下活动受限，瞳孔散大。多有偏头痛发作史，常在某一次剧烈头痛后发生上睑下垂，眼睑下垂症状的改善可随头痛缓解有所好转。辅助检查可见颅内动脉瘤或脑蛛网膜下隙出血。患者眼睑下垂用新斯的明试验无效。

13. 其他原因性上睑下垂　一侧或双侧眼睑下垂的原因较多，又如颈交感神经麻痹综合征（霍纳综合征，Horner syndrome），上位脑干（如中脑）多种病变，眼眶区外伤、占位、外科手术后等影响眼周神经或米勒（Müller）肌等均可表现出眼睑下垂，同时应细查有无面肌无力和（或）面部感觉异常，角膜反射如何。应详细询问病史并认真体检明确诊断。

二、延髓型肌无力

延髓型肌无力包括延髓本身部位病变和支配延髓的上位（大脑、脑干）神经中枢病变。

1. 延髓病变（真性延髓麻痹）　延髓体积很小，许多病变都可以造成双侧疑核和舌下神经核或其根丝的损害，致使舌咽神经、迷走神经、副神经和舌下神经运动功能丧失，出现软腭、咽肌、喉肌和舌肌的周围性瘫痪，显示出多种多样的双侧延髓神经运动功能丧失的症候。这些临床症候概括起来主要的是言语困难、发音困难和进食困难（三个困难），特点有咽部感觉障碍和肌萎缩。这需要与延髓型 MG 相鉴别。常见疾病如下。

（1）慢性进行性延髓麻痹：呈慢性发病，病情渐加重，表现为上述"三个困难"，无晨轻暮重的特点，有明显舌肌萎缩和束颤，新斯的明试验阴性。病因判断：多数继发于运动神经元病、延髓空洞症及多发性硬化症或脑干肿瘤等。

（2）急性延髓麻痹：患者发病较快，病势较危重，首先吞咽困难、饮水发呛，继之言语障碍、说话无力。需要与延髓型 MG 急重症发作相鉴别，但急性延髓麻痹患者病变范围较广泛，不仅有延髓损害症状，还有脑桥神经核包括感觉、运动和自主神经功能受损症状，有长束症状区别于延髓型 MG 的单纯肌无力患者。急性延髓麻痹常见病因有椎-基底动脉病变、炎症（急性脊髓前角灰质炎、急性炎症性脱髓鞘性多发性神经病及脑干脑炎）、多发性硬化及某些中毒症等。

2. 延髓以上中枢神经病变（假性延髓麻痹）　由双侧上运动神经元（运动皮质及其发出的皮质脑干束）病损，表现为舌、软腭、咽喉、颜面和咀嚼肌的中枢性麻痹，其症候与延髓麻痹十分相似，但病损部位不同，病变范围更广，症候更复杂，不仅吞咽、言语困难，还有病理性脑干反射、情感障碍、排尿困难、锥体或锥体外系及小脑症状。但没有咽反射消失及肌萎缩，无肌疲劳试验阳性，新斯的明试验阴性。病因见于双侧大脑皮质、皮质下、内囊、脑干（中脑、脑桥）多种急慢性损害，如脑血管病、各种脑病、脑炎、肿瘤、外伤及遗传性疾病等。

三、全身型肌无力

1. 兰伯特-伊顿（Lambert-Eaton）综合征　是一种累及 NMJ 突触前膜的自身免疫性疾病。致病的自身抗体直接抑制了神经末梢突触前膜的电压门控钙离子通道（voltage-gated calcium channel，VGCC）从而导致了兰伯特-伊顿综合征。该病半数患者与肿瘤相关，小细胞肺癌（small cell lung cancer，SCLC）也表达功能性的 VGCC。

兰伯特-伊顿综合征的特征是肢体近端肌群无力和易疲劳，患肌短暂用力收缩后肌力反而增强，持续收缩后呈病态疲劳，以四肢骨骼肌为主，躯干肌、骨盆带肌及下肢肌、肩胛带肌等症状尤其明显，症状下肢重于上肢、近端重于远端，表现鸭步或摇摆步态。常合并四肢腱反射减弱或消失，腱反射可在相应肌肉短期大力收缩后短暂恢复。脑神经支配肌如眼外肌和咽喉肌受累可出现上睑下垂、复视、构音障碍及吞咽困难等，但较少见，受累程度较轻。半数以上患者出现自主神经症状，最常见唾液分泌减少引起的口干、阳痿、便秘、排尿困难、泪液和汗液减少、体位性低血压、瞳孔反射异常等。症状出现顺序通常为下肢无力、自主神经障碍、上肢无力、脑神经支配肌无力、肌痛及僵直等。少数患者可有肢体感觉异常和疼痛。在一些患者中可以见到兰伯特-伊顿综合征与亚急性小脑变性和脑脊髓炎伴随发展。

肌电图显示，低频（<10 Hz）重复电刺激波幅变化不大，肌肉复合动作电位可下降；高频（20~50 Hz）重复电刺激后肌肉产生强烈自主收缩（持续 15 s 或更长），动作电位波幅明显增加（增量反应），增高 2~20 倍（波幅增高 200% 以上为阳性）。神经重复电刺激恰与 MG 表现相反，是促使钙离子流入神经末梢促进 ACh 单位性释放所致。大力收缩 15 s 后，如波幅增高超过 25% 应高度怀疑本病，超过 100% 可确诊。针极 EMG 可见小的多相运动单位电位数目增加及波幅变异，单个肌肉诱发复合动作电位波幅明显降低，单纤维肌电图显示如 MG 的颤动增加。兰伯特-伊顿综合征周围神经无异常，

神经单一刺激可产生一个低波幅肌肉动作电位，MG 患者则正常或接近正常。

兰伯特-伊顿综合征患者行依酚氯铵试验、新斯的明试验有时呈阳性反应，但远不如 MG 患者敏感。兰伯特-伊顿综合征患者血清 AChR-Ab 水平不增高，个别可合并眼睑下垂及 AChR-Ab 阳性。约 34% 的兰伯特-伊顿综合征患者有器官特异性抗体和免疫球蛋白异常（如 IgGk 副蛋白）。兰伯特-伊顿综合征患者血清肌酶谱多正常。测量 VGCC-Ab 有实用价值，兰伯特-伊顿综合征 P/Q 型钙离子通道结合抗体血清学试验阳性率约 95%，MG ≤ 5%，有助于鉴别。兰伯特-伊顿综合征与 MG 的鉴别要点见表 8-1。

表 8-1　兰伯特-伊顿综合征与 MG 的鉴别要点

鉴别要点	兰伯特-伊顿综合征	MG
部位及性质	自身免疫病，累及胆碱能突触前膜电压依赖性钙离子通道	自身免疫病，突触后膜 AChR 病变导致 NMJ 传递障碍
性别	男性多见	女性多见
伴发疾病	癌症（如肺癌）	其他自身免疫病
临床特点	四肢肌无力为主，下肢重，脑神经支配肌肉不受累或轻	眼外肌、延髓肌受累，全身性骨骼肌波动性肌无力，疲劳后无力
肌疲劳试验	短暂用力后肌力增强，持续收缩后病态疲劳	阳性
依酚氯铵试验	不明显或少数弱阳性	阳性
低、高频重复刺激	低频使波幅降低，高频使波幅增高	波幅均降低，低频更明显
血清 AChR-Ab 水平	不增高	增高

2. 多发性肌炎　主要临床表现以对称性四肢近端、颈肌、咽部肌肉无力，肌肉压痛，血清酶增高为特征的弥漫性肌肉炎症性疾病。多为亚急性发病，任何年龄均可发病，中年以上多见，女性略多。部分患者病前有恶性肿瘤，约 20% 患者合并红斑狼疮、硬皮病、类风湿性关节炎、干燥综合征等其他自身性疾病。由于受累范围不同，伴发病差异较大，因而本病临床表现多样。通常本病在数周至数月内达高峰，全身肌肉无力，严重者呼吸肌无力，危及生命。肌电图没有递减波现象，胆碱酯酶抑制药无效，血清酶谱增高，以肌酸激酶（CK）、醛缩酶（aldolase，ALD）特别敏感，行肌肉活检有助于确诊。

3. 急性吉兰-巴雷综合征（GBS）　又称急性炎症性脱髓鞘性多发神经病（AIDP），特别应区别于急性发病的全身型 MG。患者病前 1~4 周多有呼吸道或消化道感染史，发病急，进展快，四肢无力，吞咽、呼吸障碍。但病情无晨轻暮重，新斯的明试验阴性，有神经根性肢体痛，脑脊液见蛋白-细胞分离，神经重复电刺激检查有特征性改变。

4. 周期性瘫痪　反复发作的骨骼肌松弛性瘫痪，可分为低钾性、正钾性和高钾性三种。肌肉麻痹以低血钾最常见，可因高糖饮食，饱餐后，激烈活动后诱发，发作时血清钾降低，心电图低钾改变，补钾后症状缓解。肌无力无晨轻暮重，新斯的明试验阴性。

家族性低钾性周期性麻痹系常染色体显性遗传，发病率男性比女性高3倍，常于20岁左右发病，晨起多见不对称性四肢无力、弛缓性瘫痪、腱反射消失，每次达24~48 h，但吞咽和呼吸肌少受累。寒冷、劳累、饱餐可诱发。血钾低，肌电图示肌兴奋性下降，发作时肌活检可见受累肌纤维内大空泡形成。

5. 甲状腺肌病

（1）慢性甲状腺功能亢进性肌病：患者除有慢性甲状腺功能亢进症状外，肌无力症状波动明显，伴有肌萎缩，肢体近端肌群受累重，新斯的明治疗无效，行肌电图和免疫病理学检查有助于诊断。

（2）急性甲状腺功能亢进性肌病：患者临床少见，发病急，数周内可见说话、吞咽困难，呼吸肌无力，延髓肌麻痹。可合并甲状腺危象，新斯的明治疗无效。发现部分眼外肌受累者，新斯的明治疗可改善症状。

甲状腺功能亢进性肌无力的发病机制：甲状腺功能亢进患者有1%~5%发生MG，MG伴发甲状腺功能亢进率为1.8%~10.3%，两者可先后或同时发生，甲状腺功能亢进病程各期可见MG。因甲状腺功能亢进时过量的甲状腺素可影响运动终板，影响神经末梢线粒体内ACh的合成与代谢，影响ACh和胆碱能受体的结合力，故甲状腺功能亢进不仅本身肌无力，又可加重MG患者的病情。治疗甲状腺功能亢进后MG可改善。也有少数肌无力加重或肌无力症状无变化。有报道少数患者行甲状腺次全切除后或放射性碘治疗后，发生肌无力现象。

（3）甲状腺功能减退性肌病：是由于甲状腺本身病变引起甲状腺激素合成、分泌不足所致的一组低代谢综合征，可影响人体各主要器官的功能和代谢过程，发病隐袭，主要见于成年女性。甲状腺功能减退累及神经肌肉系统时，表现肌无力。甲状腺功能减退性肌无力无晨轻暮重，新斯的明试验、肌疲劳试验及神经重复电刺激检查均为阴性。甲状腺功能减退性肌无力常与MG并存，其机制不清，可能同为自身免疫病，其T淋巴细胞功能失调引起免疫功能紊乱，又可能因一种自身免疫病而出现多种自身抗体，即与免疫泛化有关。若甲状腺功能减退性肌无力和MG并存，应两病同时治疗。特别注意两病共存时，全身型MG危象的发生率易增高、病情重。若MG患者甲状腺抗体阳性，最后可发展为甲状腺功能减退患者，应警惕治疗。

6. 胸腺瘤 在老年男性肌无力患者中约10%伴发淋巴上皮细胞性胸腺瘤。然而有胸腺瘤的中、老年患者，其肌无力特征是病情重，发展快，手术前容易发生肌无力危象，围手术期死亡率高，胸腺瘤切除后肌无力症状可改善或缓解，可能与切除胸腺组织减少了胸腺素的分泌有关。另有报道，MG胸腺异常者常见的是伴明显生发中心的增生性反应。

7. 肌营养不良症 属一组肌肉变性病，呈不同分布、程度、进展速度的骨骼肌无力和萎缩，也可涉及心肌。其中，肢带型肌营养不良症应与全身型MG相鉴别。但前者伴肌萎缩明显，症状无时轻时重，新斯的明试验阴性，经血清酶和肌电图检查有助于鉴别。

8. **脂质沉积性肌病** 是由于影响脂质代谢的一些酶或肉毒碱等缺乏，直接或间接地干扰了肌肉细胞内的脂质代谢，导致异常的脂滴在肌纤维细胞中的积聚。临床表现为肌无力，易疲劳，近端受累重于远端，肌无力呈进行性加重，无晨轻暮重，无波动性。肌活检脂滴增多，部分肌纤维轻度萎缩，内有大小不等的空泡。

9. **肉碱缺乏症** 属原发的常染色体隐性遗传病，包括全身型和肌病型。后者为进展型肌病，有不同程度的肌无力。肝、脑发病轻，肝脏和血清中肉碱水平正常，而肌中肉碱水平降低。

10. **自主神经功能障碍性肌无力** 自主神经功能障碍患者可呈全身肌力下降，除肌无力外，表现为瞳孔散大、唾液分泌过剩、尿潴留、小便困难、腹痛、腹泻、便秘及呕吐等，应与 MG 相鉴别。因为 MG 的 AChR-Ab 不仅侵犯骨骼肌的突触后膜烟碱型乙酰胆碱受体（nAChR），也可侵犯平滑肌的突触后膜毒蕈碱型乙酰胆碱受体（mAChR），可能与交感神经二级纤维髓鞘上的 AChR 结合，致交感神经电兴奋传递障碍引起瞳孔散大、对光反应迟钝。临床经电生理和肌活检可做出鉴别。

11. **肉毒杆菌毒素中毒、有机磷农药中毒与蛇咬伤** 此类患者均可引起神经肌肉传递障碍，临床均表现为肌无力，用新斯的明或依酚氯铵试验症状也会改善。但病史特点各不相同。

肉毒杆菌毒素作用在突触前膜，影响 NMJ 传递功能出现骨骼肌瘫痪，常先有眼咽肌无力及胃肠不适、瞳孔变大、光反射消失、口干、皮肤红斑。把患者血清注入猫、鼠动物体内亦出现肌无力症状。及时给予盐酸胍治疗和补液排泄有助于症状改善。

有机磷毒物进入体内后迅速与体内的胆碱酯酶结合，生成磷酰化胆碱酯酶，使胆碱酯酶丧失了水解乙酰胆碱的功能，导致胆碱能神经递质大量积聚，作用于胆碱受体，产生严重的神经功能紊乱，有机磷中毒表现为恶心、呕吐、腹痛、多汗、流泪、流涕、流涎、腹泻、尿频、大小便失禁、心率减慢和瞳孔缩小、支气管痉挛和分泌物增加、咳嗽、气急，以及面、眼睑、舌、四肢和全身横纹肌发生肌纤维颤动，甚至全身肌肉强直性痉挛。常有全身紧束和压迫感，而后发生肌力减退和瘫痪。严重者可有呼吸肌麻痹。应用胆碱酯酶复活药对解除烟碱样不良反应较为明显，如解磷定、氯解磷定等。阿托品可阻断乙酰胆碱对副交感神经和中枢神经系统毒蕈碱受体的作用，对缓解毒蕈碱样症状和对抗呼吸中枢抑制有效。

蛇毒中含有两种神经毒素：突触后 α 神经毒，可与运动终板的 AChR 结合，使乙酰胆碱不发挥作用；突触前 β 神经毒，抑制乙酰胆碱的释放。蛇毒中毒表现为：四肢无力、头晕、眼花，继则胸闷、呼吸困难、恶心和晕厥；重症患者最终出现中枢性或周围性呼吸衰竭。抗蛇毒血清有单价的和多价的两种，其中单价抗毒血清对已知的蛇类咬伤有较好的效果。

12. **类固醇肌病** 长期用激素治疗的患者，除有激素的多种不良反应外，还表现有肌无力症状，体征见四肢远端肌萎缩，应详细了解病史给以诊断。

13. **癔症性肌无力** 患者常见四肢无力，症状有波动性或戏剧性肌无力变化，但患者无力症状与情绪异常改变、抑郁性心理反应有直接关联，易受暗示影响，当情绪好转时肌力改善，新斯的明试验阴性，肌电图没有递减波现象，可资鉴别。

四、先天性肌无力综合征

先天性肌无力综合征（congenital myasthenic syndrome，CMS）是由于 NMJ 处的突触前、突触、突触后缺陷，导致神经肌肉传递障碍而产生的一组临床表现相似的肌无力疾病。本病通常发生于新生儿或 2 岁以前的幼儿，亦可发生于成人。临床上罕见，发病率低于 1/50 万，且临床表现与 MG 相似，易被误诊为 MG。CMS 按其临床及遗传特征可分为三型：Ⅰ型为常染色体隐性遗传，Ⅰa 为家族性婴儿型肌无力（familial infantile myasthenia gravis，FIM），Ⅰb 为家族性肢带肌无力，Ⅰc 为胆碱酯酶缺乏症，Ⅰd 为乙酰胆碱受体缺乏；Ⅱ型为常染色体显性遗传，慢通道综合征；Ⅲ型为无家族史的散发性病例，并排除 MG。

1. 慢通道综合征（slow channel syndrome，SCS） 也称慢通道先天性肌无力综合征（slow-channel congenital myasthenic syndrome，SCCMS），属于常染色体显性遗传病，也有散发病例，是 AChR 通道动力性异常。该病由 Engel 于 1982 年报道。发病年龄最常见于婴儿期，也可见于儿童、少年和成年期。上肢伸肌的受累非常明显，颈肌、肩部肌往往受累，多伴有眼睑下垂，复视和眼外肌麻痹少见。劳累后无力加重，休息后好转，症状的波动性没有 MG 明显。腱反射正常，AChR-Ab 阴性。

SCCMS 是由 AChR 不同的亚基或同一亚基不同功能区的基因突变引起的。乙酰胆碱受体 α 亚基（AChR α）突变的基因座位是 2q24～32，乙酰胆碱受体 β 亚基（AChR β）突变发生在 17p12～11，乙酰胆碱受体 ε 亚基（AChR ε）的突变基因在 17 号染色体。所有的 SCCMS 突变均导致终板电流时间延长。Sine 等对一个家系的 5 位 SCCMS 患者和另一个家系的 SCCMS 患者分析时发现，他们的 AChR α 亚基基因中，核苷酸 457 上有一个杂合性 G-A 的突变，这就使得密码子 153 由甘氨酸变成色氨酸，该突变在细胞外区，靠近 ACh 的结合位点。除此错义突变外，还有其他 4 个错义突变的报道。引起 SCCMS 的另一个致病基因为 AChR β 亚基基因，定位于 17p12～11。Engel 等报道了 1 例 19 岁女性患者，在 AChR β 亚基的 M2 功能区内有一个杂合性缬氨酸 266-蛋氨酸的替换。这一突变使得 AChR 对 ACh 的亲和力明显增加，AChR 活动时间延长，受体通道出现渗漏。而 Gomez 等报道了 1 例 32 岁的男性患者，该患者病情严重，已出现肌萎缩，其 AChR β 亚基基因中有一个自发突变，即密码子 263C-A 的替换，从而产生了亮氨酸-蛋氨酸的替换。还有一个 SCCMS 的致病基因为 AChR ε 亚基基因，定位于 17 号染色体上。Ohno 等报道了 1 例 21 岁的女性患者，在 AChR ε 亚基的 M2 功能区内有一个杂合性缬氨酸 265-丙氨酸的替换。除此之外，还有 1 个无义突变、5 个错义突变、2 个缺失性突变和 1 个截短突变的报道。胆碱酯酶抑制药对 SCCMS 没有作用。

2. 低亲和力快通道突变（low-affinity fast channel） 是一种常染色体隐性遗传病。该通道突变和慢通道突变产生了完全相反的效应，慢通道突变延长了受体激活的时间，增强了由 ACh 引起的去极化反应，从而导致终板性肌病。低亲和力快通道突变缩短了通道激活间期，降低了与 ACh 的亲和力及由其引起的去极化，而不留任何形态学的痕迹。Engel 等在 1991 年报道了第一例。本病在出生时就出现症状，特征为选择性的延髓和肢体肌肉无力。在用力和遇热时症状加重。突触褶皱表面的 AChR 密度和分布正常，突触囊泡的直径无异常，ACh 量子释放数正常，AChR-Ab 阴性。3，4-二氨基吡啶能够增加 ACh 的量子释放，有益于缓解患者的症状。

3. AChR 亚基隐性突变所致的 AChR 缺乏　是指由于 AChR 亚基的基因隐性突变引起 AChR 缺乏而发生肌肉无力的一组疾病。这种类型在先天性肌无力综合征（CMS）中最多见。多数在出生时或婴儿早期发病，也有成人发病者，男性多于女性。目前已在 CMS 中发现 30 余种隐性突变形式，这些突变均能明显降低五聚体的表达。绝大多数突变位于 ε 亚基的基因。对此可能的解释是此处 γ 亚基可作为 ε 亚基的替代物，以减轻来自 ε 亚基致死性无效突变的临床症状，但如果缺乏在 ε 之外的其他亚基发生这种无效突变就会因为缺乏替代的亚基而死亡。成人终板上的 AChR 是同源亚基的五聚体，有 2 个 α 及 β、γ 和 ε 亚基构成。婴儿的 AChR 包含有 2 号染色体基因编码的 γ 亚基，而不是由 17 号染色体基因编码的 ε 亚基；这种受体在胎儿 31 周前的终板上是正常表达的。抗胆碱酯酶药物对于 AChR 亚基发生移码突变的患者有效，该药可以延长 AChR 在突触间隙内的作用期。3，4-二氨基吡啶能够增加 ACh 的量子释放，亦有益于缓解患者的症状。

4. 家族性婴儿型肌无力（FIM）　也称为 ACh 再合成或包装障碍。1987 年，Mora 和 Engel 等以 FIM 报道了 3 例患者，并提出患者肌无力的原因是 ACh 再合成或包装障碍。病变的部位在突触前，突触前终末再合成或再包装障碍，突触形态正常，突触后 AChR 数量和结构正常，该病是常染色体隐性遗传，候选基因是小突触小泡蛋白 2 基因，用抗胆碱酯酶治疗有效，对激素没有反应，随着年龄的增长病情会有所好转。

第九章　内科治疗

重症肌无力（MG）是一种较为常见的难治性 NMJ 疾病，经典的治疗方法为长期使用胆碱酯酶抑制药，但这一方法有许多局限性。从 20 世纪 30 年代起，人们使用胆碱酯酶抑制药毒扁豆碱治疗 MG 获得症状改善，成功治疗和抢救了许多 MG 患者，这为了解患者 NMJ 的解剖生理学提供了资料，当时认为 MG 的发病机制为 NMJ 处突触前膜的 ACh 释放减少。随着临床实践的深入，逐渐认识到胆碱酯酶抑制药只起对症治疗作用，而不能改变 MG 根本的免疫病理学过程。同时长期使用该类药物会加重 NMJ 处的病理改变。在临床上发现长期使用该类药物的患者对该类药物的敏感性下降，对该类药物的需求量会随着疗程的延长而增加，故多数学者认为胆碱酯酶抑制药不宜单独长期使用，应配合其他改善免疫状态的药物联合治疗。

随着研究的深入，电生理学及超微病理学资料表明 MG 患者的 ACh 释放并无明显异常。自 20 世纪 60 年代后人们认识到 MG 为自身免疫性疾病，经研究证实了 AChR-Ab 在发病中的关键作用。同时发现 MG 伴有胸腺异常者与 MG 自身免疫的启动密切相关。基于自身免疫应答导致 MG 这一事实，开始使用免疫疗法，如免疫抑制剂治疗或行胸腺切除术等，取得了更好的临床效果。随着对自身免疫性 MG 免疫异常启动机制的阐明，更具针对性的免疫疗法使 MG 患者的康复治疗越来越收效满意。

第一节　药物治疗

一、胆碱酯酶抑制药

胆碱酯酶抑制药（cholinesterase inhibitors）是治疗 MG 传统的和第一线的药物，因为 MG 是一种自身免疫性疾病，该药一般在 MG 确诊后可以立即应用，甚至作为试验治疗，以协助确立诊断。该药适用于除胆碱能危象以外的所有 MG 患者，有关作用机制是抑制胆碱酯酶的活性，使 ACh 降解速度减慢，NMJ 处即运动终板区有足够的 ACh 存在，从而增加 ACh 与 AChR 相互结合的机会，并延长其结合时间，有利于 NMJ 处的传导，缓解肌无力症状。此外，研究所知，尚能直接激动骨骼肌运动终板上的 N_2AChR 及运动神经末梢释放 ACh，最终增强了 ACh 的作用。但是，该类药物只是对症治疗，仅可暂时改善症状，可作为争取进一步进行免疫治疗的时间。

【常用药物】

1. 新斯的明（neostigmine）　能可逆性地抑制胆碱酯酶活性，使胆碱能神经元释放的 ACh 灭活减慢，使胆碱受体处的 ACh 浓度增加，骨骼肌效应增强和延长。常用于疾病早期或轻症者。口服有效剂量为注射剂量的 10 倍以上，口服后 45~75 min 起效，生物利用度只有 1%~2%，作用时间 2~4 h，不易透过血脑屏障。成人口服 15~30 mg/次，3 次/d；肌内注射，0.5~1 mg/次，2~3 次/d，或遵医嘱。

新斯的明有一定的不良反应，用药过量可使胆碱酯酶抑制过甚，ACh 蓄积在效应器上出现中毒症状。可加抗胆碱药（阿托品）抵抗。

2. 溴吡斯的明（pyridostigmine bromide） 化学结构类似新斯的明。其不良反应只有新斯的明的 1/8~1/4。口服吸收缓慢，需经 30~45 min 起效，持续 4~6 h，对延髓支配的肌无力效果较好。口服 60~120 mg/次，3~4 次/d（可酌情用到 6 次/d）。病情重者可酌情加量，小儿用药量应减少。

3. 安贝氯铵（ambenonium，又称美斯的明、酶抑宁） 抗胆碱酯酶作用强，为新斯的明的 2~4 倍，作用持续时间长，可维持 6~8 h。口服 5~10 mg/次，2~4 次/d。较少产生严重胃肠道反应，支气管分泌物较少，可用于不能耐受溴化新斯的明或溴吡斯的明的患者（对溴剂敏感者）。其 5~7.5 mg 相当于新斯的明 15 mg 或溴吡斯的明 60 mg。

4. 甲硫酸新斯的明（neostigmine methylsulfate，又称普鲁斯的明甲硫酸盐） 用于 MG 危象或吞咽困难的患者，肌内注射，1~1.5 mg/次，同时注射阿托品 0.5 mg，作用可维持 30~60 min。不能静脉注射，以防出现心搏骤停和血压下降。

5. 依酚氯铵（edrophonium chloride；又称腾喜龙，tensilon） 用于对抗骨骼肌松弛药和 MG 的诊断药。肌内或静脉注射，成人 2~10 mg/次，儿童体重 34 kg 以下用量 2 mg，体重较重者 5 mg。不良反应有唾液分泌增加、支气管痉挛、心动徐缓及心律失常，亦可见过度兴奋迷走神经样作用。支气管哮喘及心脏病患者慎用。

【注意事项】

1. 作用与疗效

（1）胆碱酯酶抑制药能一定程度地兴奋与增强横纹肌力量，控制与缓解症状，但不能改变 MG 根本的免疫病理过程。

（2）胆碱酯酶抑制药对 MG 早期和轻症者效果好，长期应用能使肌无力症状获得暂时性改善，使用几个月后须增加剂量才能达到同样效果，晚期随着药物达到极量，疗效明显下降。

（3）胆碱酯酶抑制药对 NMJ 遭受的自身免疫攻击没有治疗作用，且长期使用会加速 ACh 的破坏，肌无力患者症状会越来越重。

2. 使用方法

（1）从小剂量开始，逐渐加量，以保持最佳效果、维持进食能力而不良反应最轻为宜。

（2）根据症状波动情况，确定分次用药的间隔时间。

（3）避免过量，以防引起胆碱能危象等而危及生命。如瞳孔直径<2 mm 是药物过量的表现。

（4）长期大量应用而症状继续加重时，可暂时停药，消除对药物的反拗作用。

（5）胸腺切除后一段时间内，患者对胆碱酯酶抑制药处于超敏感状态，术后用量若与术前相同或小于术前量，也有可能发生过量或胆碱能危象。

（6）胆碱酯酶抑制药仅治疗肌无力症状，不宜长期单独使用，应配合其他免疫抑制剂等治疗，但危象期间抢救时仍可短期服用。

【不良反应及其处理】

1. 毒蕈碱样不良反应　ACh 蓄积在平滑肌、心肌和腺体的胆碱能性神经节后纤维，表现出类似副交感神经兴奋的症状，如恶心、呕吐、上腹部不适、腹痛、呼吸困难、瞳孔缩小、缓脉、流涎、出汗、流泪、支气管分泌物增多，严重者血压下降、肺水肿及心搏骤停。一旦出现毒蕈碱样不良反应，可用阿托品对抗。

2. 烟碱样不良反应　用量过大时，因 ACh 蓄积在 NMJ 处，轻者表现肌束震颤，重者因脑内胆碱能神经元持续去极化性传导阻滞，表现不同程度意识障碍，甚至昏迷。此时应减量或停用。

3. 中枢神经系统不良反应　ACh 蓄积在中枢神经系统，可引发弥漫性大脑皮质损害，表现为头痛、头晕、焦虑、失眠、谵妄、兴奋等症状，严重时意识障碍，甚至昏迷。此时应减量或停用。

二、肾上腺皮质激素

肾上腺皮质激素（adrenocortical hormone）是目前国际公认的 MG 治疗常用药物。其主要的作用机制是纠正胸腺免疫功能异常，抑制胸腺生发中心形成，改变受胸腺免疫调节的淋巴细胞免疫功能，抑制血清中抗运动终板抗体的形成，促进 NMJ 处 ACh 的释放，改善神经与肌肉间的传导功能。适用于病程短、胆碱酯酶抑制药疗效不理想、病情恶化又不适于胸腺切除、不愿做胸腺手术或胸腺瘤术后的 MG 患者，对老人及小儿效果较好。对愿意行胸腺手术的术前患者，先用激素改善症状，达最佳状态后再手术，可避免术后危象发生，且能早期缓解症状，缩短病程。但对 MG 伴病毒感染或缺少有效抗菌治疗的细菌感染、肺结核、消化性溃疡、糖尿病、重症高血压、妊娠、精神病及骨质疏松等不宜用。

【常用疗法】

1. 渐减法　即大剂量冲击—逐渐减量—小剂量维持，用药剂量逐级下降，犹如下楼梯，故又称下楼法。激素大剂量冲击主要是抑制体液免疫，小剂量维持主要是抑制细胞免疫。

（1）大剂量冲击疗法：

1）先用甲泼尼龙（methylprednisolone，甲强龙，甲基泼尼松龙），从 1 000 mg/d 开始，每 3 d 减半量，即 1 000 mg/d×3 d，500 mg/d×3 d，250 mg/d×3 d，125 mg/d×3 d，静脉滴注。以后改为地塞米松（dexamethasone，氟美松），10 mg/d，静脉滴注，视病情恢复情况连续应用 10~20 d 后逐渐减量；或改为泼尼松（prednisone，强的松），每晨顿服 60 mg，视病情恢复情况逐渐减量。

2）地塞米松 10~20 mg/次或甲泼尼龙 500~1 000 mg/次，静脉滴注，1 次/d，连用 3~5 d；之后改服泼尼松维持，每晨顿服 60~80 mg 或隔日晨顿服 50~100 mg，待症状改善再逐渐减量维持。

大剂量冲击的时间可根据患者对激素的不同反应选择用药时间，不可千篇一律。症状稳定改善后4~5 d即可减量，每1~2个月减泼尼松5 mg/次，3~6个月减至维持量。用量大者可较快减量，症状改善快者减量速度亦可稍快，症状改善慢者可延长维持时间。另外，大剂量冲击疗法初期常有可能使病情加重，出现一过性肌无力危象，因此必须在做好气管切开及呼吸机辅助呼吸情况下才能应用大剂量激素治疗；否则，在没有抢救条件、不能做人工呼吸或虽有条件不能做到及时抢救的情况下，不能采用此疗法。

（2）大剂量间歇冲击疗法：甲泼尼龙1 000 mg/（次·d），连用3~5 d，如1个疗程疗效不满意，隔2周再重复1个疗程，治疗2~3个疗程。适用于反复发生危象或大剂量泼尼松不能缓解症状的患者。

（3）相继连续大剂量冲击疗法：甲泼尼龙1 000 mg/次，静脉滴注，1次/d，连用3 d。随后用地塞米松20 mg/次，静脉滴注，1次/d，连用7~10 d。继用泼尼松100 mg/次，每晨顿服，每周减2次，每次减10 mg，直到60 mg/d；而后每周减一次，每次减5 mg，直到20 mg/d；再后每2周减一次，每次减5 mg，直到完全停药。

（4）大剂量冲击定期维持疗法：促皮质素（促肾上腺皮质激素，ACTH）50 IU/次加入5%葡萄糖溶液250 mL，静脉滴注，1次/d，1~2周后每周维持一次，维持时间依病情决定。ACTH能刺激肾上腺皮质合成和分泌氢化可的松、皮质酮等，当皮质激素疗效不佳时，用ACTH治疗效果较好，但肾上腺皮质萎缩或功能丧失者无效。

（5）中剂量冲击与小剂量维持疗法：

1）地塞米松中剂量冲击、泼尼松小剂量维持疗法：对延髓肌型、全身型和危象患者，给予地塞米松20 mg/次，静脉滴注，1次/d，连用7~10 d；同时用胆碱酯酶抑制药。有感染者，用足量和针对性强的抗生素。此后泼尼松20 mg每晨顿服或分2次口服均可，连服1~3个月；接着15 mg/d，连服6~12个月，再逐渐减至5 mg/d，维持1年后停药。

2）泼尼松中剂量冲击、小剂量维持疗法：主要在门诊采用，适用于眼肌型、较轻的延髓肌型和全身轻型患者。开始剂量成人1 mg/（kg·d）、儿童0.5~1.0 mg/（kg·d）顿服或分3次口服；1周后成人40 mg/d，连服2周，再减为30 mg/d；症状改善后成人每月减量5 mg，至5~15 mg/d（儿童2.5~5 mg/d）维持，分次或1次口服，维持至少1年，症状稳定至完全缓解1~2年或以上逐渐停药。同时适量口服氯化钾。

（6）小剂量维持疗法：当患者达到完全缓解或最大改善时，将泼尼松缓慢减至足以维持完全缓解或最大改善的最小维持剂量，即泼尼松从每晨顿服60~80 mg开始，逐渐减至隔日晨顿服5~15 mg相对较低水平的维持量，维持1~2年后无复发可试行停药观察。维持时间可达1~5年或以上。

2. 渐增法　即小剂量开始—逐渐增量—大剂量冲击—逐渐减量—小剂量维持，用药剂量从小剂量开始逐级增至大剂量再逐级下降，犹如上下楼梯，故又称上下楼法。

泼尼松逐渐增减法：从小剂量开始，10~20 mg/d晨起或分2次口服，每2~3 d增加5 mg/d，直到50~100 mg/次隔日晨顿服，病情好转后渐减剂量，直到停药。

渐减法大剂量冲击起效快，但早期可出现一过性肌无力加重，甚至有发生猝死的可能；渐增法起效较慢，然而不良反应较少，可以避免使用大剂量激素早期导致病情恶化的可能。

【注意事项】

1. 治疗早期会使病情加重　因为开始大剂量使用激素可直接抑制 NMJ 处的传递功能，使血 AChR-Ab 增高，增强胆碱酯酶抑制药的作用，易促发胆碱能危象。但是，早期的病情加重与其后的疗效无关。为避免早期肌无力危象，开始大剂量使用激素时应住院观察，应住监护病房，备有辅助呼吸机等抢救设备。

2. 治疗后病情仍可反复　虽然用激素对 MG 疗效较好，但快速撤停激素后不久或减至维持量时，肌无力症状复发者仍可见到。一旦发现反复，可重复用药。为了减少复发，停激素前应先缓慢减量，不能盲目快速停药，应根据病情程度小剂量维持一定时间，待肌力改善 1~2 年后再停药较稳妥。

【不良反应及其处理】

1. 不良反应的表现

（1）开始用激素时肌无力症状可能一过性加重。

（2）类肾上腺皮质功能亢进综合征：因水、电解质和物质代谢紊乱所致，如向心性肥胖、水牛背、满月脸、痤疮、紫纹、高血压、低血钾、糖耐量下降或糖尿病、食欲增多、精神兴奋、失眠、多毛、皮肤变薄及水肿等，通常停药后可自行消退，必要时应做相应对症治疗。

（3）消化系统并发症：使胃酸、胃蛋白酶分泌增加，抑制胃黏液分泌，降低胃肠黏膜的抵抗力，诱发或加重胃溃疡、十二指肠溃疡，严重者消化道穿孔或出血。另有患者诱发胰腺炎或脂肪肝等。

（4）加重或诱发感染：因皮质激素能抑制机体防御功能，所以长期大量应用可使体内潜在病灶扩散或诱发感染，特别是在原有疾病已使抵抗力下降者，如患有痛风性肾病、合并糖尿病或有静止结核灶者，更易发生感染及病灶恶化。MG 伴感染者应用激素治疗时，同时应用足量抗生素可避免或减少 MG 加重。

（5）心脑血管系统并发症：如高血压、动脉粥样硬化及眼压升高等。

（6）精神异常：如性格变化、情绪波动及失眠等。

（7）其他：如肌肉萎缩、骨质疏松、伤口愈合延迟等。其发生机制是皮质激素促进蛋白质分解及抑制其合成，产生负氮平衡，抑制生长素分泌，影响生长发育，并有钙、磷排泄增加。骨质疏松多见于儿童、老年人和绝经妇女，严重者有自发性骨折、股骨头无菌性坏死等。

2. 不良反应的处理

（1）口服氯化钾，改善肌膜电位。

（2）口服硫糖铝，抗消化道溃疡。

（3）葡萄糖酸钙或溴吡斯的明加大用量，抵抗开始激素治疗时出现的短期肌无力。

（4）肌内注射苯丙酸诺龙，促进蛋白合成，抑制蛋白分解，防治肌萎缩。

（5）用 ACTH 治疗肾上腺皮质功能减退。

（6）用镇静催眠药治疗激素性精神异常。

（7）用维生素 D 和钙剂治疗骨质疏松和骨坏死。

（8）有明显激素禁忌证，如高血压、糖尿病、骨质疏松等，应小剂量或停用激素治疗。

三、非激素类免疫抑制药

非激素类免疫抑制药可抑制免疫活性细胞的分化及增殖，对体液及细胞免疫均有作用。多用于对激素治疗疗效欠佳或存在激素禁忌证（高血压、糖尿病、溃疡病等）、不能耐受激素不良反应而不能接受激素治疗者，以及胸腺切除后症状恶化而激素治疗不能减轻症状者、有胸腺瘤不做胸腺切除者、血浆交换治疗后预防和治疗抗体反跳等。可单用或与激素治疗并用。

【常用药物】

1. 环磷酰胺（cyclophosphamide，CTX）　为双功能烷化剂及细胞周期非特异性药物，该药在抗原刺激前后均有较强的免疫抑制作用，也有诱导免疫耐受作用，主要作用于 B 淋巴细胞。用法：口服，200 mg/次，1 次/d，连用 20 d，总剂量 4.0 g。静脉应用，200 mg/次加入 5% 葡萄糖溶液 500 mL 中静脉滴注或生理盐水 20 mL 中静脉缓慢注射，1 次/d，20 d 为一疗程，总量为 4.0 g。每次用药中可加入维生素 B_6 100 mg 有助于改善机体不良反应。

2. 硫唑嘌呤（azathioprine，AZA，又称依木兰）　主要抑制 T 淋巴细胞功能，降低血清抗体水平，可单独或与泼尼松及其他免疫抑制剂合并使用。用法：成人 50 ~ 200 mg/d 或 2~4 mg/(kg·d)，儿童 1~3 mg/(kg·d)，分次口服，长期应用，可达 1~10 年。据报道总有效率 92%、缓解率 40%，同时发现，当成人剂量达 150 mg/d 时病情无复发，若 50~100 mg/d 可见到肌无力复发患者。

3. 甲氨蝶呤（methotrexate，MTX）　为细胞周期特异性药物、叶酸还原酶抑制药、胸腺核苷酸合成酶抑制药。用法：口服，成人 10~15 mg/次，1~2 次/周；儿童 0.1~0.2 mg/(kg·次)，1 次/d。静脉滴注，成人 15~50 mg/次，1~2 次/周，儿童按体表面积计算。腔内注射，30~40 mg/次，1 次/周。

4. 吗替麦考酚酯（mycophenolate mofetil，MMF，又称麦考酚吗乙酯）　选择性地作用于淋巴细胞，抑制 T 淋巴细胞增殖和 B 淋巴细胞形成抗体，抑制白细胞向炎症部位聚集。可与环孢素及肾上腺皮质激素合用。用法：口服，1.0 g/次，2 次/d。据研究可改善 MG 病情或减少类固醇激素用量，通常用药数月后起效，但胃肠道出血、厌食、腹泻、食管炎、胃炎及白细胞减少等不良反应轻微。

5. 环孢素（ciclosporin）　为强免疫抑制药，能选择性地抑制 T 辅助淋巴细胞的活性，较少或不影响 T 淋巴细胞的功能，对体液免疫亦有抑制作用。主要用于硫唑嘌呤不能耐受或无效的患者，可以显著改善肌无力症状，并降低血中 AChR-Ab 的浓度。用法：口服，6 mg/(kg·d)，12 个月为一疗程。

6. 他克莫司（tacrolimus，FK506）　抑制 T 淋巴细胞的活化作用及 T 辅助细胞依赖型 B 淋巴细胞的增生作用，抑制如 IL-2、IL-3 及 γ 干扰素等淋巴因子的生成与 IL-2

受体的表达。用法：3 mg/d，分2次（早1 mg、晚2 mg）服用。其肾毒性较环孢素小。

【注意事项】

（1）在使用此类药物过程中应密切观察血象及血小板计数，若出现骨髓抑制现象，应给予相应处理，必要时停用。

（2）为防止病情加重需要更大剂量的泼尼松时，可考虑加用硫唑嘌呤或其他免疫抑制剂。若硫唑嘌呤与泼尼松联合应用时，症状达到最大程度改善后可减少乃至最终停止激素的使用。

（3）早期联合使用免疫抑制药，如硫唑嘌呤、环孢素或他克莫司等，可尽快减少糖皮质激素的用量或停止使用，获得稳定而满意的疗效，减少激素不良反应。

【不良反应】

1. 骨髓抑制表现　白细胞、血小板减少。

2. 胃肠道症状　食欲减退、恶心、呕吐。

3. 泌尿系统反应　出血性膀胱炎、少尿、血尿、蛋白尿。

4. 其他　环孢素可致高钾血症，其他可见脱发、口腔炎、中毒性肝炎、胰腺炎、肺纤维化、皮肤色素沉着、月经紊乱、精子减少及视网膜出血等。

四、静脉注射用丙种球蛋白

静脉注射用丙种球蛋白（intravenous immunoglobulin，IVIG）含有健康人群血清所具有的各种抗体，具有增加体液免疫、中和传染性物质及毒素、竞争性结合单核-吞噬细胞系统 Fc 受体、中和病理性自身抗体及增加机体免疫调节的作用。本药不仅见效快、疗程短、肌无力恢复迅速（也有少数患者不敏感），而且治疗操作简单方便、不需要特殊设备，各级医院均可开展，几乎无禁忌证，长期维持治疗无免疫抑制，可增强抗感染能力。

【作用机制】　本药可通过对抗 AChR-Ab，或从 AChR 的位点上取代 AChR-Ab，从而保护 AChR 免遭 AChR-Ab 的损害。应用本药可提高 MG 患者血液循环中 IgG 浓度，干扰或抑制 AChR-Ab 与突触后膜上 AChR 结合，干扰补体 C3 的激活过程，减少 AChR 的破坏，加快 AChR-Ab 的破坏，起到免疫清除作用。本药的应用抑制了自身免疫过程，减少了 AChR-Ab 的产生，提高了机体的抵抗力，减少感染及并发症的发生，治疗安全有效。

【适应证】　对 MG 危重症或各种类型危象，难治性 MG，术前准备，体质较差不能用激素、不能用其他免疫抑制剂或手术者，或用胆碱酯酶抑制药和激素效果不满意者。

【用法】　可直接或以 5% 葡萄糖溶液稀释 1~2 倍，静脉滴注。通常用量 0.2~0.4 g/（kg·d），连用 3~5 d；或 0.1~0.2 g/（kg·次），1 次/周，5~10 次为一疗程，危重患者 1 次/d，连用 5 d，以后改为 1 次/周，视近期临床疗效和 AChR-Ab 滴度而停药。一般用药后 3~5 d 起效，最大效应时间是 10~15 d，持续有效时间为 6~12 个月或以上，近期有效率>90%，治疗后 AChR-Ab 含量明显降低。

【不良反应】　临床较少见。轻者可见双足水肿、头痛、恶心（滴速快者）、轻度输液反应或休克、高黏血症、癫痫发作；严重者可见过敏性休克、脑栓塞、无菌性脑膜炎、急性肾衰竭、肺栓塞等。

五、其他辅助性治疗药物

1. 免疫调节

（1）胸腺素（thymosin，又称胸腺肽）：为动物胸腺激素之一，可使骨髓产生的干细胞转变成 T 淋巴细胞，增加细胞免疫功能，对体液免疫影响小，具有调节机体免疫平衡作用，能增强成熟 T 淋巴细胞对抗原或其他刺激的反应。用法：1.6 mg/次，2 次/周，疗程达 4 周。注意：用药前应做皮试，不能与其他药混合注射，有头晕、皮疹等不良反应。

（2）胸腺五肽（thymopentin，胸腺喷丁，TP-5）：为单一多肽化合物，在正常机体状态下能刺激机体免疫系统，增强巨噬细胞吞噬功能，增强红细胞免疫功能及血清中超氧化物歧化酶（superoxide dismutase，SOD）活性。治疗自身免疫病、更年期综合征及年老体衰免疫功能低下者。用法：肌内注射或静脉滴注，1 mg/次，每日或隔日 1 次。对幼儿及青少年慎用，少数患者有嗜睡感。

2. 氯化钾缓释片（potassium chloride，又称补达秀、Slow-k）　细胞外钾离子浓度增高可增加胆碱酯酶抑制药的效果，应用肾上腺皮质激素时可阻碍近端肾小管对钾离子的吸收，因而排钾离子增多，可加重肌无力，故应补钾治疗。用法：口服，成人 0.5~1.0 g/次，2~4 次/d，饭后服，日量可达 6.0 g；静脉滴注，10% 氯化钾溶液 10~15 mL 加入 5% 葡萄糖溶液 500 mL 中缓慢滴注，钾浓度<3.4 g/L，每日补钾量 3~4.5 g，严重缺钾者酌情加量。补钾时应先测电解质（钾、钠、钙、镁）、心电图、尿量等，以防高钾血症。

3. 葡萄糖酸钙（calcium gluconate）　钙离子是体液中重要阳离子，有多种生理功能，维持神经和肌肉正常兴奋性，对心功能、膜完整性、血液凝固都是必需的，且有消肿、消炎、抗过敏等作用。高浓度钙离子可拮抗镁离子，低血钙时神经肌肉兴奋，可出现肌痉挛、手足搐搦等。用法：口服，成人 1~2 g/d、儿童 0.5~1.0 g/d，3 次/d，餐后服。静脉滴注，成人 1~2 g/次加入 5% 葡萄糖溶液稀释后缓慢滴注，儿童 0.5~1.0 g/次缓慢静脉滴注。

4. 麻黄碱（ephedrine，又称麻黄素）　为肾上腺素受体激动剂，具有胆碱酯酶抑制药的作用，效果为新斯的明的 10%~15%，可协同胆碱酯酶抑制药治疗 MG。注意：傍晚用药影响睡眠，应加安静剂。对老年人影响排尿。用法：口服，15~30 mg/次，2~3 次/d。

5. 加兰他敏（galanthamine）　为可逆性胆碱酯酶抑制药，能抑制胆碱酯酶活性，改善神经肌肉间传导，易透过血脑屏障，中枢作用强，毒蕈碱样作用弱，能快速逆转东莨菪碱所致的中枢抗胆碱作用。用于治疗 MG、进行性肌营养不良、多发性神经炎、神经麻痹。用药过量，可见腹泻、多汗、流涎、心动过缓等不良反应；有哮喘、癫痫、心绞痛、心动过缓等者忌用。用法：肌内注射，成人 2.5~5 mg/次，1 次/d，2~6 周为一疗程；小儿，0.05~0.1 mg/（kg·d）。口服，成人 5~10 mg/次，3 次/d；小儿，0.5~1 mg/（kg·d）。

6. 石杉碱甲（huperzine A，又称哈伯因）　为可逆性胆碱酯酶抑制药，易通过血脑屏障，有提高肌力、促进记忆再现和增强记忆保持作用。癫痫、哮喘、心绞痛等禁用，不良反应有头晕、出汗、恶心、呕吐等。用法：口服，0.1~0.2 mg/次，2次/d，1~2个月为一疗程，每日量不得超过 0.45 mg。

7. 极化液　长期使用胆碱酯酶抑制药，NMJ 处运动终板可发生退行性变，极化液可恢复运动终板功能，恢复 ACh 与胆碱酯酶系统的代谢功能。用法：极化液包括 10% 葡萄糖溶液 500 mL+10%氯化钾溶液 10 mL+正规胰岛素 6 u，静脉滴注，1 次/d，连用10~14 d。

六、抗菌药物

MG 患者容易并发感染，尤其肺部感染更常见，一旦合并感染，又有可能导致患者症状突然加重，甚至有可能诱发肌无力危象，所以对于感染，一定要尽快地、积极地控制，应用抗菌药物及时正确处理。但在临床抗感染治疗中发现，有些抗生素会诱发或加重 MG 病情，甚至发生危象，严重者导致死亡。因此，MG 患者合并感染，选择抗菌药物不仅要对潜在的病原体有效，还要避免加重或诱发 MG 危象。

1. 抗生素诱发或加重 MG 的机制　可能与影响了 NMJ 处递质的传递或直接抑制呼吸肌的功能有关：①具有拟箭毒作用，同胆碱能递质 ACh 争夺受体位点，竞争性地抑制递质对运动终板膜去极化作用，导致终板电位以电紧张形式影响终板膜周围的一般肌细胞膜，使其去极化作用减低，动作电位不能形成，导致神经肌肉兴奋的传递阻滞，肌肉不能收缩；②降低运动终板膜对 ACh 的敏感性和反应性；③具有与 Mg^{2+} 类似的作用，直接作用在 NMJ 突触前膜部位，与 Ca^{2+} 相互竞争受体，形成复合物，从而抑制突触前膜 ACh 的释放；④促进 AChR 的免疫原性，提高 AChR-Ab 滴度，阻滞 ACh 与受体的结合，加重 AChR 的丢失及破坏运动终板突触前、后膜结构。

2. 常见诱发和加重 MG 的抗生素

（1）多黏菌素类：是抗生素中对 NMJ 阻滞作用最强的一类，包括多黏菌素 A、多黏菌素 B 和黏菌素。

（2）四环素类：包括四环素、金霉素、土霉素和多西环素等。

（3）氨基苷类：近 30 多年来应用相当广泛，引起 MG 加重的报道也比较多，包括庆大霉素、链霉素、卡那霉素、妥布霉素等。

（4）喹诺酮类：包括氧氟沙星、诺氟沙星、环丙沙星等。

（5）其他：林可霉素、克林霉素、万古霉素和杆菌肽等也有加重肌无力的文献报道。

3. MG 选用抗生素的原则　目前认为较为安全的是：首选青霉素类、头孢菌素类，次选大环内酯类（红霉素）或林霉素、万古霉素。必要时慎用喹诺酮类及硝基咪唑类。同时要做细菌的药敏，选用更加有效的抗生素。

如果上述抗生素无效，可慎用氨基苷类抗生素，但必须与胆碱酯酶抑制药同用，并相应增加后者的剂量。四环素类抗生素更要慎用。

4. MG 应用抗生素的注意事项

（1）用抗生素时为预防肌无力加重，可酌情加大胆碱酯酶抑制药用量，同时严密监测 MG 症状演变及呼吸肌的情况。

（2）多黏菌素类抗生素最好不用。

（3）不要同时应用两种对 NMJ 有阻滞作用的抗生素。伴有肾脏疾病和肾功能障碍者，不宜应用对 NMJ 有阻滞作用的抗生素。

（4）不要同时应用肌肉松弛剂、麻醉剂和安眠镇静药。

（5）不要采用黏膜或浆膜给药方法。

（6）用抗生素时，必须注意患者的心脏和血压情况。

（7）一旦感染控制，应尽早撤除抗生素。

七、慎用或禁用药物

在 MG 临床治疗中，以下药物因可诱发和加重 MG 症状，而慎用或禁用。

1. 镇静、催眠及抗惊厥药　巴比妥类、苯二氮䓬类、佐匹克隆等。

2. 抗癫痫药　苯妥英钠、加巴喷丁、卡马西平、乙琥胺等。

3. 抗精神失常药　氯丙嗪、舒必利、三唑仑、丙咪嗪等。

4. 麻醉药　普鲁卡因、利多卡因、氯胺酮等。

5. 骨骼肌松弛药　巴氯芬、替扎尼定、乙哌立松。

6. 镇痛药　吗啡、曲马朵、钠洛酮、罗通定等。

7. 解热镇痛抗炎药　速效伤风胶囊、索米痛、安痛定、安乃近等。

8. 抗肾上腺素药物　普萘洛尔（心得安）、乌拉地尔、特拉唑嗪等。

9. 蛇毒制剂　A 型肉毒杆菌毒素。

10. 其他　D-青霉胺、奎尼丁等。

上述药物对 MG 的不利影响是可以阻止动作电位在神经末端的传导，抑制神经递质释放，呈突触麻醉作用。有的是影响 AChR 功能的敏感性，有的是影响运动终板肌细胞膜离子通透性，使 Na^+、K^+ 等离子通道功能障碍，最终导致肌无力加重或出现肌无力危象。

第二节　血液净化

一、血浆置换

血浆置换（plasma exchange）即将患者的异常血浆（抗体免疫复合物或其他有害物质）分离、清除后，再将剩余细胞成分加入正常人的新鲜冷冻血浆或代血浆等置换液输回体内，或将异常血浆分离后用吸附法除去血浆中有害物质再输回体内。血浆置换疗法属于血液净化新技术，主要用于治疗自身免疫性疾病。

20 世纪 70 年代起，血浆置换开始用于 MG 的治疗，其治疗机制尚不清楚，主要原理基于 MG 是由循环中 AChR-Ab 介导的自身免疫疾病，通过交换作用清除血浆中 AChR-Ab 及其免疫复合物，以减轻对 NMJ 的自身免疫攻击，进而使症状改善；但血浆置换对血清 AChR-Ab 阴性的 MG 患者也同样有效。多于治疗 2~3 次后或在治疗 1 周内起效，可观察到 MG 患者临床肌肉评分和肺活量好转。开放性临床研究证实，血浆置换的疗效通常可以持续 1~2 个月，或持续到治疗结束后 2~3 周。

【适应证】　血浆置换法治疗 MG 主要用于病情急骤恶化或肌无力危象患者，可暂时改善症状；或胸腺切除术前处理，避免或改善术后呼吸危象。其疗效肯定，为 MG 急危重患者快速缓解症状，但有效时间短暂，治疗后不久肌无力可再发。

【操作方法】　抽取患者全血，经离心机分离，去除有害物质，血细胞回输，同时输入健康人等量新鲜正常血浆，包括白蛋白和晶体溶液。成人每次清除血浆 1 000~1 500 mL，1~2 次/周，一般 5~10 次为一疗程。

【不良反应】

1. 枸橼酸中毒　有 10%~15% 的患者发生中毒症状，由于血浆交换输入较多的枸橼酸，后者与血中钙结合引起低血钙，表现口唇周围发麻、恶心、呕吐、震颤、手足抽搐及心律失常（室性或室上性心动过速），经补充钙剂可缓解症状。

2. 血容量减少或低血压　因体外循环需要较多血容量，故血浆分离过程中可产生血容量减少或低血压，轻者心动过速、出汗、恶心、耳鸣等症状，重者晕厥发作或心脑梗死。要求采血速度不宜过快，充分补液，适当补充胶体物质，纠正不良反应。

3. 变态反应　新鲜冰冻血浆含有各种异性蛋白，变态反应难免，应在血浆交换时用抗组胺药或肾上腺皮质激素对抗。

4. 其他　可见出血倾向、血清性肝炎等。

血浆置换虽然存在上述不良反应，只要严格按操作规程，采取必要防治措施，该疗法通常安全，但因费用昂贵，必须严格掌握适应证。

二、免疫吸附

免疫吸附（immunoadsorption，IA）是在血浆置换的基础上发展起来的血液净化新技术，是通过体外循环，利用高度特异性的抗原-抗体免疫反应除去血浆中的致病因子或利用有特定物理化学亲和力的吸附材料除去血浆中与免疫有关的致病因子，从而达到净化血液、缓解病情的目的。尽管其费用比较昂贵，却是抢救患者的有效治疗方法之一。

免疫吸附与血浆置换比较的优势：①选择性更强，葡萄球菌 A 蛋白（staphylococcal protein A，SPA）对血浆中抗体及免疫复合物的清除选择性强，对凝血系统及正常血浆成分影响小，不影响药物治疗效果。②清除效率高、不良反应小，单次免疫吸附清除的抗体量是血浆置换的 2~3 倍。③无须补充置换液，杜绝了输血反应及各种血源性传染病发生的可能性。④更加经济。

【适应证】　免疫吸附法治疗 MG 主要用于经泼尼松、免疫抑制剂治疗无效的难治性患者、因药物不良反应及并发症难以继续用药的患者、胸腺摘除前后 1 年内肌无力症状明显危重的患者。

【操作方法】　基本操作流程是将患者血液引出体外，建立体外循环并抗凝，血液流经血浆分离器分离出血浆，将血浆引入免疫吸附器与免疫吸附剂接触，以选择性吸附的方式清除致病物质，然后将净化的血浆回输患者体内。有的免疫吸附装置不需要分离血浆，而可直接进行血液灌流式免疫吸附治疗。

目前，用来治疗 MG 的免疫吸附剂配体为葡萄球菌 A 蛋白，是一种金黄色葡萄球菌细胞壁蛋白，可与免疫球蛋白分子及循环免疫复合物（circulating immune complex, CIC）的 Fc 段特异性结合。治疗量以血浆容量（plasma volume, PV）为单位（每个血浆容量相当于治疗个体全部血液中的血浆容量，根据治疗个体性别、体重、身高及血细胞比容，由下列公式计算得出），一般治疗 3 个血浆容量，可清除 IgG 80%~90%。另外，SPA 还可与 AChR-Ab、抗 HLA 抗体等结合，对血浆白蛋白几乎无影响。

血浆容量计算公式为：

男性　PV（mL）=（2 317×L+910×W-1 709）×H/5 712

女性　PV（mL）=（40 151×L+814×W-4811）×H/61 178

其中，PV=血浆容量（mL），H=100-（191×Hct），Hct=血细胞比容，L=身高（cm），W=体重（kg）。

由于使用的血浆分离器和吸附柱类型不同，吸附过程中采取的灌流速度也不一致，因此每次吸附血浆容量应依据病情而定，一般为 1~4 L，有报道 MG 患者每次进行免疫吸附的血浆容量以 2 L 为宜。

【并发症及注意事项】　免疫吸附治疗过程中最常见的并发症有感染、出血、低血压等，偶有对体外循环管路或吸附装置过敏者，对症治疗多能缓解。但应注意，服用血管紧张素转化酶抑制剂（angiotensin converting enzyme inhibitor, ACEI）的患者使用此法时，有时会使缓激肽介导的不良反应更容易发生，有血压下降甚至休克的危险，应避免同时使用。在治疗前 72 h 内尽量避免应用 ACEI 类药物。

免疫吸附治疗可快速清除血液中疾病相关的致病物质，但不能抑制患者体内的再生和负反馈调节机制作用，B 淋巴细胞可补偿性增生而产生自身抗体，血管外的致病物质也部分移入血管内，患者体内自身抗体水平有重新升高的趋势，病情也有反复的可能。故免疫吸附治疗一定要同时配合药物使用，从源头上抑制体内异常致病物质的产生，才能巩固疗效。此外为预防"反跳"，一般需要采取定期多次的免疫吸附治疗方案，才能获得最大疗效。

由于吸附治疗时间较长，采用动静脉瘘或深静脉（颈静脉或股静脉）留置导管建立体外循环，可采用低分子肝素抗凝。治疗前后管路、吸附柱、血浆分离器均应用生理盐水进行充分预冲。另外，应准备各种抢救药品及物品、心电监护仪及氧气等。

免疫吸附治疗并非自身免疫性疾病的常规首选治疗，受技术条件限制，目前严格的多中心随机对照临床研究较少，缺乏级别较高的循证医学证据。

第三节　干细胞移植

目前，临床上治疗 MG 多采用免疫抑制剂治疗的方法，但反复多次用药容易导致机体耐受，并且免疫抑制剂具有很多不良反应。因此，迫切需要寻找一种新的治疗途径、新的治疗药物来替代免疫抑制剂的使用。而干细胞应用于治疗自身免疫性疾病也被越来越多的人研究，为治疗 MG 带来了很大希望。

一、自体外周血干细胞移植治疗

对 MG 患者采用超大剂量放疗或化疗，使机体达到过度免疫抑制或免疫去除，然后回输经体外免疫净化处理过的造血干细胞，重建患者的免疫和造血功能，以达到纠正患者自身免疫功能紊乱的目的。干细胞移植可以起到免疫重建的作用。研究证实，干细胞移植可使一些难治性 MG 患者病情得以缓解，此疗法的缓解机制为：移植后新建的免疫系统并未暴露于原先疾病启动因子，所以不发生自身免疫反应；抑制性细胞的产生或输入；移植后机体对自身抗原决定簇产生耐受，导致无反应性或自身反应成分的下降。然而，目前对于移植后 MG 复发的机制不太清楚，推测可能与患者经预处理后体内尚存留有成熟淋巴细胞（尤其记忆性 T 淋巴细胞）导致针对自身抗原产生免疫应答有关，或者干细胞本身缺陷及患者疾病易感性的重新建立有关。

目前，自体外周血干细胞移植治疗 MG 尚处于临床研究阶段，迄今为止，国外仅有 4 例干细胞移植治疗 MG 的报道。Salzman 等于 1994 年对 1 例合并非霍奇金淋巴瘤的 MG 患者进行自体外周血干细胞移植治疗，获得成功。随访 250 d，MG 无复发。Euler 等于 1996 年报道了 1 例合并卵巢癌及桥本甲状腺炎的 52 岁女性 MG 患者，其在大剂量化疗后进行 2 次自体外周血干细胞移植，疗效不理想。复发原因可能与移植未进行纯化处理而使得回输干细胞中的 T 淋巴细胞针对自身抗原产生免疫应答有关，或者是干细胞本身缺陷的缘故。随访时间最长的是 Iwasaki 等于 2002 年报道的 1 例 45 岁男性 MG 患者，经自体外周血干细胞移植后已经维持了 2 年无复发。这例移植的成功不仅得益于超大剂量化疗后进行的移植，而且与联合应用了 2 个疗程化疗、外科手术和放疗有关。Schulenburg 等于 2002 年报道了 1 例进行自体外周血干细胞移植的 MG 患者，移植后随访 6 个月，临床缓解。

国内最近几年也有应用自身外周血干细胞移植治疗 MG 的报道。广西医科大学第一附属医院于 2003 年 9 月、12 月和 2004 年 3 月分别对 3 例 MG 患者进行自体外周血干细胞移植治疗。3 例患者的病情均非常严重，1 例发生过 3 次危象，1 例发生过 1 次危象，1 例为肌萎缩型。3 例均经溴吡斯的明、肾上腺糖皮质激素、免疫抑制剂等治疗，1 例还做过胸腺切除术，属于经一般治疗效果都不好的难治性 MG。安徽省立医院分别于 2005 年 8 月和 2006 年 11 月收治 2 例 MG 患者，男、女各 1 例，按美国重症肌无力基金会（MGFA）临床分型标准分别为 Ⅲb 型、Ⅲa 型。经服用拟胆碱药和多种免疫抑制药均不能控制症状，均采用了干细胞移植治疗。1 例随访 30 个月，不需服用药物，肌力仍正常；另 1 例移植 5 个月后死于间质性肺炎引起的呼吸衰竭。

目前，干细胞移植治疗 MG 的病例不多，所发现的相关毒性也少，但从其他干细胞移植治疗的病例来看，其相关不良反应有感染（病毒性、细菌性、真菌性）、出血、间质性肺炎、心脏不良反应等及远期并发症如甲状腺功能低下、继发肿瘤、白内障、性腺功能低下、儿童发育迟缓等。

干细胞移植为治疗难治性 MG 提供了新的治疗方法。由于干细胞移植用于治疗 MG 还处于起步阶段，国内外所有的报道数量也十分有限，所以无法对此疗法进行有意义的数据统计以数字化评估其有效性。虽然干细胞移植用于临床治疗 MG 的时间还不长，大部分的患者随访时间比较短暂，而且有 MG 复发的报道，但是这种方法从总体来讲是安全有效的，具有良好的应用前景。

二、间充质干细胞治疗

间充质干细胞（mesenchymal stem cell，MSC）是一种存在于间质组织的成体干细胞。生理状态下，MSC 可以向下分化如脂肪细胞、软骨细胞等，以补充凋亡的组织细胞；病理状态下，MSC 在细胞因子的诱导下，可以迁移到炎症或损伤部位，通过释放细胞因子和细胞间的相互接触，发挥修复损伤和免疫调节的作用。骨髓中的 MSC 在静息状态下，包绕在造血干细胞周围，和其他组织形成一个干细胞龛，以保持干细胞的干性。而在病理或者异常情况时，MSC 离开造血干细胞，使造血干细胞处于增殖分化状态。MSC 可以分泌各种细胞分子，如细胞间黏附分子 1（intercelluar adhesion molecule，ICAM-1）、胶原蛋白（collagen）、钙黏素（cadherin）等与细胞间相互作用相关的分子，还可以分泌前列腺素 E_2（prostaglandin E_2）、吲哚胺 2，3-双加氧化酶（indoleamine 2，3-dioxygenase，IDO）等参与免疫调节的分子。研究发现，MSC 可以抑制 T 淋巴细胞的增殖和活化，不管是异体抗原，还是非特异性的丝裂原刺激 T 淋巴细胞，MSC 均能使 T 淋巴细胞无能。MSC 也可以调节其他的免疫细胞，如 MSC 可以调节抗原提呈细胞、树突细胞（dendritic cell，DC）和自然杀伤细胞（natural killer cell，简称 NK 细胞）的活性，还可以抑制 B 淋巴细胞的增殖和分化。MSC 的免疫调节作用已经在许多自身性免疫疾病模型和临床试验中得到了证实。

于靓霞等（2011 年）通过人骨髓 MSC 小剂量静脉输注能够缓解 MG 鼠的临床评分，使实验性自身免疫性 MG 大鼠的临床肌无力症状得到明显改善。但将干细胞移植治疗 MG 应用于临床，尚需更多研究结果的验证。

第十章 外科治疗

1901 年，人们在为一名恶性胸腺瘤患者做胸腺切除术后发现他所合并的肌无力症状也在手术后随之缓解并消失了。1912 年，国外有人切除胸腺用来治疗 MG，取得了较为满意的效果。1939 年，Blalock 成功经胸骨正中劈开单纯胸腺摘除术治疗 MG，并为手术治疗该病提供了理论基础。从此以后，越来越多的事实证明了胸腺切除术在治疗 MG 中的作用。胸腺切除与单纯药物治疗对比，前者明显优于后者。临床研究证实胸腺切除后 5 年，MG 缓解和改善率可达 90%。现在胸腺切除术已被国内外公认是一种治疗 MG 较为有效的方法，其长期有效率达 80% 以上。近年更进一步认识到，MG 一经确诊，应该及早手术切除胸腺，病程越短，手术近、远期疗效就越好，而病程越长，疗效越差。

第一节 手术适应证与禁忌证

目前，胸腺切除治疗 MG 的手术适应证与禁忌证尚无统一标准，张清勇课题组根据相关临床研究及自己临床经验提出如下观点。

（1）15%~20% 的 MG 患者合并胸腺瘤，对合并有胸腺瘤的 MG 患者均应手术治疗。

（2）成人眼肌型 MG 患者，若病情药物控制不佳或进行性加重，则应手术治疗。而儿童眼肌型 MG 患者，因胸腺在免疫系统的发育中起重要作用，故不宜采用手术治疗，而应以药物治疗为主。

（3）年龄在 30~40 岁的女性，病程短、病情轻且伴胸腺增生的全身型 MG 患者，应采用手术治疗。

（4）病情进展迅速，胆碱酯酶抑制药效果满意的 MG 患者，不管 AChR-Ab 滴度是否增高，均可做胸腺切除。美国神经病学学会质量标准委员会对胸腺切除术的效果进行了评价，在 MG 发展的自然过程中，早期行胸腺切除术比晚期更有价值。

（5）肌无力危象的患者一般不宜手术治疗，应先药物治疗，待症状控制后再手术，可以减少术后危象的发生。若药物治疗效果不佳，病情无法稳定也可以手术。

（6）对于年龄大于 70 岁、严重肺功能不全、妊娠的 MG 患者则不应手术。

（7）全身型的 MG 患者先药物控制症状后再手术治疗，可减少术后肌无力危象的发生率。

第二节 手术时机选择

MG 患者随机体免疫力的变化症状可有起伏，并常因劳累、用药不当、感染、营养不良及手术创伤等而加重，乃至发生肌无力危象。这类患者原则上不应紧急手术。因此，需要对 MG 患者临床症状加以分型，以指导手术时机的选择、预测危象的发生。

1958 年，Osserman 首次提出 MG 分型，以后经过改良，但都缺乏客观的评定指标，不利于临床观察与比较。2000 年，MGFA 推出了基于定量测试的临床分型与定量评价，体现了 MG 患者受累肌群的选择性及临床症状的严重程度，适用于病情轻重和诊治疗效的比较。胸腺切除并前纵隔脂肪清扫术是治疗 MG 的首选方法，而肌无力危象是术后最严重的并发症。Osserman 分型和 MGFA 分型基于内科治疗和管理 MG。使用这 2 种分型方法无法对手术适应证及时机进行选择，不能预测和降低围手术期肌无力危象的发生。为此张清勇课题组通过长期的临床实践总结，提出了 MG 新的外科分型和分期标准（表 10-1、表 10-2，本章使用分型均为该标准），以指导手术时机的选择及预测危象的发生，对 IV 型及以上的 MG 患者待其病情稳定后即患者处于稳定或缓解期再手术，结果有效降低了术后危象的发生率。该小组曾于 2005 年总结了 1993 年 6 月至 2002 年 5 月手术治疗 MG 患者 365 例，通过综合管理措施，尤其是良好的围手术期管理，MG 患者手术后危象发生率和危象死亡率分别是 9.9%、8.3%，较同期国内文献报道的 16%~25% 及 17%~45% 有了很大的提高和改善。临床观察发现，女性 MG 患者在月经期病情易加重，甚至发生危象，因此手术应选择避开月经期。

表 10-1　张清勇 MG 外科分型标准

分型	临床表现
I 型（轻型）	眼肌型，仅眼部肌群受累，用胆碱酯酶抑制药治疗效果明显
II 型（中型）	全身性多肌群受累，但无呼吸肌受累，药物治疗后症状可部分缓解，影响劳动
III 型（重型）	全身性多肌群受累，但无呼吸肌受累，药物治疗效果不佳，生活不能自理
III a 型	发病时间长，病情进展慢
III b 型	发病时间短，病情进展快
IV 型（潜在危象型）	曾有过胸闷或呼吸困难症状，但无发生肌无力危象病史
V 型（危象型）	正处于或有急性呼吸困难肌无力危象病史

表 10-2　张清勇 MG 外科分期标准

分期	临床表现
发作/进展期	临床病情在短期内迅速加重或在稳定一段时间后又加重
稳定/缓解期	临床病情在一定时间内稳定或缓解

第三节　术前准备

MG 患者在术前应做好充分的准备，可大大增加手术的安全系数。术前应对患者全身各系统进行详细检查以综合判断病情和手术效果，同时积极治疗呼吸道感染，积极调整胆碱酯酶抑制药和（或）类固醇药物的用量，可使患者较早达到稳定期，同时可减少术后并发症，降低危象的发生率及死亡率。

一、术前常规检查项目

术前常规项目检查包括血、尿常规，肝、肾功能检查，血清电解质及乙型肝炎表面抗原测定等。

二、常规胸部 X 射线摄片、CT 或 MRI 检查

常规胸部 X 射线摄片、CT 或 MRI 检查可以确定有无胸腺瘤的存在，明确胸腺瘤的大小和与邻近器官的关系，了解胸腔的大小。

三、应用胆碱酯酶抑制药

应用胆碱酯酶抑制药控制症状，可以口服溴吡斯的明片（60～180 mg/次，从早晨6时至晚上9时，每3 h一次，6次/d），症状严重者，可适当增加剂量，调整服药时间和次数。

四、应用肾上腺皮质激素

对于Ⅲ～Ⅴ型MG患者，若症状控制不佳，可给予肾上腺皮质激素治疗。一般采用大剂量冲击，药物发挥作用快，术前每日给予泼尼松（1 mg/kg，1次/d，晨起顿服），术后根据患者病情再逐步减量。

五、肺功能检查

由于MG患者呼吸肌功能减弱等原因，常引起肺通气功能障碍。检查肺功能，以了解MG患者术前肺功能情况。

六、术前用药

手术开始前肌内注射新斯的明1 mg和阿托品0.5～1 mg。术前不用镇静剂。

第四节　麻　醉

本节仅讨论MG患者行胸腺（瘤）切除术的麻醉管理。

一、麻醉前准备

麻醉前应重点检查有无延髓支配肌群受累，有无咀嚼、吞咽困难及构音障碍，有无呼吸肌麻痹；导呕反射是否健全，观察吐出的能力，以及咳嗽力量。多数患者须做肺功能检查，用以指导术后是否需要机械呼吸支持。同时患者病情调整至稳定期再行手术麻醉更安全。

二、麻醉前评估

麻醉前应对 MG 患者的病情进行仔细评估，包括性别、年龄、发病时间、病程、营养状况、治疗情况、肌无力的程度及对呼吸的影响等。根据张清勇课题组提出的 MG 临床分型标准（表 10-1），Ⅰ 型及 Ⅱ 型患者麻醉与非 MG 患者差别不大，一般比较平稳；对于 Ⅲ ~ Ⅴ 型患者，应严密观察病情变化，以便尽早发现、及时治疗 MG 危象；尤其对于 Ⅳ 型有过胸闷或呼吸困难症状但全身症状不典型者更应给予足够重视。MG 患者胸腺切除术后需要呼吸支持的危险因素包括：①MG 病程>6 年；②术前 48 h 内，溴吡斯的明用量>750 mg/d；③合并有慢性呼吸系统疾病；④术前肺活量<2.9 L；⑤如果年龄>60 岁，肺活量<2 L，有延髓性麻痹、呼吸肌麻痹及存在胸腺肿瘤等，即应视为术后易发生呼吸功能不全的高危患者。术前借助肌肉松弛监测仪测试神经肌肉传递功能也有助于了解肌无力的程度，为合理选用肌肉松弛药提供依据。

三、麻醉前用药

麻醉前镇静剂的使用应以能镇静又不抑制呼吸为原则，保持患者情绪稳定；为减轻应用胆碱酯酶抑制药所致的毒蕈碱样反应，麻醉前常规给予足量阿托品拮抗，防止术中迷走神经张力过高导致心率抑制，甚至心搏骤停；术前连续使用激素的患者，麻醉诱导后应给予补充适量激素。

四、麻醉方法选择

MG 患者尤其是 Ⅲ ~ Ⅴ 型患者多体质较差，呼吸和循环功能的储备能力较低，术后易发生呼吸功能的延迟恢复，处理不当者甚至可发生肌无力危象。麻醉选择要求：对呼吸和循环功能影响较小，术后清醒快，肌力及呼吸功能恢复快。目前以选择全身麻醉或硬膜外麻醉+全身麻醉为多。硬膜外麻醉+全身麻醉具有较完善的局部镇痛和肌肉松弛作用，并能降低应激反应。但是无论选用哪种麻醉方法，都应尽量做到用最小量麻醉剂达到最佳麻醉效果。

五、麻醉药物选择

所选择的麻醉药物应对呼吸道无刺激性，无呼吸抑制作用或作用较轻，无箭毒样作用，诱导迅速，苏醒快等。吸入麻醉剂有箭毒样作用，可能增强术后的呼吸麻痹，该作用的强度依次为异氟醚>安氟醚>氟烷>氧化亚氮，应控制其用量。小量氯胺酮由于可兴奋交感神经，并使血液中儿茶酚胺浓度升高，故有兴奋心血管系统的作用，且氯胺酮无肌松作用，止痛效果好，麻醉诱导时选用氯胺酮可使麻醉诱导期循环功能更加平稳，麻醉维持亦可应用。据报道，麻醉诱导使用舒芬太尼联合丙泊酚和气管内表面麻醉，可获得满意的气管插管条件，避免使用琥珀胆碱和非去极化肌肉松弛药，可明显降低术后带管和术后呼吸支持的发生率。

六、肌肉松弛药选择

1. 去极化肌肉松弛药　琥珀胆碱因反复使用出现"Ⅱ相阻滞"，其阻滞程度和阻滞时间明显延长。近年来，国内多数麻醉学者已不选用去极化肌肉松弛药。

2. 非去极化肌肉松弛药 MG 患者对此类药特别敏感，即使是局限于眼部的轻度肌无力，尽管正常受体的数量尚可维持神经肌肉传递，但其"安全阀"减损，犹如注入"预注剂量"的肌肉松弛药。据报道，很小剂量的肌肉松弛药（维库溴铵 1~2 mg/70 kg，阿曲库铵 3~5 mg/70 kg）就可导致肌肉松弛。目前用于 MG 的非去极化肌肉松弛药主要推荐阿曲库铵。过去曾认为 MG 对非去极化肌肉松弛药十分敏感，应视为禁忌，但文献认为适量应用还是安全的。阿曲库铵常用诱导剂量为正常诱导剂量的 1/5~1/4 或正常 ED_{95}（95%的有效药物剂量）的 40%~50%，且起效时间与正常人相比无明显延长。麻醉维持中，在肌肉松弛监测仪的检测下可适量追加肌肉松弛药，追加指征是"四个成串刺激"（train of four, TOF）出现第四个反应或肌颤搐高度恢复至对照值的 25%，追加剂量为诱导剂量的 1/4。阿曲库铵主要通过霍夫曼消除反应（Hofmann elimination）代谢，不依赖酶解，不通过再分布和肝、肾排泄，可用于合并有肝肾疾患者，然而霍夫曼消除反应却有赖于正常的体温和体液 pH 值。

七、麻醉中管理

所有患者术中均维持满意的麻醉深度，术后也无不良记忆及痛感；使用硬膜外麻醉应控制好麻醉平面，避免对呼吸循环造成不良影响；MG 手术中由于术前使用了胆碱酯酶抑制药，呼吸道分泌物增多，定时吸痰、保持呼吸道通畅是预防危象发生的关键之一。

麻醉用药禁用肌肉松弛药（如箭毒）、β 受体阻滞药（如心得安）、去极化药（如氨酰胆碱）、膜稳定药（如普鲁卡因、利多卡因、奎宁）、具有呼吸抑制作用的止痛药（如吗啡等）及某些具有突触阻滞作用的抗生素（如庆大霉素、链霉素、新霉素、卡那霉素、多黏菌素、金霉素等），以免加重 MG 患者的呼吸困难，诱发肌无力危象。

八、麻醉恢复期处理

术毕使用非去极化肌肉松弛药肌力恢复不满意时，可静脉注射新斯的明 0.02~0.04 mg/kg（同时静脉注射阿托品 0.01~0.02 mg/kg）。由于机体各种肌群的神经肌肉阻滞恢复率不同，在外周神经刺激下，神经肌肉阻滞恢复良好而与维持呼吸道通畅直接有关的颈部、舌咽、喉肌仍出现软弱无力，这种现象在 MG 患者中更为常见。那些术前即有延髓性麻痹及呼吸肌麻痹的患者，甚至可能出现外周肌群肌力完全恢复却仍不易保持呼吸道通畅及正常的自主呼吸。

手术行气管插管者，术毕拔出气管插管的指征为：患者完全清醒，抬头能坚持 5 s，最大吸气压（maximum inspiratory pressure, MIP）>20 cmH_2O，潮气量（tidal volume, VT）>10 mL/kg，术后呼吸频率<20 次/min，脱开呼吸机后呼吸空气 5~15 min，外周血氧饱和度（SpO_2）稳定在 95%以上、TOF 比值（T_4/T_1）>75%。对延迟拔管患者强调维持术前胆碱酯酶抑制药与激素的治疗时应经鼻饲给药，避免了胆碱酯酶抑制药用量不当引发的 MG 危象。

在麻醉恢复期，MG 患者呼吸衰竭除其他因素外，麻醉医生可控制的原因为：①肌肉松弛药的残余作用；②患者术中大剂量使用芬太尼亦有明显的蓄积作用而导致术后呼吸抑制延长。

气管插管拔除后，应密切监测患者的生命体征，特别注意是否有呼吸窘迫及呼吸道梗死，应及时清除呼吸道分泌物，避免感染。

第五节　胸腺切除的原则和范围

胸腺是人体的重要中枢免疫器官，在 MG 的发生、发展中起着重要作用。临床研究表明，MG 患者 80%～90% 伴有胸腺异常病理学改变，其中 70% 伴有胸腺增生，10%～20% 合并胸腺瘤，少部分为胸腺萎缩或脂肪化。胸腺病变类型与患者的治疗和预后密切相关，伴有胸腺瘤的 MG 患者预后较胸腺增生差，尤其是恶性胸腺瘤患者。因此，应用有效的影像学检查手段，准确判断胸腺病变性质，对指导临床制订及时有效的治疗方案具有重要意义。

一、胸腺的应用解剖

正常胸腺的位置、形态、大小和重量的变化存在着不同年龄段的差异和相同年龄段的个体差异。

（一）胸腺的位置

正常胸腺多位于胸腔前上纵隔区，其前方紧贴胸骨后缘，后方附于升主动脉前缘至头臂动脉区域（图 10-1）。偶尔胸腺会异位于后纵隔、膈肌、肺门、心包、甲状腺下极等处。

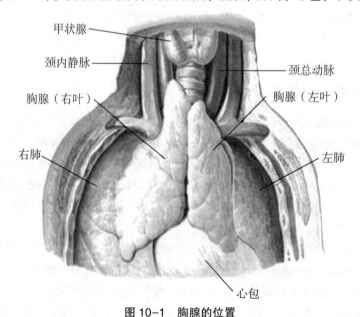

图 10-1　胸腺的位置

（二）胸腺的形态

胸腺一般分为不对称的左、右两叶，质柔软，呈上尖下宽的锥体形或窄长形，前面略凸，后面微凹，前后稍扁，两叶间借结缔组织相连。胸腺在冠状位呈"U"字状，横断位多呈方形，矢状位则呈倒置三角形或楔形。

胸腺有明显的年龄变化，在新生儿及幼儿时呈四边形，两侧缘外突，组织内含水分较多，而脂肪较少；至儿童和青少年时期演变为三角形或双叶状，且逐渐被脂肪组织代替，这种变化在 30 岁之前较突出。

（三）胸腺的血供

胸腺的血供主要来源于胸廓内动脉分支，并汇入左头臂静脉或胸廓内静脉。

（四）胸腺的大小与重量

在新生儿及幼儿时胸腺相对较大，重 10~15 g；随年龄增长，胸腺继续发育，性成熟后胸腺发育至最高峰，重达 25~40 g。此后胸腺逐渐萎缩退化，至老年仅 10~15 g。

判断胸腺大小的方法有多种，其中在轴位像上的厚度是较为敏感的指标，胸腺的厚度随着年龄增加而减少，国内有关正常胸腺测量的参考值为：儿童平均厚度 14 mm，20 岁以前可达到上限 18 mm，成年人胸腺厚度不应大于 13 mm。

二、胸腺切除的原则

MG 胸腺切除的原则是完整切除胸腺组织并清除前纵隔脂肪组织，原因是其内含有小的但功能可能与原位胸腺相同的异位胸腺组织（图 10-2）。若 MG 患者合并有胸腺瘤，亦应尽量完整切除胸腺肿瘤（参照胸腺瘤切除术的有关内容）。

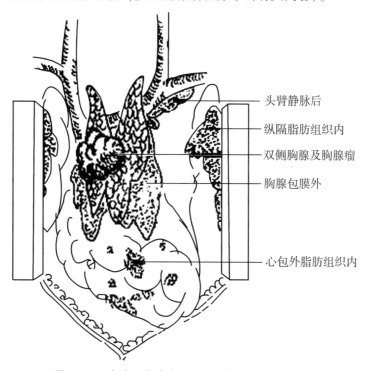

头臂静脉后

纵隔脂肪组织内

双侧胸腺及胸腺瘤

胸腺包膜外

心包外脂肪组织内

图 10-2 胸腺、胸腺瘤及异位胸腺的手术切除部分

三、胸腺切除的方式与范围

胸腺切除手术有单纯胸腺切除、扩大胸腺切除及最大胸腺切除三种。

1. 单纯胸腺切除术　顾名思义只做胸腺切除，一般不主张此术式。

2. 扩大胸腺切除术　切除的内容包括胸腺、胸腺旁组织及纵隔内脂肪组织。胸腺外脂肪清扫的范围，上界到甲状腺，两侧到膈神经，下界到心包和纵隔胸膜。这是最标准的术式。

3. 最大胸腺切除术　将胸腺组织及脂肪组织和淋巴组织做最大限度地切除，从而达到临床最大疗效。

第六节　手术入路及步骤

一、胸骨正中切口入路

经胸骨正中切口入路切除胸腺为胸腺切除的经典术式。此手术方式术野暴露充分，不仅能完整切除胸腺组织，同时也能清除前纵隔脂肪组织，达到彻底治疗的目的，症状缓解率可高达70%～96%，在临床得到广泛应用。但其创伤大，若术前使用激素，切口和胸骨感染机会较高，从而导致切口愈合不良。其手术步骤如下。

（1）患者平卧位，全身麻醉，经口气管插管，肩下垫枕，常规消毒、铺巾。

（2）对男性患者，在胸骨正中做一短的垂直皮肤切口。女性患者，除可采用与男性患者相同的切口外，亦可采用乳房上或乳房下皮肤横切口。注意保持切口中点在胸骨正中位置。

（3）将皮肤向头侧和脚侧充分牵拉暴露胸骨，在胸骨上切迹处或剑突处将胸骨向上提起，然后用锯将胸骨正中劈开，充分显露颈根部和胸腺下部。

（4）用撑开器撑开胸骨，将纵隔胸膜轻轻向两侧推开（注意尽可能不进入胸腔，即使进入也不会造成严重并发症），即可见位于前纵隔呈褐黄色的胸腺。将胸腺两下极提起，从下极开始，采用钝、锐相结合的方法分离。解剖并结扎胸腺静脉使其与头臂静脉分离，游离胸腺两上极，妥善处理两侧胸腺的动脉血管，将胸腺完整摘除。切除上至颈部、下至心膈角、两侧至膈神经的纵隔脂肪组织，彻底止血。

（5）胸骨后置多孔引流管一根，如纵隔胸膜已破或大量脂肪组织须清扫时不能保留纵隔胸膜（多在右侧），可于右胸第7、8肋间置胸腔闭式引流管1根，不须放置胸骨后纵隔引流管。

（6）常规关闭胸骨及皮肤切口。

二、颈部横切口入路

经颈部横切口入路切除胸腺的术式具有美观、住院时间短等优点。但是其不适合合并胸腺瘤的患者，且此切口入路可因撕破左头臂静脉而引起出血，亦应做好胸骨正中切口的准备，故现在已少用。其手术步骤如下。

（1）患者平卧位，全身麻醉，经口气管插管，肩下垫枕，头枕部置环形垫，常规消毒、铺巾。

（2）在胸骨切迹上 2 cm 水平做一弧形皮肤切口，外侧达双侧胸锁乳突肌内侧缘，切开颈阔肌，在颈阔肌下游离皮瓣，上达甲状软骨水平，下抵胸骨切迹平面。紧靠甲状腺下极包膜外水平游离胸腺两上极，并以丝线将其顶端结扎。向前牵开胸腺上极，钝性分离胸腺后表面，向下直到左头臂静脉，一般胸腺两上极在左头臂静脉的前方进入胸腔，偶尔左上极在头臂静脉的后方下降，右上极在头臂静脉的前方进入胸腔，一旦确认两上极在静脉前方，示指可沿胸腺表面进入纵隔，钝性分离胸腺前方的组织，随着胸腺两上极向前方牵开，用卵圆钳钳夹纱布块压迫头臂静脉使之向头侧转动，暴露出胸腺静脉，结扎并切断。从右侧胸膜处解剖胸腺右外界，并游离出胸腺右下极，接着游离胸腺的左边界与左侧胸膜，并游离出胸腺左下极，完整切除胸腺，并清除上至颈部、下至心膈角、两侧至膈神经的纵隔脂肪组织。彻底止血。

（3）缝合颈阔肌及皮肤，胸骨后引流管从胸骨上缘皮肤戳孔引出体外。

三、电视胸腔镜入路

电视胸腔镜术式强调的是微创，借着数个小切口连接与电视影像相结合的内视镜，使手术在微小的切口下完成。此术式创伤小、美观、并发症少，而且缩短疗程及康复时间，但是不适合合并直径大于 5 cm 或明显外侵的胸腺瘤患者，而且术中应做好中转开胸的准备。其手术步骤如下。

（1）患者仰卧，一般选择右侧，右侧垫高 30°体位，气管内插管，单肺通气，常规消毒、铺巾。

（2）做 3 个胸壁小切口（分别在腋中线至腋后线第 5 肋间、腋前线第 4 肋间和腋中线第 3 肋间），置操作套管，分别放入胸腔镜、抓钳和电钩或其他胸腔镜器械，常规探查胸内情况。

（3）将萎陷的肺向下牵拉，显露前纵隔，从胸腺下极开始，沿膈神经前缘向上解剖，剪开纵隔胸膜，采用钝、锐相结合的分离方法，向左侧及后方分离，将胸腺组织从心包及胸骨面游离，从胸腺后向上解剖，游离出胸腺静脉，结扎并切断，继续向上分离至颈根部，结扎并切断胸腺动脉，游离出胸腺上极，完整切除胸腺。

（4）胸腺切除后，通过肋间隙较大的前套管处取出，并清除前纵隔脂肪组织，彻底止血后，置入胸腔引流管一根。直视下膨肺，关闭套管口。

注意事项：①注意避免血管损伤，在游离胸腺前方时须注意勿损伤由胸廓内动脉及静脉发出的血管分支，在游离胸腺后方时注意勿损伤头臂静脉及胸腺回流的小分支。如出现大血管损伤大出血，切忌用内镜钳盲目钳夹，应马上用夹有纱布块的圈钳压迫出血处，同时紧急延长切口，改直视下止血。②避免胸腺切除不完全。由于胸腺组织较脆，在钳夹和牵拉过程中容易破碎断裂，其中以胸腺上极最容易断裂遗漏。因而在操作及牵引时须轻柔，切忌粗暴。切除胸腺后，要仔细检查标本是否完整。必要时经双侧胸腔入路做更彻底清扫。

四、横断胸骨第 2 肋间小切口入路

张清勇课题组采用横断胸骨第 2 肋间小切口行胸腺切除术治疗 MG，已经过了 20 年的临床验证。此术式创伤小，出血少，术后肌无力危象的发生率低，住院时间短，住院费用低，技术难度不大，无须特殊手术器械，安全有效且美观，但是不适合合并巨大胸腺瘤的患者。其手术步骤如下。

（1）患者仰卧位，全身麻醉，单腔气管插管，肩部垫高，于前胸第 2 肋间水平做横切口，长 6~10 cm，依次切开皮肤、皮下组织及胸大肌达胸骨骨膜、肋间肌层面，切开肋间肌并于胸骨柄外缘约 1 cm 处游离、结扎胸廓内动静脉，用线锯横行锯开胸骨柄，骨膜用电凝止血，骨髓腔用骨蜡填塞止血后，用小开胸器逐渐撑开胸骨，暴露位于前上纵隔的胸腺组织。

（2）采用钝、锐相结合的分离方法将胸腺与心包及纵隔胸膜分开。先从胸腺两下极开始游离，然后将两下极向头侧翻转，由下向上采用钝、锐相结合的方法分离胸腺，胸廓内动脉发出的胸腺动脉小分支一般不需特殊处理，电凝止血即可。分离胸腺背面上段时应谨慎操作，避免损伤左头臂静脉和胸腺静脉。分开胸腺、甲状腺韧带，将胸腺颈内部分连同胸腺体部一起切除。

（3）在纵隔内寻找切除上至颈部、下至心膈角、两侧至膈神经的纵隔内脂肪组织。分离过程中须注意辨认、保护膈神经，同时尽量保持两侧纵隔胸膜的完整。

（4）术毕胸腺床仔细止血，于前纵隔置引流管行负压吸引，如纵隔胸膜已破，应于肋间放置闭式引流管。用钢丝缝合胸骨断端，肋间用双 10 号丝线结扎，逐层缝合肌肉、皮下组织及皮肤。

第七节　影响手术效果的因素

一、性别

有人认为 MG 手术疗效女性优于男性，但大多数人认为手术疗效与性别无关。

二、年龄

刘锟等人认为 11~40 岁年龄组的有效率高于 <11 岁组和 >40 岁组，<11 岁患者手术疗效欠佳，可能是由于胸腺处于发育期，参与免疫作用大于胸腺对 MG 的致病作用；>40 岁者手术有效率低，可能与伴有胸腺瘤的患者比例偏高，特别是恶性胸腺瘤偏多、手术彻底切除率低有关。因此儿童患者应尽可能药物治疗，到青春期后再考虑手术治疗。

三、术前病程

张其刚认为术前病程越短，术后疗效越好，术前病程 ≤1 年的患者有效率高于 >1 年的患者。目前认为其主要原因是术前病程越长，自胸腺组织进入血液循环和移居至周围

淋巴器官的特异性免疫细胞越多，致病作用持续的时间可能会越长。因此 MG 患者一旦明确诊断，应尽早手术治疗。

四、胸腺病理

张其刚报道的胸腺瘤 90 例、胸腺增生 46 例，术后疗效观察发现，胸腺增生患者在术后 1 年内症状改善和缓解迅速，1 年后趋于平缓。胸腺瘤患者术后则呈持续缓慢的改善和缓解。术后 2 年，两者疗效无明显差别。提示 MG 患者术后影响疗效的主要因素为胸腺的切除和前纵隔脂肪内异位胸腺的清除，因两组患者均行胸腺切除和异位胸腺清除，因此疗效的差别并不明显。大多数的 MG 患者伴胸腺增生，胸腺是产生 AChR-Ab 的主要部位，故手术疗效较好。胸腺增生患者有效率高达 73.1%，胸腺瘤患者有效率高达 63.7%，而正常胸腺的 4 例患者中 3 例手术无效，1 例症状未改善，疗效低于胸腺有异常者。目前 MG 的自身免疫反应是致病的始动环节还是中间环节尚无定论，它的发病存在着免疫、微生物、遗传等多方面因素。正常胸腺患者手术疗效差恰好说明胸腺正常者发病机制可能与胸腺外免疫器官有关。

五、临床分型

王翀认为临床分型对预后影响明显，其报道的 62 例中，Ⅱ型（Ⅱa、Ⅱb）（Osserman 分型）有效率最高，Ⅲ型（Osserman 分型）有效率及缓解率最差。因此，对于 MG 患者一定要妥善进行围手术期处理，尽量避免气管切开。

六、类固醇激素

丛志强等对胸腺瘤伴 MG 进行胸腺切除合并类固醇激素治疗远期疗效的观察比较，认为胸腺瘤手术切除合并类固醇激素治疗有提高远期疗效的作用。

第八节 手术疗效及评价标准

一、手术疗效

随着免疫学的发展，胸腺在机体免疫中的重要作用及其与 MG 发病的关系逐渐明确。胸腺切除术治疗 MG 已得到公认，其疗效可达 80% 以上。目前对于胸腺切除的范围倾向于除切除完整胸腺外，还要清扫前纵隔脂肪，以便切除异位胸腺。早期对 MG 患者实行胸腺切除术，一方面可去掉发生自身免疫反应的生发中心，减少具有免疫活性 T 淋巴细胞的生成，除掉在胸腺内合成 AChR-Ab 的结构，以及清除自身免疫反应的胸腺素。另一方面可因病程短，外周淋巴组织中致敏的 T 淋巴细胞数量相对较少而获得较好的疗效。临床上 MG 患者经胸腺切除后症状大都获得缓解或改善，故胸腺切除术是目前公认的一种治疗 MG 的有效办法。另外，由于 MG 患者可自然康复，故难以对比外科治疗和内科治疗的效果，后两者更不能与自然发展过程相比，但尚无药物治疗优于外科手术的报道。一般不合并胸腺瘤的患者，其疗效较有胸腺瘤者好，合并有胸腺瘤的 MG 只有 10% 的患者术后得到了康复。50% 恶性胸腺瘤的 MG 患者在术后 5 年内死亡，大部分在第 1 年内死于 MG 并发症。所以，早期行胸腺切除术的观点已被更多人接受，以便能在胸腺瘤侵及周围组织前将其切除，这种方法可能会使形成恶性胸腺瘤的机会减少。

二、疗效评价标准

根据美国重症肌无力基金会（MGFA）制定的重症肌无力干预后状态（post-intervention status，PIS）分类，MG 患者治疗疗效评价标准如下（表 10-3）。

表 10-3 MG 患者治疗的疗效评价标准

类别	定义
CSR	患者至少 1 年无 MG 的症状或体征且未接受任何 MG 治疗，神经肌肉疾病专家仔细检查未发现任何肌肉无力，可允许孤立的眼睑闭合无力
PR	除了仍在服用 MG 治疗药物，其他同 CSR；服用胆碱酯酶抑制药的患者不属于该类别，因为使用该药物提示存在无力
MM	患者不会因 MG 症状导致功能受限但检查时可发现一些无力，该类别识别的是除了仔细检查时发现无力但其他方面符合 CSR 或 PR 标准的患者
MM-0	患者至少 1 年未接受 MG 的治疗
MM-1	患者继续接受免疫治疗但未接受胆碱酯酶抑制药或其他对症治疗
MM-2	患者至少 1 年仅接受小剂量胆碱酯酶抑制药（<120 mg/d 溴吡斯的明）治疗
MM-3	患者在前 1 年内接受胆碱酯酶抑制药或其他对症治疗以及免疫治疗病情变化分类
I（改善）	相对于治疗前的病情显著减轻，或所需的 MG 治疗药物逐渐减少
U（无变化）	相对于治疗前的病情无明显变化，或所需的 MG 治疗药物无持续性减少
W（加重）	相对于治疗前的病情明显加重，或所需的 MG 治疗药物明显增加
E（恶化）	对于 CSR/PR 或 MM 状态的患者，病情突然出现明显变化，患者不再符合 CSR/PR/MM 的评判条件
D（死亡）	患者死于 MG 或 MG 治疗的并发症，或患者胸腺切除术后 30 d 内死亡

CSR—完全持久缓解；PR—药物维持缓解；MM—最小症状残留

第十一章　放射治疗

胸腺放射治疗 MG 始于 20 世纪 40 年代，由于当时未弄清 MG 的自体免疫发病机制，照射剂量偏小（总量仅 20~30 Gy），只有 50% 的患者病情部分缓解，而且疗效不稳定，6~18 个月后又复发。加之起初设备受限，容易发生不良反应，致使长时间以来人们对 MG 行放射治疗持有异议。随着 MG 烟碱型乙酰胆碱受体（nAChR）自体免疫学研究取得突破性进展及放射治疗设备的改进，MG 放射治疗技术日益成熟，且安全有效，疗效明显提高，使许多患者得到救治。因此，MG 的放射治疗又重新引起重视。

胸腺对放射线敏感，针对胸腺进行放射治疗，抑制胸腺免疫功能，使增生的胸腺缩小，胸腺小体和外周血 T 淋巴细胞明显减少，血清 nAChR-Ab 滴度降低，从而缓解MG 症状。

不论是胸腺增生还是胸腺肿瘤，一般认为手术切除是基本疗法。然而未必每例患者都能手术，况且有的患者术后仍有肌无力，甚至复发和转移，术后可考虑在手术区追加放射治疗，以取得进一步疗效。

第一节　适应证

一、单纯 MG

（1）药物或手术治疗效果不佳。
（2）病情进展快，生活质量下降较快，难以自理生活。
（3）明显焦虑，影响学习或就业，患者迫切要求治疗。
（4）估计经过放射治疗，病情有望得到缓解或治愈的患者。

二、MG 合并胸腺增生

（1）经内科药物治疗效果欠佳，而又不接受胸腺切除手术治疗的患者。
（2）病情较重，不适于手术治疗的患者。
（3）年龄较小或太大，不适于手术治疗的患者。
（4）胸腺体积过大，需缩小胸腺的体积后方可行手术治疗的患者。

MG 大多伴有胸腺增生，病程长，常服胆碱酯酶抑制药，只能暂时增加肌力，实际上属对症处理；免疫抑制药虽有效，但需长期服药，病情容易反复波动，有不良反应。对此类 MG 伴胸腺增生患者，药效欠佳，比较难治，迄今国内外仍选用胸腺放射治疗，可提高疗效。

三、MG 合并胸腺瘤

（1）浸润生长的胸腺瘤患者外科手术后。

（2）胸腺瘤未能完全切除或仅行活检的患者。

（3）部分胸腺瘤患者术前治疗。

（4）胸腺瘤术后复发患者。

MG 患者伴胸腺瘤，往往病情较重，虽手术切除，少数肿瘤仍可复发、转移，更难治疗。针对胸腺病理特征，因人而异，选用胸腺放射治疗有效，甚至可获长期疗效。

要对以上纳入放射治疗的患者说明 MG 慎用胸腺放射治疗的必要性、治疗方法、可能发生的并发症和注意事项，做到知情同意。

第二节　治疗方法

一、放射治疗总则

1. 治疗原则　权衡利弊，既要考虑患者放射治疗的需要，也要注意防止危险因素；对药物治疗或胸腺手术疗效不佳、病情发展迅速、无自然缓解倾向的 MG 患者，应及早予以放射治疗，争取控制病情。

2. 防护原则　对任何必要的照射保持合理的最低水平；正常组织对射线也有一定的耐受量，超过耐受量则会产生程度不同的放射损伤；受放射线照射的组织，如剂量掌握不当，有发生恶变的可能，故应尽量避免不必要的照射，从安全性考虑，一般 1 年中最多只照射 1 个疗程。

在对患者实施放射治疗时，还应符合《放射治疗卫生防护与质量保证管理规定》中的要求：放射治疗应当对准靶区部位，确保靶区剂量达到预定治疗剂量，使患者治疗部位的正常组织、器官照射剂量尽可能低，并对患者的非治疗部位采取有效的屏蔽防护措施。

二、放射野设计

胸腺瘤常位于前纵隔，一般多采用二前斜野加楔形板等中心照射。如肿瘤巨大、位置较后时，可采用二前斜野加楔形板和正中后野等中心照射。剂量分配按后野剂量为二前斜野的1/4。对双锁骨上区不需要常规预防照射。

三、治疗设备

目前临床上常用的放射治疗机是电子直线加速器。其工作原理：被加速的电子由电子枪发射，经加速管中的微波电场加速到所需能量后，再经磁场偏转，或直接引出电子产生高能量电子束，或射向金属靶子产生高能量 X 射线。高能量 X 射线为 4～4.5 MeV，穿透力强，皮肤受量少。

除放射治疗机外，放射治疗的另一个必备条件是模拟定位机。模拟定位机的作用是对病灶与周围正常组织进行定位，以便模拟实际的治疗定位。近年来已广泛采用 CT 立体定向放射治疗 MG，疗效提高且更安全。

必须知道胸腺基底部比可观察到的体积大，影像学上观察到的图像往往不能完全反映病变周边实际情况。因此略微扩大放射点邻近范围对靶周进行照射，犹如手术切除胸腺肿瘤时一并清扫其周围脂肪组织一样，也可取得较好疗效。

四、放射剂量

对适合放射治疗的 MG 患者，可进行 1~2 Gy，5 次/周，一般总量为 50~60 Gy 的放射治疗。

五、治疗体位

治疗时体位要求：①使患者感到舒适、安全；②可满足多次重复相同体位治疗；③易于快速摆位；④对于儿童，需要时可给予镇静药物以保证放射治疗的体位。

六、修改治疗计划

随着治疗的进行，肿瘤范围不断缩小和变化，要利用缩野技术及时地修正治疗计划，以适应肿瘤的变化。

第三节　放射反应及其处理

放射治疗过程中不可避免地要发生不同程度的放射反应，临床上会表现不同的症状，大部分症状在治疗后可逐渐消失，但也有一些反应会造成组织、器官功能的下降。放射反应根据发生时间的不同，分为急性放射反应、亚急性放射反应和晚期放射反应。急性放射反应发生在治疗期间，亚急性和晚期放射反应则出现在放射治疗后几个月或几年。放射治疗期间出现的急性放射反应较重时，可明显影响患者的治疗进程，因而需要做必要的治疗，常见的急性放射反应及其处理如下。

一、全身反应及其处理

放射治疗的全身反应主要表现为：疲乏、头晕、失眠、食欲下降、恶心、呕吐、性欲减退和血象改变。血象改变主要是白细胞下降，对红细胞影响很小。如果照射面积较大，放射剂量较高，亦可引起血小板减少。

全身反应多在全身照射及全淋巴照射时表现明显。一般在局部放射治疗时很少出现，即使出现也很轻微，对放射治疗进度无影响。通过增强患者的信心，消除恐惧心理，给予高热量、高蛋白、高维生素饮食，规律生活，并在放射治疗过程中配合使用多种维生素类药物、升白细胞药物和提高免疫功能药物，全身反应多可消除。如果白细胞低于 3.0×10^9/L 时，可给予粒细胞集落刺激因子或输注少量新鲜血液治疗。一般都可以坚持到治疗疗程结束。

二、常见局部反应及其护理

（一）皮肤反应及其护理

放射线照射可导致皮肤炎症性损害而引发放射性皮炎。放射性皮炎一般分为四度，损伤表现及护理方法如下。

1. Ⅰ度损伤　主要在生发层，受电离辐射后毛囊萎缩，毛乳头水肿，表现为照射区轻度灼热、瘙痒，出现毛囊角化性丘疹，毛发松动脱落，恢复后皮肤干燥、脱屑、轻度色素沉着。一般不做治疗即可自然消退，应注意皮肤保护。

2. Ⅱ度损伤　放射治疗达2周左右，部分患者会出现红斑反应。主要变化是真皮的毛细血管充血扩张、通透性增加，表现为皮肤红斑和水肿，继之有色素沉着。应保持治疗区皮肤清洁干燥，不能涂抹有刺激性的药物，不要粘贴胶布和胶纸，避免抓挠，穿柔软的衣服，可以外用皮肤保护剂。

3. Ⅲ度损伤　放射治疗达4周左右，患者会出现水疱。水疱逐渐增大、破裂、流出渗出液，并可出现长期不愈的溃疡。湿性反应一旦出现，要终止放射治疗，反应处皮肤暴露，避免衣物摩擦，保持室内空气清洁、干燥，防止感染。局部可用含维生素B_{12}的药物涂抹，一般1～4周可治愈。

4. Ⅳ度损伤　放射治疗达6周左右，部分患者会出现溃疡或坏死反应。局部表现为永久不愈的溃疡或坏死，这是常规治疗不应该出现的反应。治疗很困难，大部分遗留下终身溃疡，如果不影响患者的生理功能，保持溃疡处清洁可不做特殊治疗；如果严重影响生理功能，可切除全部坏死组织，做整形修补手术。

（二）黏膜反应及其护理

口腔、鼻腔、鼻咽、喉管、食管等处经照射后，均可出现不同程度的黏膜反应。开始表现黏膜充血、水肿，继之黏膜上皮细胞脱落、糜烂，伴有纤维蛋白和白细胞渗出，形成假膜，假膜剥脱后可有出血。

护理方法：鼻咽、口腔及咽喉部受到照射时，要保持这些部位的清洁。进行鼻咽冲洗，可用复方硼酸溶液含漱或药物喷雾。如果已经出现糜烂或不能进食时，要停止放射治疗，有感染者要用抗生素类药物治疗。

（三）其他

放射治疗后易出现张口困难，这是由于下颌关节经射线照射后纤维化导致的，需要在放射治疗中及放射治疗后提示患者经常进行下颌关节功能练习。经射线照射后若患者出现放射性食管炎，可用抗生素及肾上腺皮质激素类药物治疗。如果因疼痛患者不能进食，可给予黏膜保护剂，一般不会影响治疗。放射野和每次照射剂量过大会产生放射性肺炎，因此应严格控制放射野，由小剂量开始照射。一旦发现肺炎，应立即用抗生素及肾上腺皮质激素类药物治疗。

第十二章　围手术期管理

全胸腺（瘤）切除+前纵隔脂肪清扫术是迄今公认的治疗 MG 较为有效的方法，文献报道手术有效率为 70%~90%。术后大多数患者可获得良好的远期效果。然而 MG 可因病情较重、手术前症状改善欠佳、手术创伤等而导致肌无力危象，甚至引起患者死亡。因此，做好围手术期管理对保证患者安全、提高疗效和降低死亡率至关重要。

第一节　术前管理

手术前，要对患者的病情及全身情况有足够的了解，查出可能影响整个病程的各种潜在因素，包括心理和营养状态，心、肺、肝、肾、内分泌、血液及免疫系统的功能等。因此，必须详细询问病史，全面地进行体格检查，除了常规的实验室检查外，还需要进行一些涉及重要器官功能的检查评估，估计患者对手术的耐受力，以便发现问题，在术前予以纠正。

一、一般准备

一般术前准备包括心理准备和生理准备两方面。

（一）心理准备

MG 病程较长，顽固难治，患者易出现焦虑、烦躁、失望等心理，个别患者因长期药物治疗效果不佳而情绪低落，对治疗失去信心。大部分患者术前有恐惧、焦虑及紧张情绪或对手术及预后有多种顾虑，这些负性心理直接影响治疗效果，而且易诱发肌无力危象。医护人员应多与患者交谈，防止患者情绪低落，用耐心、爱心关怀鼓励患者，减少患者的恐惧和焦虑，减轻其心理负荷，使其保持最佳状态，树立战胜疾病的信心，积极接受手术；同时也应将病情，手术的必要性及手术方式，术中和术后可能出现的不良反应、并发症及意外情况，术后治疗及预后评估及施行手术后因体位造成的不适等方面，向患者及其家属做适度的解释，取得他们的信任和同意，使患者能以积极的心态配合手术和术后治疗，使整个治疗过程顺利进行。履行书面知情同意手续，包括手术志愿书、麻醉志愿书等，由患者本人（或委托家属）签署。

（二）生理准备

生理准备是对患者生理状态的调整，使患者能在较好的状态下安全度过手术和术后的治疗过程。

1. 适应性锻炼　为适应术后变化，术前帮助患者练习床上大小便，教会患者正确的咳嗽和咳痰方法。术前 2 周患者应戒烟。

2. 输血和补液　术前应做好血型和交叉配血试验，备好一定数量的全血或成分血。对有水、电解质及酸碱平衡失调和贫血的患者应在术前予以纠正。

3. 预防感染　术前应采取多种措施提高患者的体质，预防感染。如及时处理患者的龋齿或已发现的感染灶；患者在手术前不与罹患感染者接触。严格遵循无菌技术原则、手术操作轻柔、减少组织损伤等，是防止感染的重要环节。另外，部分 MG 患者使用大剂量激素可使免疫功能减退而继发感染；同时，感染是诱发和加重危象的重要原因，也是危象难以控制的重要因素。为避免诱发或加重肌无力症状，减少并发症，术前应重视预防感染。

4. 改善营养状况，增强手术耐受力　对进食正常的患者，给予高热量、高蛋白、高维生素饮食；对吞咽困难进食少的患者，可留置胃管鼻饲高营养流质饮食，也可给予静脉营养支持。长期咀嚼、吞咽困难的 MG 患者常伴有低蛋白血症，低蛋白状况可引起组织水肿，影响愈合；营养不良的患者抵抗力低下，容易并发感染。因此术前应尽可能予以纠正。如果血浆白蛋白在 30~35 g/L，应补充富含蛋白质饮食；如果低于 30 g/L，则需通过静脉输注血浆、人体白蛋白制剂才能在较短的时间内纠正低蛋白血症。

5. 胃肠道准备　术前 12 h 开始禁食，术前 4 h 开始禁饮，以防因麻醉或手术过程中发生呕吐而引起窒息或吸入性肺炎。必要时可用胃肠减压。

6. 其他　手术前夜，患者要保证良好的睡眠，但是不能用镇静剂，因镇静剂可加重肌无力症状。如发现患者有与疾病无关的体温升高或女性患者月经来潮等情况，应延迟手术日期。进手术室前，患者应排尽尿液，留置导尿管，使膀胱处于空虚状态。对于术前有吞咽、咀嚼困难或呼吸困难的患者，可在术前留置胃管。术前应取下患者的活动义齿，以免麻醉或手术过程中脱落而造成误咽或误吸。

二、特殊准备

除要做好上述一般的术前准备外，还需根据患者的具体情况，做好多方面的特殊准备。

(一) 脑血管病

围手术期脑卒中不常见（一般 <1%）。80% 的脑血管病都发生在术后，多因低血压、心房颤动的心源性栓塞所致。危险因素包括年老、高血压、冠状动脉疾病、糖尿病和吸烟等。对无症状的颈动脉杂音、近期有短暂脑缺血发作的患者，应进一步检查与治疗。近期有脑卒中史者，手术日期应至少推迟 2 周，最好 6 周。

(二) 心血管病

患者血压高于 160/100 mmHg 时，应选用合适的降血压药物，使血压平稳降至 160/100 mmHg 以下，但不要求降至正常后才做手术。对于有高血压病史、进入手术室血压急骤升高者，应与麻醉师共同处理，根据病情和手术性质，抉择实施或延期手术。

对伴有心脏病的患者，施行手术的死亡率明显高于非心脏病患者，有时甚至需要外科医生、麻醉医生和内科医生共同对心脏危险因素进行评估和处理。Goldman 等提出的心脏风险指数系统（cardiac risk index system, CRIS）（表 12-1）是对年龄 ≥40 岁、接受非心脏手术患者进行的心脏功能量化评估，具有一定的临床价值。具体分级是：CRIS 1 级，0~5 分；2 级，6~12 分；3 级，13~25 分；4 级，≥26 分。如果为 4 级，提示禁忌手术。CRIS 的优点是评分时有的患者状态改善后该得分就减少了，便可以手术了。CRIS 分级与非心脏大手术时严重并发症的发生率见表 12-2，其分级与严重并发症的发生率有关。

表 12-1 心脏风险指数系统

危险因素	得分
病史	
年龄>70 岁	5
心肌梗死发病<6 个月	10
主动脉瓣狭窄	3
体格检查	
充血性心力衰竭表现（第三心音奔马律，颈静脉怒张）	11
卧床不起	3
实验室检查	
氧分压（PaO_2）<8.0 kPa（60 mmHg）	3
二氧化碳分压（$PaCO_2$）>6.7 kPa（50 mmHg）	3
血钾<3 mmol/L	3
血尿素氮>18 mmol/L	3
血肌酐>267 μmol/L	3
手术	
急诊	4
非急诊（胸、腹腔内，主动脉）	3

表 12-2 CRIS 分级与手术严重并发症发生率（%）

手术类型	2 级	2 级	3 级	4 级
较小手术	0.3	1	3	19
大手术（非心脏）	1	4	12	48

（三）肺功能障碍

术后肺部并发症和相关的死亡率仅次于心血管系统，居第二位。有肺病史或纵隔肿瘤切除术者，术前尤应对肺功能进行评估。危险因素包括慢性阻塞性肺疾病、吸烟、年老、肥胖、急性呼吸系统疾病。无效咳嗽和呼吸道反射减弱，会造成术后分泌物潴留，增加细菌侵入和肺炎的易感性。胸部 X 射线检查可以鉴别肺实质病变或胸膜腔异常；红细胞增多症可能提示慢性低氧血症；PaO_2<8.0 kPa（60 mmHg）和 $PaCO_2$>6.7 kPa（45 mmHg），围手术期肺并发症可能增加。对高危患者，术前肺功能检查具有重要意义，第一秒用力呼气量（forced expiratory volume in first second，FEV_1）<2 L 时，可能发生呼吸困难；FEV_1 占用力肺活量（forced vital capacity，FVC 的百分率）<50%，提示肺重度功能不全。

如果患者每日吸烟超过 10 支，戒烟极为重要。戒烟 1~2 周，黏膜纤毛功能可恢复，痰量减少；戒烟 6 周，可以改善肺活量。

术前鼓励患者呼吸训练，增加功能残气量（functional residual capacity，FRC），可以减少肺部并发症。急性呼吸系统感染者，手术应推迟至感染治愈后 1~2 周；阻塞性呼吸道疾病者，围手术期应用支气管扩张药；喘息正在发作者，手术应推迟。

（四）肾疾病

麻醉、手术创伤都会加重肾的负担。急性肾衰竭的危险因素包括术前血尿素氮（blood urea nitrogen，BUN）和肌酐（creatinine，Cr）升高，充血性心力衰竭，年老，术中低血压，夹闭腹主动脉，脓毒症，使用肾毒性药物（如氨基糖苷类抗生素和放射性造影剂）等。实验室检查血钾、钠、钙、磷、尿素氮及肌酐等，对评价肾功能很有帮助。根据 24 h 内生肌酐清除率（endogenous creatinine clearance rate，Ccr）和血尿素氮测定值判断，肾功能损害的程度大致可分三类（表 12-3）。术前准备应最大限度地改善肾功能，如果需要透析，应在计划手术 24 h 以内进行。若合并有其他肾衰竭的危险因素及选择肾毒性药物如氨基苷类抗生素、非甾体类抗炎药和麻醉剂时，都应特别慎重。

表 12-3　肾功能损害程度

测定法	肾功能损害		
	轻度	中度	重度
24 h 内生肌酐清除率/（mL/min）	51~70	31~50	<30
血尿素氮/（mmol/L）	7.5~14.3	14.6~25.0	25.3~35.7

（五）糖尿病

糖尿病患者在整个围手术期都处于应激状态，其并发症的发生率和死亡率较无糖尿病者上升 50%。糖尿病影响伤口愈合，感染并发症增多，常伴发无症状的冠状动脉疾患。对糖尿病患者的术前评估包括糖尿病慢性并发症（如心血管、肾疾病）和血糖控制情况，并做相应处理：①仅以饮食控制病情者，术前不需特殊准备。②口服降糖药的患者，应继续服用至术前日晚上；如果服长效降糖药如氯磺丙脲，应在术前 2~3 d 停服。禁食患者需静脉输注葡萄糖加胰岛素维持血糖轻度升高状态（5.6~11.2 mmol/L）较为适宜。③平时用胰岛素者，术前应以葡萄糖和胰岛素维持正常糖代谢。在手术日晨停用胰岛素。④伴有酮症酸中毒的患者，应当尽可能纠正酸中毒、血容量不足、电解质失衡（特别是低血钾）。对糖尿病患者在术中应根据血糖监测结果，静脉滴注胰岛素控制血糖。

（六）凝血障碍

常规凝血试验阳性的发现率低，靠凝血酶原时间（prothrombin time，PT）、活化部分凝血活酶时间（activated partial thromboplastin time，APTT）及血小板计数（platelet count，PC），识别严重凝血异常的也仅占 0.2%。因此，仔细询问病史和体格检查显得尤为重要。病史中询问患者及其家族成员有无出血和血栓栓塞史；是否曾输血，有无出血倾向的表现，如手术和月经有无严重出血，是否易发生皮下瘀斑、鼻出血或牙龈出血等；是否同时存在肝、肾疾病；有无营养不良的饮食习惯、过量饮酒、服用阿司匹林和非甾体抗炎药物或降血脂药（可能导致维生素 K 缺乏）及抗凝治疗（如心房颤动、静脉血栓栓塞及机械心瓣膜时服华法令）等。如果临床确定有凝血障碍，手术前应做相应的治疗处理。对于需要抗凝治疗的患者，术前处理较为复杂，这涉及权衡术中出血和术后血栓形成的利与弊。另外，如血友病患者的围手术期相关处理，常需请血液科医生协助。

（七）下肢深静脉血栓形成

由于静脉血栓形成有一定的并发症发生率和死亡率，所以凡是大手术时应预防这一并发症的发生。围手术期发生静脉血栓形成的危险因素包括年龄>40 岁，肥胖，有血栓形成病史，静脉曲张，吸烟，长时间全身麻醉和血液异常，如抗凝血酶Ⅲ缺乏、血纤维蛋白原异常、C-反应蛋白缺乏、血小板增多症和超高黏度综合征。血栓形成常发生在下肢深静脉，一旦血栓脱落可发生致命的肺动脉栓塞。为此，有静脉血栓危险因素者，应预防性使用低分子肝素、间断气袋加压下肢和口服华法林（近期曾接受神经外科手术或有胃肠道出血的患者慎用）。对于高危患者（如曾有深静脉血栓形成和肺栓塞者），可联合应用多种方法如抗凝、使用间断加压气袋等，对预防静脉血栓形成有积极意义。

（八）甲状腺功能亢进

研究发现，MG 患者中 1.2%～8.1%伴甲状腺功能亢进，二者同属自身免疫性疾病。甲状腺功能亢进患者常有疲乏无力、紧张焦虑、焦躁易怒、失眠不安等症状，而这些精神神经系统症状会导致 MG 伴甲状腺功能亢进患者病情加重，甚至诱发肌无力危象。因此，对此类患者应在治疗 MG 的同时积极控制甲状腺功能亢进，以缓解病情，去除或减少肌无力危象的诱发因素。

三、预防性应用抗生素

预防性应用抗生素主要是预防手术部位感染，包括浅表切口感染、深部切口感染和手术所涉及的器官或腔隙感染，但不包括与手术无直接关系的、术后可能发生的其他部位感染。MG 外科手术大部分为清洁手术（Ⅰ类切口），只有病变累及气管支气管或肺时才成为清洁污染手术（Ⅱ类切口）。所以围手术期抗菌药物预防性用药，应根据手术切口类别、手术创伤程度、可能的污染细菌种类、手术持续时间、感染发生机会和后果严重程度、抗菌药物预防效果的循证医学证据、对细菌耐药性的影响和经济学评估等因素，综合考虑决定是否预防用抗菌药物。但抗菌药物的预防性应用并不能代替严格的消毒、灭菌技术和精细的无菌操作，也不能代替术中保温和血糖控制等其他预防措施。

（一）预防性抗生素的选择

MG 外科手术胸骨切口感染、肺炎和纵隔炎主要由金黄色葡萄球菌、凝固酶阴性葡萄球菌、肺炎链球菌、革兰氏阴性杆菌引起。预防性抗生素应选择对可能的污染菌针对性强、有充分的预防有效循证医学证据、安全、使用方便及价格适当的品种。因此常选用第一、二代头孢菌素，推荐头孢唑啉或头孢呋辛钠。

患者术前合并的某系统感染，治疗用药不在本节讨论范围。

（二）给药方案

1. 给药途径　大部分为静脉滴注，仅有少数为口服。

2. 给药时机　静脉滴注应在皮肤、黏膜切开前 0.5~1 h 内或麻醉开始时给药，在滴注完毕后开始手术，以保证手术部位暴露时局部组织中抗菌药物已达到足以杀灭手术过程中沾染细菌的药物浓度。

3. 预防用药维持时间　抗菌药物的有效覆盖时间应包括整个手术过程。手术时间较短（<2 h）的清洁手术术前给药一次即可。如手术时间超过 3 h 或超过所用药物半衰期的 2 倍以上，或成人出血量超过 1 500 mL，术中应追加一次。清洁手术的预防用药时间不超过 24 h。清洁污染手术的预防用药时间亦为 24 h。过度延长用药时间并不能进一步提高预防效果，且预防用药时间超过 48 h，耐药菌感染机会增加。

四、药物治疗注意事项

（一）胆碱酯酶抑制药应用

MG 患者围手术期处理中最重要的是术前合理使用胆碱酯酶抑制药，最大限度地改善患者的 MG 症状，其作用机制是抑制胆碱酯酶的活性，使运动终板区有足够的 ACh 存在，从而增加 ACh 击中 AChR 的机会，有利于 NMJ 处的传导，使肌无力症状缓解。使用胆碱酯酶抑制药，用量要因人而异，术前用量以能控制患者的症状、维持良好肌力的最小剂量为宜。术前应用的方法是：溴吡斯的明片 6~18 mg/（kg·d），分 6 次口服，从早上 6 时开始，每 3 h 一次，先从小剂量开始逐渐加大到最大治疗量，使肌力明显增强、症状明显改善或消失，然后再将剂量减少 1/6~1/5，达到病情稳定时行手术治疗。术后当日继续维持术前用量，然后再根据肌力和症状调整剂量。由于胆碱酯酶抑制药的治疗量和中毒量较接近，用药过程中应密切观察药物疗效，及时发现药量不足和过量，随时调整药物剂量及服药时间。

（二）免疫抑制剂应用

免疫抑制剂能纠正胸腺的免疫功能异常，抑制胸腺生发中心的形成，改善受胸腺调节的淋巴细胞免疫功能，抑制血清中 AChR-Ab 的产生，促进 NMJ 处 ACh 的释放，从而改善神经肌肉传递功能。由于应用激素后容易出现短期内肌无力症状加重，因此术前不主张应用激素；但对术前单独使用胆碱酯酶抑制药肌无力改善不佳的患者可加用激素，用量宜调节至较低水平，以减少术后感染。此外，在给予患者大剂量激素治疗时，可能出现短暂的肌无力症状加重，甚至出现肌无力危象，故用此疗法时，床边常规备抢救车、新斯的明、气管切开包和人工呼吸机等。

（三）血浆交换和丙种球蛋白应用

部分 MG 患者经过较长时间术前准备病情仍不稳定时，还可采用血浆交换疗法或大剂量静脉注射免疫球蛋白快速缓解肌无力症状，为手术创造有利条件，同时又可缩短术前准备时间，避免为控制病情药量过大所致的不良反应。二者显效快，作用维持时间短，仅数周左右，应抓紧有利时机及时施术。

（四）用药禁忌

MG 患者不能应用影响 NMJ 传递、降低肌细胞膜兴奋、抑制或兴奋呼吸的药物。

禁用肌肉松弛药如箭毒，β受体阻滞药如心得安，去极化药如丁二酰胆碱，膜稳定剂如普鲁卡因胺、利多卡因、奎宁，禁用吗啡等具有呼吸抑制作用的止痛剂和某些具有突触阻滞作用的抗生素，以免加重MG患者的呼吸困难，诱发肌无力危象。

第二节 术后管理

手术结束后，应充分有效供氧至患者神志清醒，自主呼吸平稳，肌力恢复良好，血压、脉搏正常，呼吸道通畅时，方可拔除气管插管。检查胸腔引流管或胸骨后引流管通畅，水封瓶密封无误后，由麻醉师和胸外科医生共同护送患者到监护室。途中须严密观察患者血压、脉搏、呼吸，备有氧气和必要的抢救设备。若患者术前呼吸功能较差，术毕须带气管插管回病房，应持续气管导管内供氧，必要时呼吸机辅助呼吸，待患者无呼吸困难、双手握力增加时再拔管。

一、常规处理

（一）静脉滴液

长时间手术过程中，经手术野有很多不显性液体丢失，术中广泛解剖和组织创伤又使大量液体重新分布到第三间隙，因此患者术后应接受足够量的静脉滴液直至恢复进食。术后输液的用量、成分和输注速度，取决于手术的大小、患者器官功能状态和疾病的严重程度。输液过量又会导致肺水肿和充血性心力衰竭，此时估计恰当的输液量显得十分重要。

（二）卧位

全身麻醉尚未清醒的患者应平卧，头转向一侧，使口腔内分泌物或呕吐物易于流出，避免吸入气管。全身麻醉清醒后，可根据手术需要安置卧式。

施行胸部手术后，多采用半坐卧位，以便于呼吸及有效引流。休克患者，应取下肢抬高20°~30°、头胸部抬高10°~20°的中凹卧位。肥胖患者可取侧卧位，有利于呼吸和静脉回流。

（三）活动

手术后，原则上应该早期床上活动，争取在短期内下床活动。早期下床活动，应根据患者的耐受程度，逐步增加活动量。如在患者已清醒、麻醉作用消失后，就应鼓励其在床上活动，如深呼吸、四肢主动活动及间歇翻身等。足趾和踝关节的伸屈活动，以及下肢肌松弛和收缩的交替运动，都有利于促进静脉回流。痰多者，应定时咳痰，让患者可坐在床沿上，做深呼吸和咳嗽。早期活动有利于增加肺活量，减少肺部并发症，改善全身血液循环，促进切口愈合，减少因静脉血流缓慢而发深静脉血栓形成的发生率。此外，早期活动尚有利于肠道蠕动和膀胱收缩功能的恢复，从而减少腹胀和尿潴留的发生。有休克、心力衰竭、严重感染、出血、极度衰弱等情况，以及施行过特殊固定、有制动要求的手术患者，则不宜早期活动。

（四）饮食

全身麻醉者，应待麻醉清醒，恶心、呕吐反应消失后，方可进食。

（五）切口愈合与缝线拆除

手术初期缝合的伤口，应为清洁切口（Ⅰ类切口）。切口的愈合分为三级：①甲级愈合，指愈合优良，无不良反应。②乙级愈合，指愈合处有炎症反应，如红肿、硬结、血肿、积液等，但未化脓。③丙级愈合，指切口化脓，需要做切开引流等处理。

缝线的拆除时间，可根据切口部位、愈合类型、局部血流供应情况、患者年龄来决定。一般胸部手术 7~9 d 拆线。青少年患者可适当缩短拆线时间，年老、营养不良患者可延迟拆线时间，也可根据患者的实际情况采用间隔拆线。电刀切口也应推迟 1~2 d 拆线。

二、术后早期监测

（一）呼吸功能监测

1. 呼吸观察 呼吸频率是反映呼吸功能状况的基本指标。在患者苏醒后 12 h 内应每 15~30 min 观察呼吸一次。如病情稳定可逐渐延长观察的间隔时间，可每隔 1~2 h 或 2~4 h 观察一次。观察的内容有：呼吸的频率、胸廓活动度及呼吸模式和意识状态的变化。无创经皮血氧饱和度监测仪的应用方便了术后监护，但有局限性。如合并有黄疸、高碳氧血红蛋白血症、局部血流灌注不良时及供氧充分但合并二氧化碳潴留、酸中毒时，其测量值不准确。

2. 呼吸道管理

（1）保持呼吸道通畅，防止气管梗阻：有咽、鼻咽导管者，应保持导管的位置正确；带气管插管者，应待患者完全清醒，通气正常，符合拔管条件后拔出气管插管。拔管前吸尽气管内分泌物，必要时静脉注射地塞米松，以防拔管后喉头水肿、窒息。

（2）及时处理分泌物：由于胆碱酯酶抑制药的应用和手术创伤等对呼吸和排痰功能的影响，术后呼吸道分泌物较多，应及时鼓励患者经常深呼吸和咳嗽、咳痰，还可协助患者叩背或按压颈部气管诱发咳嗽排痰。

（3）湿化呼吸道，定时超声雾化吸入：用 0.45% 氯化钠、抗生素、糜蛋白酶配制成雾化液或用低渗盐水 2 mL 每隔 30 min 滴入气管导管内，其温度以 35 ℃为宜。

（4）气管内吸痰：对痰多黏稠而又咳痰不畅或已并发肺不张的患者，须经鼻插入导管至气管内吸痰。每次吸痰时间一般不超过 15 s，吸引压力不超过 2.45 kPa（25 cmH$_2$O），吸痰前后要充分吸氧。若效果不明显，应在纤维支气管镜下吸痰。

（5）吸氧：可经鼻导管，采用鼻塞法或面罩法吸氧。持续吸氧浓度以 35%~40% 为宜，吸入氧需经过湿化。

术后床旁应常规备简易呼吸气囊。

（二）循环功能的监测

1. 脉搏和血压监测 用袖带式血压计或床旁监护仪做间接动脉血压、脉搏的监测，对循环不稳定或脉搏细弱的危重患者可行动脉插管做直接动脉压监测。术后 6~8 h，血压波动大，常由于血容量不足；8 h 以后除出血外，多见于心肺功能问题。术后血压一般要求达到术前的 90%，高压不宜低于 80 mmHg，以保证肾滤过压。常见低血压原因为：血容量不足、心功能不全、心脏压塞、缺氧及代谢性酸中毒。术后高血压原因是液体负荷过度、二氧化碳蓄积、切口疼痛及寒战。

2. 心电图监测　监测心率、心律，及时发现心律失常和心肌缺血。

（三）尿监测

保持导尿管通畅，连续观察，及时测量尿量、尿 pH 值和相对密度。

1. 尿量　正常>30 mL/h。尿量少的因素包括：①肾前性因素，如血容量不足、血液浓缩、心功能不全、脱水、高热及多汗。②肾性因素，如急性肾功能不全或急性肾衰竭。

2. 尿相对密度　正常为 1.015~1.025。尿少，相对密度固定于 1.010±0.003，呈等渗状态，提示肾实质损害。

3. 尿 pH 值　对纠正代谢性酸中毒时碱性药物用量有参考价值。

三、保持引流管通畅

（一）胸腔引流管的管理

1. 保持低位引流　使水封瓶与病床相距 60 cm 以上，瓶中负压水封玻璃管要保持在水面下 2~4 cm。术后 6 h，患者清醒，血流动力学平稳后取半卧位，促使胸腔内积液顺利从下面引流管流出。

2. 维持胸腔引流管通畅　经常观察水封管中液面的波动情况。术后初期，液面波动范围为 4~6 cm。随着胸腔内气体和液体的引出及肺的扩张，水封管中液面波动幅度逐渐变小。若水柱波动突然消失，患侧呼吸音减弱或出现皮下气肿，应检查引流管位置有无扭曲、压迫或被堵塞，可通过挤压、旋转引流管等方法解除引流管的梗阻，必要时更换引流管。若水柱波动幅度太大，提示有残腔或肺不张存在，应加强呼吸道处理。

3. 严密观察胸腔引流液的量和颜色变化　若每小时胸腔引流液量逐渐增大，且颜色为鲜红色、质黏稠，要注意有无胸腔内出血，若血性引流量>200 mL/h，连续 3 h，则提示胸内有活动性出血可能。引流瓶中的液体要定时更换，一般不超过 24 h。在更换时，要注意无菌操作，同时夹闭胸腔引流管，防止空气进入胸膜腔发生气胸。若同时行全肺切除，则应调节水封管中水柱波动幅度在 5 cm 以下，完全放开可能引起纵隔摆动而发生循环衰竭。

4. 拔胸腔引流管的指征　胸管通畅，胸腔引流液小于 100 mL/24 h，无气体从水封管排出，术侧呼吸音清晰，胸片示术侧肺扩张良好，无积液、积气，则可拔除胸腔引流管。

（二）纵隔引流管的管理

本课题采用横断胸骨第 2 肋间小切口手术治疗 MG，术毕切口旁置前纵隔引流管要保持通畅，定时检查，挤压引流管，防止管道阻塞。要观察引流液的量、色和质，如果短时间内引流量大，为鲜红色黏稠血液，且伴有低血容量表现，提示可能系纵隔内有急性出血；若因术后纵隔血块压迫，除有低血容量休克的表现外，尚有呛咳、进行性呼吸困难、不能平卧、颈静脉怒张等心脏大血管及气管受压的表现，应考虑手术探查止血，解除压迫梗阻。纵隔引流管应低负压吸引，但要防止负压过大以致纵隔软组织阻塞引流管而致引流不畅，或损伤纵隔大血管造成严重后果。

四、术后抗生素应用

纵隔外科术后感染除有切口创面感染外，还有呼吸道和泌尿道等术后继发感染。抗生素选择应根据感染部位和分泌物的性状，或药物敏感试验和细菌培养结果进行选择。临床上 MG 患者首选的抗生素为头孢菌素类或青霉素类，同时应避免使用可诱发或加重 MG 症状的药物。

第三节 术后常见并发症的管理

手术后可能发生各种并发症，掌握其发生原因及临床表现、预防与治疗措施是术后处理的一个重要组成部分。在此仅介绍与胸腺（瘤）切除并前纵隔脂肪清扫术有关的常见并发症。

一、术后出血

术毕常规放置纵隔或胸腔闭式引流管，既可减少术野渗血引起的积血对心、肺功能的影响，同时也可及时发现异常出血。术后异常出血可以引起低血容量，甚至休克；如果需要大量输血，也会因输血带来一系列的病理生理改变，例如凝血机制障碍、库血微栓对肺微循环的影响、电解质与酸碱平衡紊乱；有时需再次剖胸止血，也易造成感染。这一系列因素给术后康复带来不利，并加重了患者的经济负担，因此，预防与处理术后出血是一件很重要的工作。

术后出血的原因主要是术中止血不完善，创面渗血未完全控制，原痉挛的小动脉断端舒张，血管结扎线或电灼痂脱落，尤其是在胸腺床、胸廓内动静脉处、胸骨断裂对合不佳处及胸骨钢丝穿孔处均为常见的出血部位。

（一）临床表现

1. 引流血量异常　纵隔引流管或胸腔引流管持续有多量红色血性引流液流出。

2. 低血容量　表现为口渴、烦躁不安、胸闷、心悸、心率加快、脉搏细速及脉压变窄，继之出现表情淡漠、四肢湿冷、血压下降及尿少。

3. 纵隔压迫　纵隔内组织出血，可有胸骨后疼痛并放射至背部或颈部，随着纵隔内出血量的增加，未及时引出或纵隔引流管被血块阻塞而引流不畅，血液大量积聚及部分血栓块的压迫，造成纵隔大血管和心脏受压，即出现纵隔压迫症状，如心悸、躁动不安、呼吸急促不能平卧、尿量减少、脉搏细速、血压下降，脉压变小、奇脉、头面部充血、颈静脉怒张、发绀、心音弱；X 射线胸片示上纵隔影增宽。因多量血液积于前上纵隔，故上纵隔可出现软组织影，彩超和 CT 扫描可确定为含血液或血凝块的包块。当纵隔引流量突然减少或消失又出现上述症状者，应高度怀疑此症。

4. X 射线胸片表现　置胸腔引流管者因出血量多少不同，X 射线胸片可有下列三种表现：①肋膈角消失，液体平面不超过膈顶示少量血胸，出血量<500 mL；②液面上界达肺门水平，示中等量血胸，出血量为 500~1 500 mL；③液面上界达肺野，严重压缩肺，示大量出血，出血量>1 500 mL。

（二）治疗

1. 药物止血　当术后短时间内引流量增加，但患者生命体征稳定，可用止血药静脉滴注，如酚磺乙胺（止血敏）、氨甲苯酸（止血芳酸）、维生素 K_1、人血纤维蛋白原、凝血酶原复合物、血凝酶（立止血）等。

2. 手术止血　遇下列情况时应立即切开胸骨或剖胸止血，去除血凝块，重新放置粗内径纵隔引流管：①术毕患者突然出现脉搏细速，血压急剧下降测不出，引流管内有大量血液流出，示有急性大血管出血。②引流管的血量 3 h 内平均>150 mL/h，引流液血红蛋白≥6 g/L。③积极抗休克和输全血后，血压不升，休克状态无改善。④出现纵隔压迫症状者。

二、胸骨裂开及切口和胸骨感染

胸骨裂开主要是术中扭转缝合胸骨的钢丝结过紧，造成钢丝切割胸骨断裂，多见于钢丝缝合距胸骨断端太近，一般至少应≥0.5 cm；或见于切口感染及胸骨感染者。

胸骨部分裂开，可无明显症状。如果为全裂开，可闻及骨擦音，触诊可有骨擦感及胸骨按之可上下活动。在 X 射线胸片上发现胸骨断处有 X 射线透过条纹，即提示发生了胸骨裂开。由于胸骨裂开，皮肤缝合也不易愈合，往往在缝合口有血性液渗出。如果合并感染，表现为胸痛、发热、伤口皮肤发红且变硬、引流液变浊甚至是脓性；血象有白细胞升高，中性增高伴核左移；X 射线胸片有纵隔增宽及积气。伴胸骨骨髓炎患者，则有切口发红、肿胀、表浅性水肿，局部触诊深层组织压痛。

如果胸骨部分裂开而感染不明显，则采用加强营养、应用抗生素、镇咳排痰以避免胸骨进一步全裂开；部分裂开伴感染者，应去除异物、引流并固定胸骨等（同上述处理）。

一旦胸骨完全裂开，原则上应再次手术，包括清创及去除钢丝、缝合、引流纵隔；胸骨裂开是因钢丝对胸骨切割造成的，因此再次缝合时应围绕双侧上下肋骨行缝合固定。合并感染者，要彻底清除坏死组织与异物并止血，目前多采取一期缝合，放置冲洗管及引流管，术后用抗生素，做连续纵隔冲洗，冲洗液变淡、变清后，方可拔除冲洗及引流管。除局部处理，全身应用有效抗生素外，应加强支持疗法。

三、心律失常

术中对心脏及心包的牵拉或刺激，术后血容量减少、低血压，患者伴有器质性心脏病、高血压，发生呼吸系统并发症引起缺氧和二氧化碳潴留，水、电解质、酸碱平衡紊乱，不适当的药物应用，患者精神紧张、切口疼痛，均可引发心律失常。心律失常的处理，应首先查找并纠正病因，在病因得到正确纠正后心律失常仍不消失，且性质较为严重者，应给予药物或其他治疗。

（一）室上性心动过速

术后应激、发热所致的室上性心动过速，常用收缩压×心率小于或大于 12 000 来衡量心肌供氧、耗氧是否平衡。如果<12 000，则表示不会引起供氧不足，心肌损害轻微，可暂不做处理，或仅对因处理，如低钾、血容量不足等可补钾、补血容量等；如果>12 000 或心室率成人已＞120 次/min、小儿＞140 次/min，则常给予毛花苷丙（lanatoside C，西地兰）。经上述处理，包括对因处理，心率未能减慢，而又无禁忌证时，可考虑使用 β 受体阻滞剂，如美托洛尔（metoprolol），常用 1~2 mg/min 静脉注射，首剂成人5 mg，心率逐步下降时，即控制用量，心率不宜低于100次/min，本药相对长效，一日总量不宜超过15 mg。近来常用超短效β受体阻滞剂艾司洛尔（esmolol），其半衰期为9 min，易于控制，首剂负荷剂量500 μg/(kg·min)，达到适当心率后用50~300 μg/(kg·min)维持。如果室上性心动过速顽固，超过160次/min并伴有低血压者，可选用甲氧明（methoxamine）10~20 mg肌内注射或5~10 mg静脉注射；血压相对稳定者可用三磷腺苷（ATP）5 mg静脉注射，最大用量可达20~40 mg。也可用腺苷（adenosine）6 mg静脉注射，0.5 min后如无反应可追加6 mg；婴幼儿按0.05 mg/kg至最大0.25 mg/kg给药。腺苷半衰期10 s，因可致支气管痉挛，需要特别注意。这类药主要阻滞房室结，因此也要注意引起低血压及心脏骤停。快速室上性心动过速有时也可用胺碘酮（amiodarone）50~150 mg静脉注射，并450 mg/d加入补液中静脉滴注，配合应用钙拮抗药维拉帕米（verapamil）2.5~5 mg静脉注射，对减慢心室率有时效果显著，但心功能差、明显心力衰竭者慎用。

（二）快速心房颤动与扑动

快速心房颤动与扑动的心室率>100次/min，首选毛花苷丙（西地兰）0.2~0.4 mg静脉注射，效果欠佳可加用维拉帕米2.5~5 mg。顽固快速心房颤动可加用胺碘酮50~150 mg静脉注射或450~600 mg加入5%葡萄糖溶液中静脉滴注，如果效果欠佳，可考虑电复律，尤其是心房扑动电复律效果甚佳。

（三）室性心动过速、心室扑动与心室颤动

室性心动过速常用利多卡因1~2 mg/kg静脉注射，并用400 mg加入5%葡萄糖溶液中静脉滴注维持；如效果欠佳，可用胺碘酮或普罗帕酮（propafenone，心律平）35~70 mg静脉注射；如果怀疑是洋地黄中毒，首选苯妥英钠100 mg静脉注射，2 h后可重复，并积极补充钾盐。顽固性心室扑动或心室颤动应立即用电除颤，可以非同步除颤，并同时做心外按压及气管内供氧等复苏措施。

（四）尖端扭转型室性心动过速

尖端扭转型室性心动过速是一种较为特殊的室性心动过速，特点是有短阵型增宽的QRS波群，频率平均在200次/min，数次心搏后（5~10次）主波倒置，基础心律多数呈Q-T延长，T波增宽、平坦、高大或深倒置，心动过速波常以R波落在T波上的室性早搏开始，极易导致心室颤动。常因严重电解质紊乱，如严重低血钾、低血镁引起，某些药物例如奎尼丁、普鲁卡因胺、胺碘酮片及吩噻嗪类药也可引起这类心律失常。紧急处理是用异丙肾上腺素0.1~0.2 mg加入5%葡萄糖溶液100 mL静脉滴注，同时补钾、补镁，也可用维拉帕米1~5 mg静脉缓慢注射。利多卡因1~2 mg/kg静脉注射或阿托品0.5 mg静脉注射也可使用，必要时可用电复律及临时起搏。

（五）缓慢型心律失常

缓慢型心律失常常见的是Ⅲ度房室传导阻滞。常用异丙肾上腺素加入5%葡萄糖溶液中静脉滴注，以提高心室率至80~100次/min。效果欠佳，又有不良反应，不宜加大用药量时，则考虑临时起搏。紧急处理可用胸壁粘贴型电极进行临时起搏，少数可用经静脉穿刺插心内膜起搏导线做临时起搏。

（六）室性或房性早搏

室性或房性早搏，通常无血流动力学影响，可暂不处理。但如果是频发、多源、

有潜在危险导致血流动力学变化及心室颤动，可按上述室上性及室性心动过速处理，最重要的是找出诱因，消除诱因。

四、肺不张和肺炎

（一）肺不张

胸部术后的肺部并发症中以肺不张最为常见，为90%左右。

1. 病因

（1）阻塞性：是主要原因。由于各种原因（如切口疼痛、气管误吸）造成的支气管分泌物潴留，咳痰不畅，造成支气管阻塞，肺泡内气体被吸收，肺泡内压力降低，肺泡壁收缩形成肺不张。

（2）低通气性：缺乏深呼吸或叹息，不能使正常呼气末肺内较小的萎陷肺泡重新开放而形成肺泡性或小叶性肺不张。

（3）充血性：输血、输液过多所致左心衰竭及肺水肿者形成小叶性肺不张。

2. 临床表现 因支气管腔阻塞，空气不能进入肺泡，呼吸道无效腔增大，通气血流比值异常，导致缺氧和二氧化碳潴留。一般表现为发热，烦躁不安，呼吸、心率增快，血压升高；肺叶或全肺不张，可有呼吸急促、鼻翼扇动、发绀等呼吸困难缺氧症状。体检有患侧呼吸音低，可听到管型呼吸音和肺底部啰音，纵隔可向患侧移位。血常规检查示白细胞总数和中性粒细胞增高，胸部 X 射线检查可证实有肺不张。

3. 预防与治疗

（1）术前停止吸烟半个月以上，治疗原有的肺部疾病，根据痰培养结果预防用抗生素。

（2）术前进行呼吸运动训练，教会患者有效的咳嗽方法。

（3）拔气管插管前要彻底吸净气管中的分泌物。

（4）术后定时超声雾化吸入，应用必嗽平等化痰祛痰药物，辅以叩背排痰和刺激气管咳嗽排痰。若上述方法无效，应经鼻气管内置管吸痰或行纤维支气管镜吸痰。

（5）如产生呼吸道梗阻症状，$PaCO_2$ 升高，呼吸困难严重者应做气管切开。

（6）已发生肺不张者应给予广谱抗生素。

（二）肺炎

1. 病因

（1）细菌性肺炎：术后此类肺炎多继发于肺不张。由于支气管内分泌物的潴留及术后机体抵抗力下降，免疫功能下降，使得呼吸道内寄居和移生的微生物繁殖造成感染。细菌性肺炎的常见致病菌为肺炎球菌、葡萄球菌、克雷白杆菌属，尤要引起重视的是重症监护病房患者，革兰氏阴性移生菌约80%。

（2）吸入性肺炎：多见于气管插管、气管切开导管等对呼吸道损伤，以及应用抑制咳嗽的药物，使得呼吸道的防御能力减弱。高龄、全身衰竭、咀嚼吞咽无力及意识障碍者，胃内容物反流至咽部时产生误吸。气管导管的气囊失去作用时造成误吸更为多见。用污染的呼吸机进行机械通气，直接把细菌送入肺内导致医源性吸入性肺炎。

2. 临床表现 主要表现为寒战与高热，体温可达 39~40 ℃，可伴有头痛、全身肌肉酸痛；咳嗽与咳痰，可呈白色黏液痰、铁锈色痰或脓性痰；也可有针刺样胸痛，随咳嗽或深呼吸加剧；严重者有呼吸困难表现。

3. 预防与治疗　排除分泌物阻塞所致的肺不张。确切的治疗参照细菌培养和药物敏感试验的结果，早期足量选用抗生素，同时避免应用诱发或加重肌无力症状的抗生素。

五、急性呼吸衰竭

急性呼吸衰竭是指由于突发原因（或包含肺的基础病变）引起呼吸功能严重障碍，导致缺氧和（或）二氧化碳潴留，以及由此而产生的一系列生理功能紊乱和代谢障碍的临床综合征。

胸腺切除术后的急性呼吸功能障碍可分为两种类型：一是由于术后的肺部并发症，如肺炎、支气管阻塞、充血性心力衰竭引起的肺水肿或肺炎，MG 使肺泡通气量降低等而产生急性呼吸衰竭。此种低氧血症，肺毛细血管膜通透性没有改变，功能残气量减少，肺血管阻力正常，肺动脉压不高，因为病因明确，经及时治疗往往可以逆转。二是由于脓毒血症、感染、休克等原因引起的另一种急性呼吸衰竭，呈顽固难治的低氧血症，肺毛细血管通透性增加，肺动脉压升高，称为急性呼吸窘迫综合征，其病死率高。

1. 诊断

（1）在标准大气压下，仰卧位自主呼吸空气时，无论 PaO_2<60 mmHg 伴或不伴 PCO_2>50 mmHg，都可诊断为呼吸衰竭。

（2）呼吸衰竭的其他呼吸功能测定指标：呼吸频率>40 次/min，第一秒用力呼气量（FEV_1）<8 mL/kg，潮气量（tidal volume，VT）<3 mL/kg，无效腔（dead space ventilation，VD）/VT>50%。

2. 临床表现　主要表现为低氧血症或高碳酸血症。

（1）低氧血症表现：呼吸急促、费力、鼻翼扇动，辅助肌参与呼吸，"三凹"现象等呼吸困难症状，甚至有时出现呼吸节律紊乱并有心率增快、血压增高，严重时出现心率减慢、心律失常、血压下降或出现定向障碍、烦躁、兴奋，甚至谵妄、昏迷、抽搐。

（2）高碳酸血症表现：头痛、视物模糊、复视、烦躁、睡眠颠倒、震颤、眼球突出、大汗、心率快、血压升高，嗜睡提示 $PaCO_2$>80 mmHg，重者可出现昏迷。

3. 治疗

（1）保持气道通畅：是抢救呼吸衰竭的重要措施。应立即行气管内插管，迅速清除气道内分泌物，及时吸痰。有气管痉挛者，用氨茶碱，首次 250 mg，静脉滴注，必要时 250～500 mg 加入 500 mL 5% 葡萄糖溶液中以 2 mL/min 静脉滴注，最大量不超过1 000 mg。对慢性阻塞性肺疾病（COPD）肝功能不良者用量应减少。痉挛较重者可同时用地塞米松 20～40 mg 静脉注射，沙丁胺醇（舒喘灵）水剂等雾化吸入。

（2）机械通气：应尽早进行，酌情给予压力支持等。

4. 注意事项

（1）对 $PaCO_2$<50 mmHg 的患者，重点是改善缺氧，通气量不宜过大；潮气量（VT）定为 6～10 mL/kg，呼吸频率为 20 次/min 左右。

（2）已有高碳酸血症的患者应控制潮气量，使 $PaCO_2$ 以 11~15 mmHg/h 的速度下降，待 $PaCO_2$ 接近正常范围时，即减少潮气量，降低呼吸频率，使 $PaCO_2$ 稳定在正常范围。

（3）氧疗：吸入氧分数值（fraction of inspire O_2，FiO_2），以 40% 为安全，短期内 50% 亦是比较安全的，使 PaO_2 维持在 60 mmHg 以上。低氧血症纠正后在 $PaCO_2$ 不很高时应降低 FiO_2，必要时采用呼吸末正压通气。为保证组织的氧气供应，同时应控制心力衰竭，补足血容量，应用血管活性药物。

（4）病因治疗：是呼吸衰竭治疗的根本，病因解除，呼吸衰竭有可能缓解，针对病因治疗有时比治疗呼吸衰竭本身还重要。

（5）纠正酸碱电解质失衡：急性呼吸衰竭常见的是呼吸性酸中毒和代谢性酸中毒，后者系缺氧后肾功能不全所致。治疗呼吸性酸中毒应增加通气量，逐步降低 $PaCO_2$，此代谢性酸中毒的根本治疗是纠正缺氧和改善肾功能，pH<7.2 时可给予 5% 碳酸氢钠。由酸中毒所致高血钾的治疗根本是纠正酸中毒，给予高渗葡萄糖胰岛素溶液，必要时进行透析治疗。

（6）补充足够的营养：能量供应不足是呼吸肌疲劳的原因之一，因此患者补充足够营养和热量很重要。热量每日应保证 6 276~12 552 kJ（1 500~3 000 kcal），但要注意补充过量的糖类会增加 CO_2 产量，加重呼吸负担。

第四节 机械通气的临床应用

机械通气是指应用呼吸机进行人工呼吸（通气和换气）的一种呼吸支持方法。其主要用于复苏、全麻大手术后的苏醒过渡及各种药物治疗无效的呼吸衰竭，特别是 MG 危象患者。正确应用机械通气可以提高患者的救治成功率。

一、应用指标

当呼吸频率>30 次/min，肺活量（vital capacity，VC）<10 mL/kg，最大吸气压（peak inspiratory pressure，PIP）<25 cmH_2O，氧分压（PaO_2）<60 mmHg（面罩纯氧吸入时），二氧化碳分压（PaO_2）>55 mmHg（急性呼吸衰竭时）时，应使用机械通气。

二、禁忌证

有大量咯血、肺大疱、张力性气胸（未进行适当引流）者，禁用机械通气。

三、呼吸机参数设置

（一）通气频率

通气频率（f）成人 12~16 次/min，小儿 20~24 次/min。疾病不同，呼吸频率也不同。急性呼吸窘迫综合征（acute respiratory distress syndrome，ARDS）需相对较快的 f，慢性阻塞性肺疾病需相对较慢的 f。

（二）潮气量与每分通气量

每分通气量（minute ventilation，VE）= 通气频率（f）×潮气量（VT）。

机械通气之初通气频率可调至 12~20 次/min，潮气量可调至 8~12 mL/kg，维持每分通气量 6~8 L。不同的疾病对潮气量的要求有差异，对 MG 危象患者，因为是呼吸肌无力，因此应选用较慢的呼吸频率及较大的潮气量。在机械通气的初始阶段，吸入氧浓度（fraction of inspired oxygen，FiO_2）可选择 90% 以上，以后根据 PaO_2 来调整。原则是维持 PaO_2 在 60 mmHg 以上的前提下尽量降低 FiO_2，以 40% 为好，以免氧中毒。

（三）吸气与呼气时间比

一般将吸气时间定为 1，MG 危象患者吸气与呼气时间比以 1∶1.5 为宜。

（四）触发灵敏度

机械通气中灵敏度的合理设置与触发水平有关，触发水平可以人工设置在某一水平，使呼吸机释放出吸气流量。触发灵敏度有两种类型：压力触发和流量触发。多数情况下采用压力触发，呼吸机检测呼吸回路中的压力信号，当患者吸气压力降至设定的灵敏度时，呼吸机开始工作，给患者送氧气。压力触发灵敏度值一般可设置为 $-2~cmH_2O$。

（五）吸气压力

吸气压力是指呼吸机设定一个压力，当人的吸气压力最大值达到呼吸机设置的吸气压力时，呼吸机停止送氧。通常情况下，最大吸气压（PIP）$<61~cmH_2O$。吸气末平台压（plateau pressure，Ppl）$<35~cmH_2O$。

（六）呼气末正压

呼气末正压（positive end expiratory pressure，PEEP）是指呼气末呼吸机给予气道的外源性压力，使气道内的压力高于大气压。多数患者 PEEP 使用 4~6 cmH_2O，应具体情况具体分析。

四、通气模式

（一）控制通气

控制通气（controlled ventilation，CV）是指由呼吸机控制患者的潮气量、通气频率和吸气与呼气时间比等，患者无自主呼吸或自主呼吸不能触发送气（呼吸机与患者呼吸不同步）。适用于呼吸完全停止或呼吸极微弱者。

（二）辅助通气

辅助通气（assisted ventilation，AV）是指呼吸频率由患者控制，吸气由患者吸气动作所产生的气道内负压所触发（呼吸机与患者呼吸同步），但输入气量则由呼吸机的预设值提供，采用压力或流量触发形式。适用于有自主呼吸但通气不足者。

（三）辅助控制通气

辅助控制通气（assist-control ventilation，A/C）是控制通气（CV）和辅助通气（AV）的有机结合，既可提供与患者自主呼吸基本同步的通气，又能保证自主呼吸不稳定患者的通气安全，提供不低于预设水平的通气频率和通气量。当患者呼吸逐渐增强，由控制通气（CV）过渡到辅助通气（AV）可采用此种方式。

（四）间歇指令通气和同步间歇指令通气

间歇指令通气（intermittent mandatory ventilation，IMV）是自主呼吸与控制通气相结合的呼吸模式，即呼吸机按照预设要求间断进行机械通气，每两次机械通气之间允许自主呼吸，若机械通气与自主吸气触发同步则称为同步间歇指令通气（synchronized intermittent mandatory ventilation，SIMV）。现代呼吸机两者有同步性，通过该通气可避免通气过度，帮助患者撤机，且能改善通气与血流灌注比值，增加患者舒适感。

（五）压力支持通气

压力支持通气（pressure support ventilation，PSV）是指由呼吸机预设气道压力来管理通气，在患者有自主呼吸的前提下，预置触发灵敏度和吸气支持压力，患者自己控制呼吸频率及呼气、吸气时间，与支持压力一起共同决定吸气流速与潮气量。主要用于呼吸机撤离过渡，与 SIMV 合用效果好，还可用于有自主呼吸的通气支持。

（六）容积控制通气

容积控制通气（volume control ventilation，VCV）是指由呼吸机以预设容量来管理通气，具有输出潮气量稳定的特点，因潮气量预值太大，可致容积性损伤——肺泡的过度膨胀和损伤。有时 VCV 与 PSV 合用，使患者得到的吸气量大于潮气量，可使不张或萎缩的肺泡复张，加大气体交换面积，改善肺的顺应性。适用于需长时间行机械通气者。

（七）压力控制通气

压力控制通气（pressure control ventilation，PCV）是指由呼吸机以预设气道压和吸气时间来管理的通气。当实际气道压力达到预置的气道压力水平时，呼吸机停止送气，自动切换为呼气。气道压力恒定，潮气量为变量。适用于呼吸道阻力较小的呼吸衰竭患者。

五、机械通气与患者呼吸道的连接

（一）面罩或鼻罩

面罩或鼻罩适用于神志清醒、能合作的患者，方便易行。但其缺点是通气无效腔大，可能漏气，舌后坠时通气不足，并可能造成胃肠胀气，不易口腔护理，无法做气管吸痰，较长时间面部压迫可能造成皮肤损伤。

（二）喉罩

喉罩使用简便，并可避免胃肠胀气，适用于急救复苏、不能或无法行气管插管的情况。但在正压通气时可能引起胃内容物反流，造成吸入性肺炎，对咽喉部有刺激，容易脱出等，故并不能代替气管内插管。

（三）气管内插管

气管内插管可使气道完全得到控制，避免引起误吸及胃膨胀，可与呼吸机连接，也可直接行气管内吸引。其分为经口气管内插管和经鼻气管内插管两种。

（四）气管切开术

气管切开术适用于需较长期使用呼吸机辅助呼吸的患者。其优点是患者可以长期耐受，通气无效腔小，吸痰方便，口腔护理方便，患者进食方便，保证营养供给。如采用新型可发声导管，患者在机械通气治疗的同时仍可发声交谈。

六、人工气道患者的沟通方式和呼吸机语言的使用

使用机械通气的患者同样需要随时与医务人员沟通，了解其需求并第一时间给予

满足，方便患者的治疗和护理。而人工气道使得患者无法发音讲话，患者的心理与生理可能承受更多的痛苦。因而应给人工气道的患者提供必要的条件可以随时呼唤到医务人员。当患者有主诉时，应给其提供尽量可能的表达条件，如各种书写板，给其书写手以活动空间等。当患者的表达不清楚时，应以简单的提问让患者表达"是"与"否"，以明确患者的主诉。建议使用呼吸机语言和患者交流，特意设计通俗、易懂、患者易于掌握且图文并茂的呼吸机语言，如：竖大拇指——大便；竖小拇指——小便；竖示指——有痰；握拳——疼痛；示指和拇指形成空杯状——口渴，示指和中指竖起——成功，需较长期机械通气治疗的患者，可考虑采用可发音说话的特殊气管切开导管，使患者得以表达需求并给予满足。

七、呼吸机撤离

当患者自主呼吸能力完全恢复，应及时撤离呼吸机。延长呼吸机使用时间，不仅增加患者的痛苦，还影响肺功能恢复，同时也妨碍患者主动咳嗽排痰的能力，增加肺部感染的机会和途径，加重 MG 患者的病情。

（一）撤机时机

当患者具备以下体征即可撤机：神志清醒，定向力好，自主呼吸平稳，有足够的吞咽、咳嗽反射，血流动力学稳定，休克、低血容量彻底纠正，感染控制，呼吸衰竭病因基本纠正，代谢状态正常。撤离呼吸机时应具备的生理参数见表 12-4。

表 12-4 撤离呼吸机的生理指标

生理指标	参数
自主呼吸频率	<25 次/min
每分通气量（VE）	<10 L/min
静态顺应性	≥30 mL/cmH$_2$O
无效腔气量/潮气量	0.4
口腔闭合压	<4 cmH$_2$O
PaCO$_2$ 与 pH	正常
潮气量	>5 mL/kg
肺活量	≥15 mL/kg
最大吸气压	<-30 cmH$_2$O（绝对值大）
最大自主通气量	≥2×静态 VE
PaO$_2$（FiO$_2$≤0.4 时）	≥60 mmHg
肺内分流（Qs/Qt）	<20%
PEEP	≤5 cmH$_2$O
P$_{(A-a)}$DO$_2$（FiO$_2$=1 时）	<35 mmHg

上述撤机的指标可供临床参考，应根据患者原发伤病与肺功能的具体情况来分析。需注意的是，不少患者的撤机失败，较早出现的问题不是 SpO$_2$ 或 PaO$_2$ 降低，而是 PaCO$_2$ 升高、心率加快、出冷汗等。

（二）撤机常用的过渡方法

1. SIMV 过渡法 SIMV 模式可使患者不脱离呼吸机进行自主呼吸，并可逐步减少指令正压通气的次数，逐步、安全地过渡到完全自主呼吸。必要时还可合并使用PEEP 与压力支持。根据患者病情的具体情况、血气分析结果、血流动力学与 SpO_2 监测的结果，每隔一段时间减少正压指令通气 2 次/min，当正压指令通气降至 4 次/min，可考虑撤离呼吸机。此法方便、安全，适用于临床多数机械通气治疗患者的撤机过渡。

2. 压力支持（PSV）　可合并使用于 SIMV，作为撤机过渡方式的辅助。压力支持的设定值可以缓慢逐步地降低，既可以使患者得到自主呼吸的舒适感，又能给患者以一定的辅助，使患者得以平稳、安全地过渡到撤机成功。这是最常用的撤机方法，但是 PSV 是自主呼吸支持模式，因此，必须有主动呼吸能力的患者才可使用。

3. 中断撤机的指征　在撤机过程中，出现下列情况时应恢复机械通气：脉搏 >110 次/min 或每分钟增加>20 次；收缩压变化>20 mmHg，舒张压变化>10 mmHg；呼吸频率>30 次/min，潮气量<250 mL；PaO_2<60 mmHg，$PaCO_2$>50 mmHg；有严重心律失常。

一般认为，撤机后的 1~2 d 仍应留置气管内导管，带管一段时间后，患者病情得到有效控制，呼吸功能平稳后可考虑拔管。

（三）撤机失败的原因及注意事项

1. 撤机失败的原因

（1）患者的病情控制尚不满意，呼吸衰竭的病因尚未得到彻底的控制或纠正，或原发病出现反复。

（2）血流动力学不稳定或十分脆弱，心功能易于失代偿，心脏或血管张力异常未得到有效的纠正。

（3）呼吸肌萎缩，自主呼吸与咳嗽无力；在加强营养支持的同时，更缓慢地撤机过渡，可进行间断撤机锻炼与观察，逐步撤机。

2. 撤机时的注意事项

（1）手术或其他原因造成的膈神经损伤，如膈神经完全横断，可发生横膈的反常运动，需要较长期的撤机过渡，待患者自主呼吸运动能够代偿，才能撤机成功。

（2）患者存在贫血，撤机前应得到满意的纠正（血细胞比容>30%）。

（3）患者存在较明显的原发或继发性感染，在撤机前应得到满意的控制。

（4）气道分泌物多，在撤机早期应加强雾化，拍背排痰，必要时以纤维支气管镜吸痰。

（5）患者仍在用中枢抑制药物，在撤机前 12 h 应停用镇静与肌松药物。

第五节　护理流程与相关规范

一、术前

（一）心理护理

MG 患者病程较长，症状时轻时重，生活不能完全自理，全靠药物维持，个别患者因长期药物治疗效果不佳而失去信心。患者过度紧张、情绪激动及女性月经来潮均可诱发。发生肌无力危象时，呼吸肌麻痹，严重缺氧所致的濒死感和抢救，均会使患者感到强烈的恐惧、焦虑。因此要根据患者的心态予以术前心理疏导，用耐心、爱心多与患者交谈，讲解疾病自我护理知识，培养其配合心态，增强对治疗的依从性。降低不良心理因素造成的后果，并介绍治愈病例，以稳定患者情绪，增强患者对手术治疗的信心。

（二）术前戒烟

外科治疗 MG 最重要的管理是呼吸道的护理。吸烟会使术后痰液增多、黏稠不易咳出，并可降低呼吸道抵抗力，增加气道阻力，影响术后呼吸功能的恢复，因此应叮嘱吸烟患者术前绝对戒烟 2 周。

（三）呼吸功能锻炼

通过呼吸功能训练可改善通气、换气功能，提高肺的顺应性，减少或避免术后并发症的发生。方法：①患者取半卧位，双手放在腹部，吸气时气体经鼻腔吸入以促使膈肌下降，呼气时经口腔慢慢呼出，每日 8~10 次，持续约 10 min。②深呼吸运动，4~5 次/min，早晚各做 1 次，训练时间每次不超过 5 min。③咳嗽训练，可嘱患者深吸气末微微张口，舌尖抵门齿，屏气 2 s 左右，然后腹肌用力咳出，每日 4 次。经呼吸功能锻炼，肺活量达 40 mL/kg 以上方可手术。

（四）纠正营养障碍

对于吞咽困难和长期食欲低下者术前应给予高蛋白、高营养、高维生素、易消化的流质或半流质饮食，必要时给予静脉营养，以纠正营养不良。

（五）病情观察

观察患者有无眼睑下垂、复视、咀嚼无力、吞咽困难等眼肌及脊神经受累情况。MG 患者一旦出现下列情况应及时做出相应治疗和护理：①面部肌肉无力，常导致面部表情扭曲及苦笑；②舌肌萎缩可导致舌表面纹沟增多；③颈部屈肌无力，可导致患者长时间用手支撑头部；④呼吸肌受累，可导致患者呼吸困难，严重时引起死亡；⑤对称性的四肢骨骼肌无力，近端多于远端，上肢多于下肢，感觉正常，深肌腱反射存在，但随着重复刺激而反射消失。

患者床边常规备抢救车及新斯的明、气管切开包和呼吸机等。

二、术中

MG 患者胸腺切除术属于全麻手术，术中应加强心肺、生命体征监测。遵医嘱肌内注射新斯的明 1 mg，如观察到患者出现面部发红、心动过缓等，给予小剂量阿托品 0.25 mg 静脉滴注。维持输液通畅，控制输液滴速 60~80 滴/min。

三、术后

（一）病情观察

密切观察患者的生命体征，心电监护，严密监测心率、血氧饱和度和血压，维持至术后患者完全清醒。同时观察引流液的量和性质，维持输液通路和引流管路的通畅。

（二）保持呼吸道通畅，预防肺部并发症

（1）延迟术后拔除气管插管的时间，拔管前彻底吸净气管、支气管内分泌物。

（2）术后采取正确体位使膈肌下降，气道开放，利于排痰。

（3）在补液量充足的情况下，酌情使用祛痰剂、抗生素、激素及气管扩张剂。术后必要时可进行超声雾化吸入（4次/d），并辅以翻身叩背、刺激天突穴等，以利于痰栓咳出。

（4）对咳嗽无力、痰多而黏稠患者可行环甲膜穿刺或鼻导管吸痰，效果不佳时，应用纤维支气管镜床边吸痰。同时，尽量引起刺激性咳嗽，以利于肺内痰液咳入大气道。注意每次吸痰时间应<15 s，监测患者血氧饱和度变化，避免造成缺氧。

（5）对痰多黏稠或年老体弱且肌无力明显而无力咳痰者，应及早经鼻腔气管插管或气管切开，以利于吸痰和人工呼吸机辅助呼吸。

（6）选用足量、广谱、强效抗生素预防和控制肺内感染。

（7）合理使用胆碱酯酶抑制药增加呼吸肌肌力，促进主动排痰。

（三）呼吸机应用及护理

反复出现呼吸功能不全或出现1次以上肌无力危象者，术后呼吸过程不稳定易出现呼吸困难者，术后均需要呼吸机辅助呼吸。应向患者及其家属解释应用呼吸机的目的及撤离呼吸机的必要条件，取得其合作。

（四）呼吸管路护理

保持呼吸管路通畅，给予气道湿化，及时吸痰，清理呼吸道分泌物，吸痰时注意无菌操作，每15 min听呼吸音一次。注意气管插管气囊有无漏气，每4 h放气囊一次，以免局部黏膜因受压过久而坏死。

（五）饮食护理

气管插管及术后不能进食的患者应给予鼻饲，必要时可行胃肠外营养，以改善机体营养状况。注意维持血清电解质平衡，及时纠正由于各种原因出现的电解质紊乱。

（六）用药护理

术后仍应严格遵医嘱，安全、准确地应用胆碱酯酶抑制药，预防病情反复，同时避免并发症出现。

第十三章　危象的诊治与预防

重症肌无力（MG）危象是指 MG 患者肌无力症状突然加重或治疗不当，出现呼吸肌、吞咽肌进行性无力或麻痹，导致呼吸困难、分泌物不能排出及吞咽无力，从而引发呼吸衰竭，严重缺氧，甚至危及生命的一种严重危机状态。危象发生率占肌无力总数的 9.8%～26.7%。如不及时抢救，可危及患者生命，死亡率为 15.4%～50%。

第一节　危象发生的相关因素

一、诱因

引发 MG 危象的主要危险因素有：①感染，尤其呼吸道感染，是诱发 MG 危象的关键因素；②手术创伤刺激；③药物，如应用对神经肌肉传导有明显阻滞作用的抗生素（主要是氨基苷类抗生素和喹诺酮类抗生素），胆碱酯酶抑制药应用不规范或间断，应用糖皮质激素等；④过度劳累，会使身体的抵抗力下降；⑤女性经期前后；⑥精神紧张、情感创伤；⑦MGFA 分型为Ⅲ型、Ⅳ型或Ⅴ型患者病情较重，体质较差；⑧发病年龄在 50 岁以上，有吸烟史者；⑨有慢性呼吸系统疾病及肺功能较差者；⑩术后出现并发症未及时发现并处理者，如术后有胸腔积液、气胸或发生肺不张、肺部感染者。充分认识这些危险因素，有利于降低危象的发生率，对预防 MG 危象的发生，改善预后具有重要意义。

二、易发生危象的患者

易发生危象的 MG 患者主要包括：①病程较长，伴有延髓机能受累的患者；②溴吡斯的明片口服剂量>1 000 mg/d 的患者；③应用肾上腺皮质激素达数月以上或出现明显激素不良反应的患者；④合并有浸润型胸腺瘤或胸腺癌的患者；⑤有肌无力危象发作史或经气管切开术抢救的患者；⑥长期因咀嚼肌无力及吞咽困难造成营养不良、体力衰弱或电解质紊乱的患者。

第二节　危象分型及临床特点

根据 MG 危象发生的原因，可将 MG 危象分为肌无力危象、胆碱能危象和反拗危象三种类型（表 13-1）。其各型临床特点如下。

一、肌无力危象

肌无力危象是指由于 MG 疾病本身发展严重，或因治疗中应用胆碱酯酶抑制药不足所引起的一类危象，又称新斯的明不足危象。患者表现为呼吸困难，咳嗽无力，吞咽不能，严重者明显发绀，少汗，意识欠清，瞳孔散大，但无肠鸣音亢进、无腹胀症状，同时注射新斯的明药物后危象症状好转。此型危象最常见。

二、胆碱能危象

胆碱能危象是指由于应用胆碱酯酶抑制药过量所引起的一类危象，又称新斯的明过量危象。患者除有肌无力的共同特点外，特殊症状为双侧瞳孔缩小、浑身出汗、肌肉跳动、肠鸣音亢进，注射新斯的明后肌无力症状加重。同时，应排除支气管痉挛，因用胆碱酯酶抑制药可使支气管痉挛患者呼吸无力更甚。

三、反拗危象

反拗危象是指因全身功能低下、电解质紊乱、多种药物投用、中毒和感染等自身或医源性因素所致的、难以区别危象性质又不能用停药或加大药量改善症状的一类危象。患者对胆碱酯酶抑制药不敏感。部分患者用胆碱酯酶抑制药后早期可暂时减轻症状，继之肌无力症状再次加重。

表 13-1　MG 危象的分型与鉴别

鉴别要点	肌无力危象	胆碱能危象	反拗危象
意识	清楚	清楚	清楚
瞳孔大小	增大	缩小	正常或偏大
腹痛腹泻	无	明显	无
出汗	少	明显增多	可多可少
流涎	无	增多	少
肌肉跳动或抽动	无	明显	少数可见
用胆碱酯酶抑制药反应	良好	无力加重	不明显

第三节　危象的救治

对 MG 患者应严密观察病情变化，尤其对重症患者应及早发现肌无力危象的迹象，若有呼吸困难应尽快监测心率、呼吸、血压和经皮氧饱和度，判断是否有二氧化碳潴留，从而尽快判断是否存在呼吸衰竭。一旦发生肌无力危象，立即清除口咽分泌物，保持呼吸道通畅，呼吸气囊给予辅助呼吸，同时注射足量的新斯的明，1～1.5 mg/次，肌内注射，若症状缓解，可不必行经口气管插管；若症状持续不能完全缓解或反复发作危象，须经口气管插管，呼吸机正压辅助呼吸。

危象救治一般应遵循以下原则。

一、保持呼吸道通畅

不论何种危象，应该尽快改善呼吸功能。经用药治疗危象不能缓解或多次发生，出现呼吸肌麻痹时，应尽早气管切开，正压辅助呼吸。如果急骤呼吸困难，应先行气管插管，保持呼吸道通畅，当患者气管插管时间较长（超过 7 d）或不能耐受经口气管插管时，才考虑行气管切开。总之，做好气道管理是抢救成功的重要措施之一。

二、控制感染

感染可诱发和加重肌无力危象，危象又加重患者感染，易构成恶性循环，尤其肺部感染更危及生命。MG 患者发生感染，应选用有效、足量抗菌药物，可选用青霉素类、头孢菌素类、喹诺酮类、大环内酯和氯霉素等，但不要用对 NMJ 处有阻滞作用的抗生素，忌用或慎用多黏菌素、四环素族、磺胺药、氨基苷类或林可霉素等。其感染控制得好坏与预后直接相关。

三、对症治疗

1. 肌无力危象

（1）立即给予足量甲磺酸新斯的明针，首次 1 mg 肌内注射，以后每隔 3 h 以上注射 1 mg，好转后口服维持。或甲磺酸新斯的明注射液 1～1.5 mg+阿托品 0.5 mg 肌内注射，心率快者不用阿托品，如症状仍不缓解或反复危象，行依酚氯铵试验。或新斯的明 1 mg+阿托品 0.5 mg+生理盐水 20～40 mL 缓慢静脉注射，或新斯的明 2～4 mg+阿托品 1～2 mg 加入 5% 葡萄糖溶液 500 mL 中缓慢静脉滴注，症状仍加重者，考虑胆碱能危象，停用新斯的明，注射阿托品 0.5～1 mg，严密观察。必要时可每小时重复一次，至轻度阿托品化，再用依酚氯铵试验，或者开始用新斯的明，再谨慎调整剂量治疗。

（2）血浆置换：可快速清除患者血浆中 AChR-Ab，又可清除蓄积的胆碱酯酶抑制药，对危象救治疗效显著，可根据条件选用。通常 1～2 d 即可见效，明显缩短患者应用辅助呼吸的时间；但病情恢复需 1 周以上。

（3）给予大剂量丙种球蛋白：0.4 g/（kg·d）静脉滴注，连用 3～5 d 或 1～2 次/周，对多数患者疗效亦佳。

（4）给予类固醇皮质激素：用大剂量皮质激素冲击常会加重危象，甚者呼吸停止，应警惕，以小量激素上楼法渐增量为妥。地塞米松 5 mg 起步渐加量，除非有气管切开保证呼吸，方可大量冲击治疗。同时应用足量抗生素，以免感染扩散。

2. 胆碱能危象

（1）立即停用胆碱酯酶抑制药，给予大量静脉补液，促进药物排出，待药物排出后重新调整胆碱酯酶抑制药用量或改用其他疗法，使患者从危象中恢复。

（2）阿托品 2 mg/h，静脉注射，直至出现轻度阿托品中毒表现为止。

（3）出现呼吸肌去极化性麻痹，应立即进行气管插管和辅助呼吸，及时吸痰，保持呼吸道通畅，预防肺部感染。

3. 反拗危象　静脉补液，支持治疗，观察生命体征，保持电解质平衡，待病情稳定 2~3 d 后再重新制订个体化用药方案。

四、干涸疗法

当患者不论胆碱能危象或反拗危象或用大量胆碱酯酶抑制药后仍频发危象，应先在人工辅助呼吸保证下停用胆碱酯酶抑制药 72 h，以后再小量给药，并给予极化液（能量代谢剂）。其目的是恢复运动终板功能，使乙酰胆碱递质代谢系统功能恢复，效果较好。

五、营养支持

营养支持可改善患者全身营养状况，提高机体自身免疫力和抵抗力。对于行气管插管和气管切开患者，留置胃管第 2 日开始经胃管给予肠内营养制剂，提供胃肠营养支持，早期应用可防止肠内细菌移位、发生内源性感染。进行肠内营养时，应保持胃管通畅，抬高床头防止误吸，而且应注意营养液的温度和控制输入速度，减少腹泻及腹胀的发生。另外，MG 患者禁止灌肠。因胆碱酯酶抑制药可使肠道张力增高，其猝死可能与张力增高的肠道突然牵引所引起的反射有关。

六、注意事项

对胸腺切除术后出现的肌无力危象，用胆碱酯酶抑制药应慎重，因心肌对 ACh 的敏感性，应酌情小剂量应用，大量或快速应用者，有心搏骤停的危险。

第四节　危象的观察和护理

MG 危象是一种可在短时间内迅速发生的危急状态，严密观察病情和加强护理是保证治疗和抢救成功的关键。

一、病情观察

对 MG 危象患者，应随时听取患者的主诉，严密观察生命体征变化、呼吸情况及血氧饱和度的变化，一旦发现呼吸困难、呼吸频率是正常的 1 倍以上、咳嗽无力、口唇发绀或昏迷等，血氧饱和度<90% 或 PaO_2<60 mmHg 和 $PaCO_2$>50 mmHg，应用新斯的明无效，应立即采用简易呼吸囊辅助呼吸，立即通知医生，进行紧急的对症处理，切莫错过抢救时机。对于重症患者应做好抢救准备，熟悉抢救药品的存放位置，及时检查并备齐急救药品及器械，床头备通气设备、吸氧面罩、呼吸气囊、无创或有创呼吸机等。

二、呼吸机应用

应用呼吸机时要严密观察患者意识、血压、脉搏、呼吸、皮肤颜色的变化，并根据患者表情、皮肤颜色、呼吸方式及次数、血氧饱和度及动脉血气分析来调整呼吸参数，注意观察自主呼吸与机械呼吸是否同步，通气是否通畅，各衔接端有无漏气或扭曲。

由于 MG 患者使用胆碱酯酶抑制药后腺体分泌物大量增加，因此及时清除呼吸道分泌物也是护理关键，是保证呼吸道通畅的首要措施。在吸痰中采取有效的气管内吸痰，做到轻、稳、快，勿反复提插，避免损伤气道黏膜，同时注意观察记录分泌物量、性状及缺氧改善情况。若患者痰液黏稠时采取先气管内滴湿化液，然后翻身拍背5 min，高浓度给氧 1 min 后再吸痰。若患者自主呼吸和咳嗽反射恢复，无缺氧表现，血气分析正常，可遵医嘱试行脱机数小时至 1~2 d，如无不适则可拔除气管插管。若患者在 1 周内无法成功脱机，则可协助医生行气管切开，用呼吸机辅助呼吸。

三、按时按量用药

1. 胆碱酯酶抑制药　是治疗 MG 的首选药物。对于手术患者无论术前、术后均应遵医嘱及时准确使用。值得注意的是，由于胸腺切除术后患者对胆碱酯酶抑制药呈超敏状态，术后 24~48 h 应减少或暂不给予胆碱酯酶抑制药，一般按术前药物半量给药，以后根据病情调整。

2. 激素　MG 危象时常大剂量使用激素，但在使用激素过程中易发生低钾、消化道出血、皮肤药物疹等。因此，要密切注意各种先兆症状，注意有无低钾的症状；有无胃部不适、恶心、面色苍白，若有可疑急查大便潜血试验，阳性者及时报告医生处理；出现皮肤药物疹者可用炉甘石洗剂外涂，告知患者不要抓挠、勤换衣服，以预防皮肤感染。

四、心理护理

由于 MG 危象病情进展迅速，患者心理负担也会随之加重，出现情绪低落，一旦呼吸肌麻痹，严重缺氧，患者还会产生严重的紧张感和强烈的恐惧感、濒死感，加之气管插管、气管切开接呼吸机辅助呼吸不仅导致或加重局部刺激症状，同时还压迫声带使语言功能暂时丧失，更增加患者的紧张感和恐惧感，甚至产生焦虑、绝望等负性心理。针对危象患者出现的心理问题，制订并实施相应的护理干预，可使患者在心理上获得舒适感和安全感，以促进病体的康复。

1. 心理疏导，缓解焦虑　根据患者的心理状态，采用暗示、诱导、鼓励和家庭支持等方法，在不同的治疗阶段进行有效的心理疏导，以减轻患者的心理负荷，同时依患者不同的文化修养采用适合的音乐使其放松心情，缓解焦虑，从身、心等各方面给予更多关注，使其保持最佳状态，并通过介绍救治成功的典型病例，使患者树立战胜疾病的信心。

2. 护患沟通，了解需求　由于气管插管或气管切开，患者无法进行正常的语言交流，可采用非语言方式——表情、手势、书面语言等进行交流沟通，鼓励患者表达其意愿、感受及需求。或将患者的基本需求制作成卡片，用阿拉伯数字表示，以便于患者用数字或手指表示需求。

3. 重视解释，争取配合　进行任何护理操作前均应主动给予患者相应的解释和安慰。

（1）手术前，有针对性地向患者介绍监护仪器的使用目的、用途及设置报警的必要性，避免引起患者的恐慌。

（2）气管插管或气管切开前向患者解释操作在治疗中的必要性和重要性，以及术中如何配合和注意事项，使患者有充分的心理准备，消除其紧张和恐惧感。

（3）接呼吸机辅助通气时，向患者讲解有关呼吸机的基本知识及工作原理，告知上机后可能出现的痛苦与不适，以及克服的方法，指导患者配合呼吸机的节奏进行自主呼吸，从而消除其恐惧心理，避免人机对抗。

（4）吸痰、采血（血气分析）、更换卧位前，分别向患者解释吸痰不能憋气的原因，讲解行动脉血气分析的意义和重要性，告知协助变换卧位是为了使其获得更舒适的感受，以减轻患者的疑虑心理。

（5）脱机前，告知保持良好饮食和睡眠的重要性，解释脱机的必要性、可行性及脱机的方法与步骤，使其有足够的心理准备。

4. 悉心守护，增强信心　气管插管或气管切开术中，守护在患者身边，并积极配合医生做好各项工作，为患者增加勇气。脱机训练期间，守护在患者身边，及时给予安慰、指导和鼓励，为患者增强信心和安全感，使脱机顺利进行。

五、营养支持

MG 危象患者吞咽困难，呼吸机辅助呼吸，营养摄入减少，消耗增加，抵抗力减弱。因此，要加强营养的供给，可鼻饲高蛋白、高热量、高维生素的流质饮食，每 2 h 胃管内注入 200 mL，每次注入流质饮食后再注入温开水 20~40 mL，防止食物残留发酵。如患者有吞咽能力时，尽可能鼓励经口入食。

六、皮肤护理

MG 危象患者肢体无力，不能自行翻身，加上机械通气后活动受限，尿便易污染皮肤，使压疮的发生机会增加，预防压疮难度增加。因此，应加强皮肤护理，勤洗勤换，保持皮肤清洁，同时注重减轻压力，使用海绵床垫，每 2 h 帮助患者翻身一次，一般采用侧卧位，左右轮换，背部垫软枕，从而有效地防止压疮发生。

第五节　危象的预防

一、一般预防

1. 日常起居　保证睡眠充足，适度活动，以不感到乏力为原则，避免太过劳累；冬春季节注意防寒保暖，预防感冒；吸烟患者应绝对戒烟；加强呼吸功能锻炼，使肺活量达 22~40 mL/kg。长期留置胃管者，必须保持口腔清洁，口腔护理 2 次/d。保持皮肤清洁，避免发生压疮。

2. 饮食营养　进食高热量、高蛋白、高维生素、富含钾和钙、易消化的流质、半流质或软食，避免干硬、辛辣、粗糙等刺激性食物。进食宜慢，如果遇呛咳或咀嚼无力时应暂停进食，若症状频繁出现，应进行鼻饲饮食。对于吞咽困难，气管插管及术后不能进食的 MG 患者，亦应尽早给予鼻饲饮食，必要时给予静脉营养以纠正营养不良，注意维持血清电解质平衡，及时纠正由于各种原因出现的电解质紊乱。

二、控制全身疾病

对 MG 患者并发的全身疾病，应合理治疗，如控制感染、纠正低钾血症、改善甲状腺功能、维持水和电解质平衡等。

三、恰当治疗 MG

MG 患者治疗用药要规范，如溴吡斯的明应从小剂量开始，逐渐增加，如果剂量 >480 mg/d，可适当给予口服激素。避免使用易致 MG 危象发生的药物。

四、心理干预

MG 患者应正视疾病，保持心情舒畅，避免精神过于紧张，保持环境舒适，必要时进行心理干预。

五、预防术后发生危象

1. 术前充分准备　术前充分治疗，严格控制病情，确保稳定控制 MG 症状，在肌无力症状最轻时实施胸腺切除手术。

2. 注意围手术期管理　维持内环境稳定，减少肺部感染及其他并发症。

3. 规范用药　术后胆碱酯酶抑制药和（或）激素的减量或停用应循序渐进，停药后的早期阶段应随身携带胆碱酯酶抑制药，出现肌无力症状时应及时服用，以减少突发危象导致院外死亡。

六、预防重症患者发生危象

MG 重症患者应加强训练有效咳嗽，避免无效咳嗽或不会咳嗽，导致痰积呼吸道，出现呼吸困难而诱发肌无力危象。当溴吡斯的明用量达 120~180 mg/次时，若患者咀嚼吞咽困难、胸闷症状未能明显缓解，且出现唾液分泌量明显增多时，要早期联合静脉注射免疫球蛋白、糖皮质激素、环孢素等药物治疗，避免病情进一步发展为肌无力危象。

第十四章　中医诊治

中医文献中未发现"重症肌无力"病名的记载，但其临床表现早在2 000年前的《黄帝内经》（简称《内经》）中就有类似记载。《素问·太阴阳明论》曰："四肢皆禀气于胃而不得至经，必因于脾乃得禀也。今脾病不能为胃行其津液，四肢不得禀水谷气，气日以衰，脉道不利，筋骨肌内，皆无气以生，故不用焉。"《素问·痿论》曰："宗筋弛纵，发为筋痿。"《灵枢·本神》说："脾气虚则四肢不用。"《灵枢·大惑论》曰："五脏六腑之精气，皆上注于目而为之精……精散则视歧，视歧见两物。"目前临床上多将重症肌无力（MG）归属于中医"痿病"范畴，依主要症状不同又将其分属不同的中医病证：以四肢痿软无力为主者属于"痿病"；以眼睑无力或下垂为主者属于"睑废"；伴有延髓型吞咽困难、饮水发呛、言语无力、发音不清者属于"喑痱"；出现呼吸困难、危在顷刻者属于"大气下陷"等。《黄帝内经》中设专篇对痿病的病因病机做了较为系统详细的描述，提出了"肺热叶焦"为主要病机的观点和"治痿独取阳明"的基本治疗大法，并认为痿病主要与肺、胃、肝、肾四脏有关。经过历代医家的发挥和完善，中医在痿病的诊断与治疗上已形成了一个比较完整的理论体系。近年来的实践证明，中医药不仅能有效改善肌无力症状，调节免疫功能，而且能提高西药的疗效，弥补西医的不足。MG已成为中医优势病种之一。但是，中医药防治MG的研究历代论述颇多，各家认识不同，尚需进一步探讨、规范。

第一节　中医对痿病的认识

一、历代医家对痿病的认识

我国中医文献对痿病的认识源远流长，从《内经》到清末民初的张锡纯，诸代医家对痿病均有所论述。

（一）春秋战国时代——《内经》

《素问·痿论》云："肺热叶焦，则皮毛虚弱急薄，著则生痿躄也。心气热，则下脉厥而上，上则下脉虚，虚则生脉痿，枢折挈胫纵而不任地也。肝气热，则胆泄口苦，筋膜干，筋膜干则筋急而挛，发为筋痿。脾气热，则胃干而渴，肌肉不仁，发为肉痿。肾气热，则腰脊不举，骨枯而髓减，发为骨痿。"五痿之说，为后世对痿病病因病机的认识奠定了基础。《素问·生气通天论》提出"湿热不攘，大筋软短，小筋弛长，软短为拘，弛长为痿"。《素问·痿论》中还有"有渐于湿，以水为事，若有所留，居处相湿，肌肉濡渍，痹而不仁，发为肉痿"等描述。

（二）汉代——张仲景的《伤寒论》与《金匮要略》

张仲景在《伤寒论》中论述了伤寒吐下后又复发汗致阴阳气血俱虚不能濡养筋脉而成痿，在《金匮要略·中风历节病脉证并治》中记载有"咸则伤骨，骨伤则痿"，分别从误治及过食咸味等方面讨论了痿病病因，补充了《内经》对痿病病因认识的不足，对后世认识痿病亦有所启发。

（三）隋代——巢元方的《诸病源候论》

巢元方在《诸病源候论·风身体手足不随候》中提出："手足不随者，由体虚腠理开，风气伤于脾胃之经络也。足太阴为脾之经，脾与胃合。足阳明为胃之经，胃为水谷之海也。脾候身之肌肉，主为胃消行水谷之气，以养身体四肢。脾气弱，即肌肉虚，受风邪所侵，故不能为胃通行水谷之气，致四肢肌肉无所禀受；而风邪在经络，搏于阳经，气行则迟，关机缓纵，故令身体手足不随也。"其明确提出脾气虚弱是痿病的内因，外因则是感受外邪，强调了风邪在痿病中的关键作用，在痿病的病因病机方面拓宽了思路。

（四）宋代——陈无择的《三因极一病证方论·五痿叙论》

陈无择在《三因极一病证方论·五痿叙论》明确提出："夫人身之有皮毛、血脉、筋膜、肌肉、骨髓以成形，内则有肝、心、脾、肺、肾以主之，若随情妄用，喜怒不节，劳佚兼并，致五内精血虚耗，荣卫失度，发为寒热，使皮血、筋骨、肌肉萎弱，无力以运动，故致痿躄。"其从虚论痿，认为痿病属内脏气不足所为，非脾虚独使成痿，五脏虚弱皆可成痿。同是五脏成痿，《内经》从五脏内热伤津论述，陈无择则从五脏虚弱论述，各有千秋，体现了中医临证的灵活性。

（五）金元时期各医家——刘完素、张子和、李杲、朱丹溪

金元时期各医家对痿病均有不同的论述。

刘完素在《素问玄机原病式》中提到："诸气膹郁病痿，皆属肺金。膹，谓膹满也；郁，谓奔迫也；痿，谓手足痿弱无力以运动也。大抵肺主气，气为阳，阳主轻清而升，故肺居上部，病则其气膹满奔迫不能上升。至于手足痿弱不能收持，由肺金木燥，燥之为病，血液衰少，不能营养百骸故也。经曰：手指得血而能摄，掌得血而能握，足得血而能步。故秋金旺则雾气蒙郁，而草木萎落，病之象也。萎，犹痿也。"

张子和在《儒门事亲》中对痿病中五志致病做了详细的论述，认为"痿者必火乘金"，同时提出"五味贵和，不可偏胜"。

李东垣在《脾胃论·湿热成痿肺金受邪论》中指出："六七月之间……燥金受湿热之邪，绝寒水生化之源，源绝则肾亏，痿厥之病大作。"在《脾胃论·脾胃胜衰论》中提出："大抵脾胃虚弱，阳气不能生长，是春夏之令不行，五脏之气不生。脾病则下流乘肾，土克水，则骨乏无力，是为骨痿，令人骨髓空虚，足不能履地，是阴气重叠，此阴盛阳虚之证。"其具体阐述了脾胃病致痿的机制。

朱丹溪从五行生克制理论剖析痿病病机，在《局方发挥》中说："肺金体燥而居上，主气，畏火者也。脾土性湿而居中，主四肢，畏水者也。火性炎上，若嗜欲无节，则水失所养，火寡于畏而侮所胜，肺得火邪而热矣。木性刚急，肺受热则金失所养，木寡于畏而侮所胜，脾得木邪而伤矣。肺热则不能管摄一身，脾伤则四肢不能为用，

而诸痿之病作。"《脉因证治》中说："肾水不能胜心火，火上烁肺金，六叶皆焦，皮毛虚弱，急而薄着者，则生痿。……然此皆热熏于肺之为也，火上炎，肺治节不行而痿矣。"与《内经》中"痿病肺热叶焦"的理论较为接近。

（六）明代——王肯堂、张景岳、方隅与方谷

明代王肯堂认为"诸痿之病，未有不因阴阳虚而得者"，以"阳明虚，于五脏无所禀，则不能行血气，营阴阳，濡筋骨，利关节。气海无所受，则卫气不能温分肉，充皮肤，肥腠理，司开阖。血海无所受，则上下内外络脉空虚，于是精神气血之奉生身周于性命者劣弱矣"解释了《内经》之"治痿独取阳明"的理论，并根据五脏气热致痿的理论将疾病分为五类。

张景岳在《质疑录》中指出"阳明之虚，非阳明之本虚，而火邪伏于胃中，但能杀谷，而不能长养血气、生津液，以灌溉百骸，是以饮食倍于平人，而足反为之不用。此所谓'壮火食气'，而邪热不杀谷也。阳明之邪热，原是肺热中传来，故治痿独取阳明者，非补阳明也，治阳明之火邪，毋使干于气血之中，则湿热清而筋骨强，筋骨强而足痿以起"。对痿病以主火论。

方隅、方谷在《医林绳墨》中论到"痿之一证，全在湿热。由乎酒色太过，气血空虚，反加劳碌，筋骨有损，由是湿热乘之，热伤于气，不能舒畅其筋，故大筋软短而为拘挛者矣。湿伤其血，则血不养筋而筋不束骨，故小筋弛长而为痿弱者矣"。痿病病因主要为湿热者也。

（七）清代——叶天士、张锡纯

关于痿病主内风理论，清代叶天士认为"因内风动致痿者，概可分为两类。凡因阳明脉空，厥阴风动所致者，显然为虚证；实者，乃缘络热，内风沸起，肝风内动所致"，为后世从内风论痿提供了基础。

清末民初张锡纯在《医学衷中参西录》中指出："痿证之大旨，当分为三端：有肌肉痹木，抓搔不知疼痒者。其人或风寒袭入经络，或痰涎郁塞经络，或风寒痰涎，互相凝结经络之间，以致血脉闭塞，而其原因，实由于胸中大气虚损……有筋非拘挛，肌肉非痹木，唯觉骨软不能履地者，乃骨髓枯涸，肾虚不能作强也。"其首次提出胸中大气虚损在痿病中的作用，并提出脉络瘀阻亦是痿病形成的主要原因。

二、当代医家对痿病的认识

（一）国家中医药管理局科技司曹洪欣教授

曹洪欣教授临床每以东垣脾胃学说立论，认为痿病的病因病机虽有虚实之别和内伤与外感之分，但究其实质，莫过于一个"虚"字。脾胃虚弱、肝肾不足，气血亏虚，五脏内热，久病体衰均导致机体因失去充足精血濡养而痿弱不用，而气血生化不足是其根本。脾胃为后天之本，气血生化之源，五脏六腑，四肢百骸，皆赖以养，又有主统血，主四肢肌肉等重要的生理功能。若素体脾虚，或饮食不节，饥饱失宜，损伤脾胃；或忧思伤脾，或情志不舒，郁怒伤肝，木不疏土；或病后体虚，纳差食少，均可致运化无能，气血生化乏源，久而成痿。患者表现为肌肉瘦削，麻木不仁，甚至肢体痿废不灵。

（二）广州中医药大学邓铁涛教授

邓铁涛教授认为本病以脾胃虚损为根本，气虚下陷而发病，五脏相关，损及精血。本病不是一般的脾胃气虚，而是由虚致损的虚损病，尚可损及五脏，易向纵深发展；伤肝则肝血不足，肝窍失养而致复视斜视；肾为胃关，伤肾则致吞咽困难；若损及肺肾，可致扬音不清以至气息断续、危在顷刻；若伤及心血则致心悸失眠。《金匮翼·虚劳统论》中"虚劳，一曰虚损。盖积劳成虚，积虚成弱，积弱成损也。虚者，空虚之谓。损者，破散之谓。虚犹可补，损则罕有复完者矣"。用古人的说法概括了痿病从发展到形体与功能都受到严重损害的过程。

（三）中国中医研究院西苑医院尚尔寿教授

尚尔寿教授根据张景岳"酌寒热之浅深，审虚实之缓急"之说，结合痿病以肌肉萎缩无力为主症，常伴有筋肉眲动、肢体颤动、舌颤、肢节挛缩，走路摇摆等，且部分属遗传性疾病的临床特点，认为先天禀赋不足为其主要内因，六淫之邪作祟为其外在诱因，虚则为肝脾肾虚，实则为痰浊湿热血瘀风邪等，其病常由虚致实，由实致虚，而成虚实错杂之证。在五脏中，尤为重视肝，提出肝为痿病病理变化的核心之脏。在临床中从肝血不足到形成肝风内动贯穿本病的全过程，这样抓住基本矛盾，对痿病的认识起到了提纲挈领的作用。

（四）成都市第一人民医院朱德贵主任医师

朱德贵主任医师认为病因多与禀赋素弱有一定关系，临床上以肺热津伤，湿热浸淫，脾胃虚弱，肝肾亏虚多见，由于脾胃素弱，生产后再伤及气血，脾胃更虚，气血化源不足，内无以调和脏腑，外无以濡养肌肉，筋脉失荣而萎弱。另，肾为先天之本，藏精，肝肾同源，肝藏血，肝肾亏虚，精血不能濡养筋骨经脉，故而成痿病。

（五）南京中医药大学周仲瑛教授

周仲瑛教授认为本病可发于任何年龄，本在脾肾亏虚，脾为后天之本，气血生化之源，主四肢肌肉；肾为先天之本，藏精而主骨生髓。脾肾互资相济，若先天禀赋不足或后天失养或感受外邪，均可致气血津液不能润养筋脉，使宗筋弛纵无力，甚至痿废。标在湿热瘀阻，脾虚湿盛或外感湿邪，日久化热，湿热流注于下所致。如《张氏医通·痿》曰："痿起于阳明湿热。"湿热浸淫，经脉气血阻滞，势必生瘀，湿热愈郁，瘀血更甚，湿、热、瘀交结不解，气血阻滞更甚；湿热瘀久又可伤津耗液，脾肾亏虚更甚，而致气血津液不足；经脉气血阻滞和气血津液亏虚两方面加重了筋脉失养的结局，如此恶性循环，成为本病的重要病理环节，决定了病情的发展变化和转归，故湿、热、瘀是本病的主要病理因素。

（六）河北以岭医院陈金亮教授

陈金亮教授认为本病元气不足、阳气虚乏为主要病因病机。络气虚滞为其病理环节。肾为藏精之脏，元气之根，封藏之本，其性潜纳固蛰，其气内敛内收。只有肾能封藏，精气才能充足盈满，元气才能充沛，机体生命才能有根，下元牢固而气机才不下陷。如元气不足，不能充实蓄积于奇经八脉，是以奇经亏虚，阳气虚乏，而致气血不能正常地渗灌，十二经脉的气血受到影响，全身的气血运行会出现逆乱无序的状态。气血不能正常运行，则全身的肌肉筋脉失于温煦、濡养而出现肢体痿软无力或眼睑下垂等症状。

（七）上海中医药大学江克明教授

江克明教授认为病因复杂，凡内伤五劳、五志、饮食劳倦、房劳色欲、外感热湿，都有可能是损伤内脏精气、筋脉失养，是产生痿病的病因；还有他病误治、失治引起的痿病亦不少见。尊古而不泥古，虽然古人认为痿病多虚，现代痿病从肝论治时，肝火致痿临床亦可见到。

（八）河北以岭医院吴以岭教授

吴以岭教授首创从奇经和络脉论治本病的新见解，提出了"络气虚滞"为本病发生的病机，"奇阳亏虚，真元颓废"是本病的发病之本。奇经不受十二正经的拘制，且无脏腑配属关系，所以奇经与十二经的区别，从循行路线上来讲，是"别道奇行"的经脉。正经如江河，奇经如湖泽，江河水满则溢入湖泽，故湖泽有涵蓄水量和调剂江河之水的作用。奇阳亏虚，一身阳气不足，阳不化气，无力推动，从而影响脾的运化和肾的气化功能。"络气虚滞"是本病的主要病理环节，中医学认为经络是经脉和络脉的总称，经是经络系统的主干，络是经脉系统别出的分支，如树枝样逐层分化，越分越细。吴以岭教授潜心研究络病20余年，提出络病学说研究的理论框架，在《中医络病理论研究的"三维立体网络系统"》中明确提出："气血在络脉中的运行有一定的速度，过速则气血妄行，过慢则气滞血瘀。"

（九）河南中医药大学第一附属医院郑绍周教授

郑绍周教授认为脾肾亏虚为痿病的基本病机，痿病多是慢性痼疾，病源多端，病机复杂，虽涉及五脏，但与脾肾关系最为密切。痿病可因先天禀赋不足所致，肾为先天之本，主藏精，肾之精气亏虚，则五脏之精血无以化生，精枯血虚，经脉筋骨失于濡养，形成痿病；亦可因后天失养所致，脾为后天之本，脾主运化，主四肢肌肉，脾胃健运则水谷精微可转输于肺，濡养宗筋及四肢肌肉，脾胃受损则气血生化乏源，水谷精微无以散精而敷布周身，致筋骨经脉痿废不用，发为痿病。另外，痿病病程冗长，既有正虚的一面，又有邪实的一面。脾虚无以运化水液，聚而成湿，停而为痰，又痰每挟瘀，故实者由痰瘀犯人，气血凝滞，络脉壅塞，故四肢痿软。综之，痿病病机为脾肾亏虚，瘀痰互阻；证属本虚标实，以虚为主。

（十）贵阳中医学院第二附属医院况时祥教授

况时祥教授认为痿病以虚证多见，尤以脾胃亏虚和脾肾两虚型为最多见，主张治痿独取阳明。独取阳明有两种含义：一是补益脾胃，即补脾益胃之法；二是"取"者"祛"也，有清除阳明热邪之意。因此类患者往往脾虚兼夹热邪或湿热，因此在补益脾胃时佐以芳化湿邪之剂。脾胃为水谷之海，气血生化之源，脾虚则不能灌溉四旁，则肢体失其濡养，故肢体痿软。若脾胃健运，气血津液化生有源，筋脉得以濡养，有利于痿病的恢复。温补脾肾，注重先后天关系。肾为先天之本，脾为后天之本，二者相互滋生。

第二节　痿病的病因病机

一、病因

（一）先天致痿

禀赋异常，或为先天不足，或为先天精气异常，导致出生后的生长发育异常，而发为痿病。先天致痿，既可以是遗传因素，亦即禀赋异常，也可以是胎中发育异常。

（二）外感致痿

外邪伤人，损伤气血，凝滞经脉，筋脉肌肉失养，发生痿病。其中以热邪、湿热邪气致病为多，而风寒伤人者亦不少见。

（三）饮食失节

饮食肥甘，醇酒厚味，损伤脾胃，导致湿热痰浊内生，壅阻气机，阻滞经脉，气血不畅，肌肉筋脉失养。

（四）劳欲所伤

劳欲不节，耗伤精血，伤及肾元，精不生髓，精亏髓减，筋骨肌肉失养而病痿。

（五）思虑过度

思虑太过，损伤心脾，劳伤精血，肌肉筋脉失养而致痿。

（六）年老体衰

年高体弱，正气亏虚，气血不畅，经脉失和，瘀血痰浊内生，一则经脉痹阻，一则肌肉筋骨失养而发生痿病。

（七）中毒致痿

环境污染，长期接触有毒物质，或因病服药，有害物质所伤，毒损脏腑，气血受损，经脉痹阻，肌肉萎缩。这些有害的物质包括化学物品、药物、农药、化肥、工业废气等；此外，放射性物质也是导致痿病的原因之一。

二、病机

痿病的致病原因很多，发病机制复杂，概括为以下几个方面。

（一）脏腑损伤

脏腑为气血精微化生之地。先天不足，后天失调，脏腑损伤，气血精微化生不足，肌肉筋脉，四肢百骸不得滋养，因而发生痿病。

（二）精气亏虚

精气亏虚是痿病产生的主要机制。精气是构成人体的重要成分，人体精气有先后天之分，先天禀赋异常，后天调养失当，导致精气匮乏，脏腑失其充养，肌肉百骸失其滋润，发生痿病。

（三）经脉不畅

各种原因导致经脉损伤，气血不能运行，精微不得布散，肌肉经脉失养，发生痿病。

(四)邪实痹阻

邪气阻滞,妨碍脏腑气化,影响经脉流通,痹阻气血,壅滞精微,肌肉百骸失养而发生痿病。

总之,痿病主要涉及肺、脾、肝、肾等,属于杂病者多,属于热病者少,病程漫长,病机往往虚实兼见,多见肝肾不足兼夹瘀滞的表现。

第三节 痿病的辨证论治

"治痿者独取阳明"首见于《内经》,为历代医家尊崇的治痿准则,然实非《内经》治痿之宗旨。《素问·痿论》释曰"阳明者,五脏六腑之海,主润宗筋,宗筋主束骨而利机关",是说阳明乃人体气血津液化生之源泉,阳明气血充盛,宗筋得以濡养,则关节滑利,痿躄不生。然痿病之成,不独脾胃病变,其他原因亦可致痿,"独取阳明"绝非痿病唯一治法。正如明代孙一奎在《赤水玄珠·痿》中所说:"《内经》皮、肉、筋、骨、脉五痿,既分属五脏,然则独取阳明,只可治脾、肺、皮、肉之痿。若肝之筋痿,心之脉痿,肾之骨痿,受病不同,岂可仅取阳明而已乎?故治筋痿,宜养其肝,脉痿宜养其心,骨痿宜滋味其肾,未可执一而论。"因此临证之时,无论是针灸治疗,还是中药治疗,皆应辨证求因,审因论治,"各补其荥而通其俞,调其虚实,和其逆顺"(《素问·痿论》);并结合各脏所主季节性,"各以其时受月"(《素问·痿论》),选择相应的俞穴或药物进行治疗。

一、分证论治

(一)脾胃虚弱

【症状】 眼睑下垂,朝轻暮重,少气懒言,肢体无力,或吞咽困难,纳差便溏,面色萎黄,舌质淡,舌体胖,舌边有齿痕,苔薄白,脉细弱。

【治法】 益气升阳,调补脾胃。

【代表方剂】 补中益气汤或参苓白术散加减。

【常用药物】 调补脾胃常选用党参、黄芪、白术、炙甘草,升阳常选用升麻、柴胡、葛根。

【基本处方】 黄芪30 g,党参15 g,白术15 g,升麻6 g,当归10 g,陈皮10 g,葛根15 g,柴胡6 g。

【加减】 气滞者加木香、枳实、厚朴理气导滞,腰膝酸软者加杜仲、补骨脂补肾强腰,有痰者加法半夏、茯苓化痰除湿,胸闷者加枳壳、桔梗调畅气机,阴血亏虚者加熟地、何首乌、鸡血藤养血通络。

(二)气血两虚

【症状】 神疲乏力,四肢软弱无力,行走困难,心悸气短,少气懒言,面色无华,自汗,舌淡而嫩,苔薄白,脉弱。

【治法】 补气养血。

【代表方剂】 八珍汤加减。

【常用药物】 补气常选用党参、黄芪、白术、茯苓、甘草，养血常选用当归、生地黄、阿胶、白芍、桑寄生。

【基本处方】 党参 15 g，白术 15 g，茯苓 15 g，甘草 6 g，当归 12 g，生地 18 g，白芍 15 g，川芎 9 g。

【加减】 失眠者加合欢花、首乌藤、酸枣仁以养心安神，心悸者加炙甘草、桂枝以补益心气，舌质有瘀点者加丹参、红花以活血化瘀。

（三）气虚血瘀

【症状】 肢体软弱不用，下肢肿胀，面色无华，头晕心悸，气短乏力，腹胀便溏，舌质淡暗，或边有瘀点，脉沉细或沉涩。

【治法】 补气活血化瘀。

【代表方剂】 补阳还五汤加减。

【常用药物】 黄芪、桃仁、红花、地龙、川芎、当归、怀牛膝、鸡血藤。

【基本处方】 黄芪 30 g，桃仁 10 g，红花 15 g，地龙 10 g，川芎 20 g，当归 15 g，怀牛膝 10 g，鸡血藤 30 g。

【加减】 气虚明显者加党参、白术健脾益气，血瘀明显者加水蛭、三七以活血通络。

（四）肝肾阴虚

【症状】 眼睑下垂，视物不清，或复视，目干而涩，少寐多梦，五心烦热，口干咽燥，头晕耳鸣，四肢乏力，腰酸膝软，舌红少苔，脉细数。

【治法】 滋补肝肾。

【代表方剂】 左归丸加减。

【常用药物】 滋肾常选用熟地、龟甲、枸杞子、山药、何首乌、怀牛膝、鹿角胶、菟丝子，补肝常选用白芍、山茱萸。

【基本处方】 熟地 30 g，龟甲 12 g，枸杞子 15 g，山茱萸 15 g，山药 15 g，怀牛膝 15 g，鹿角胶 15 g，菟丝子 15 g。

【加减】 形寒肢冷者金匮肾气丸加减，大便干结者加火麻仁、决明子以润肠通便，头晕者加天麻、菊花以平息肝风。

（五）脾肾阳虚

【症状】 四肢倦怠无力，畏寒肢冷，吞咽困难，言语不清，腰酸膝软，小便清长，或有便溏，舌体胖，舌质淡，苔薄白，脉沉细。

【治法】 健脾温肾，活血舒筋。

【代表方剂】 右归丸加减。

【常用药物】 补肾常选用制附子、肉桂、鹿角胶、杜仲、山茱萸、山药，补脾常选用党参、黄芪、干姜、白术。

【基本处方】 制附子 12 g，肉桂 3 g，鹿角胶 12 g，杜仲 12 g，山茱萸 12 g，山药 15 g，党参 15 g，黄芪 30 g，白术 9 g。

【加减】 阴寒甚者肉桂、制附子加量，肺气绝呼吸困难者或胃气败吞咽困难者应采用中西医结合的方法及时进行抢救。

（六）肺热叶焦

【症状】　肢体痿软无力，发热，伴咳嗽少痰，口渴欲饮，气短，大便秘结，舌质红，少苔，脉细数。

【治法】　清肺润燥，养筋布液。

【代表方剂】　清燥救肺汤或玉女煎。

【常用药物】　生地、沙参、麦冬、川贝母、知母、杏仁、玄参、石膏等。

【基本处方】　生地15 g，沙参18 g，麦冬12 g，川贝母9 g，知母12 g，杏仁9 g，玄参15 g，石膏20 g。

【加减】　热甚津伤明显者，重用石膏，加天花粉；肺胃阴伤者，加山药、麦芽等，气阴两虚者，加黄芪、黄精、太子参等。

二、专方专药

中药治疗痿病，长时间服用汤药令患者厌烦或拒绝接受，在治疗中采用交替使用汤药、中成药和注射剂的方法，易于被患者接受，是痿病用药的一种有效方法。

（一）口服药

1. 补中益气丸　由补中益气汤制成。补中益气汤出自《脾胃论》，为金元四大家之李杲所创，由黄芪、甘草、人参、当归、橘皮、升麻、柴胡、白术等药组成，是益气健脾的代表方。具有补中益气、升阳举陷之功用，主治脾胃气虚、中阳下陷、虚人外感等病症。现代药理研究发现：补中益气汤具有免疫调节作用。主要适用于气血两虚或脾胃虚损证。用法：10 g/次，3次/d。

2. 补阳还五汤　为清代名医王清任所创，原为治疗气虚血瘀之中风，现已广泛用于各科气虚血瘀诸证。现代药理研究表明：补阳还五汤对免疫器官有明显增重作用，有抗炎和免疫调节作用，对机体特异性免疫和非特异性免疫均有明显的增强作用。用法：每日1剂，分早、晚两次温服。

3. 杞菊地黄丸　来源于《医级》，有滋补肾阴、养肝明目之功用，用于肝肾阴亏的眩晕、耳鸣、目涩畏光、视物昏花。现代药理研究表明：杞菊地黄丸能增强机体免疫功能，延缓衰老，改善肝脏脂肪代谢，促进肝细胞新生。用法：10 g/次，3次/d。

4. 顺气归脾丸　由归脾汤制成，为补益气血之名方。归脾汤原为宋代严用和《严氏济生方》初创，明代薛立斋在《校注妇人良方》中增加当归、远志，形成了沿用至今的全部成分。主要适用于气血两虚证。现代药理研究表明：归脾汤具有改善中枢神经功能、促进造血、增强免疫等作用。用法：10 g/次，3次/d。

5. 金匮肾气丸　是温补肾阳的代表方，主要用于脾肾阳虚证。原方来自汉代张仲景《金匮要略》的"崔氏八味丸"与"肾气丸"，与六味地黄丸相比，多了桂枝、制附子两味药，所以后世习称其为金匮肾气丸、桂附地黄丸、八味地黄丸。历经演变，宋代《太平惠民和剂局方》将其方中桂枝改为肉桂，干地黄改为熟地黄，并加大肉桂及制附子的用量，提高了温补功效，取名"八味丸"，因在《金匮要略》"肾气丸"基础上演变而来，后世仍惯称"金匮肾气丸"或"桂附地黄丸"。宋代严用和《严氏济生方》中的"加味肾气丸"即"济生肾气丸"，也是在《金匮要略》"肾气丸"的基础上加牛膝、车前子而成，温补肾阳的同时化气行水，《中华人民共和国卫生部药品标准·中药成方制剂》亦称金匮肾气丸。三方虽然同是温补肾阳之品，但其主治有所侧重，所以遣方用药要对症。现代药理研究证实：古、今"金匮肾气丸"皆具有肾上腺皮质激素样作用，可对抗抑制放射性脊髓损伤后早期胶质细胞的凋亡，从而起到保护脊髓功能的作用；对免疫系统功能有广泛的调节和增强效果，有保护和改善 DNA 的结构完整性、提高其对损伤的抗性并增强其对损伤的修复能力及抗自由基的作用。用法：10 g/次，3 次/d。

6. 黄芪　甘温，善入脾胃，为补益中气之要药，具有健脾补中、升阳举陷、益卫固表之功，主要用于气血亏虚证。现代研究表明：黄芪含皂苷、蔗糖、多糖、多种氨基酸、叶酸及硒、锌、铜等多种微量元素，能促进机体代谢，增强和调节机体免疫功能，对干扰素系统有促进作用，还有保肝、利尿、抗衰老、抗应激、降压和较广泛的抗菌作用。研末或水煎当茶饮，10 g/d，长期服用。

7. 马钱子　寒苦，归肝、脾经，有通络散结、消肿止痛之效，主要用于脾肾阳虚证。现代研究表明：马钱种子含多种生物碱，对中枢神经系统有兴奋作用，并能提高大脑皮质感觉中枢的功能，特别是对脊髓有高度选择性，不仅能阻断脊髓中闰绍细胞（Renshaw cell）对运动神经元的抑制，也能阻断中枢抑制性递质甘氨酸对脊髓中间神经元及运动神经元的突触后抑制，从而使神经冲动在脊髓和神经元中易于传导，并能提高脊髓反射兴奋性，增加骨骼肌和内脏平滑肌的紧张度。用法：将马钱子用水浸泡半月，取出去毛，切片后用香油煎至呈棕黄色，捞出后用六一散吸附，筛去六一散，磨粉，每粒胶囊装炙马钱子粉 0.2 g，3 次/d，1 粒/次，饭后即服。

8. 紫河车粉　紫河车是人类的胎盘，甘、咸、温，入肺、心、肾经，有补肾益精、益气养血之功，主要用于血虚为主者。现代研究表明：胎盘含蛋白质、糖、钙、维生素、免疫因子、女性激素、黄体酮、类固醇激素、促性腺激素、促肾上腺皮质激素等，能增强机体抵抗力，具有免疫、抗过敏及抗衰老等作用。用法：3 g/次，3 次/d，口服。

（二）注射剂

1. 黄芪注射液　20~40 mL 加入生理盐水或 5% 葡萄糖注射液 250 mL 静脉滴注，1 次/d，20 d 为一疗程。适用于脾胃虚损证。

2. 参麦注射液　40 mL 加入 5% 葡萄糖注射液 250 mL 中静脉滴注，1 次/d，2 周为一疗程。适用于气血两虚证。

三、注意事项

（1）《内经》提出的"治痿者独取阳明"与《丹溪心法》提出的"泻南方补北方"均属治痿方法，要综合考虑。

（2）痿病有易治者，有难治者，而难治者居多。治疗难治之痿病，出现疗效不佳时，应细审辨证，倘若审定辨证无误，应守方守法，可按原方进行必要调整，不可频繁更换方药。

（3）痿病中无明显兼证者，多由先天禀赋不足，或遗传因素所致，应从肝肾论治，久痿不愈，需从脾肾着手论治。

（4）在治痿具体用药时，还要注意苦寒燥湿、辛温祛邪勿伤正，补虚防助邪，并注意顾护胃气要贯彻治痿之始终。

（5）痿病可采用辨证与辨病相结合的方法治疗。

四、当代医家治疗经验

（一）从脾胃论治

1. 国家中医药管理局科技司曹洪欣教授

（1）强调治本，治疗痿病独取阳明：临床每以东垣脾胃学说立论，选用健脾益气系列方剂，如升阳益胃汤、补中益气汤、益气聪明汤等，治疗以甘温之品温养胃气，如黄芪、党参、白术；以升提之品鼓舞脾气，如葛根、升麻等药。肌肉得养，骨髓充实，痿病可愈。

（2）重视兼证，调理脏腑，以平为期。曹洪欣教授在独取阳明的治疗大法下，非常重视痿病的兼证，在脾胃气虚基础上如发热可辨证为气虚发热，以甘温除热之法治之。若兼见口干口渴，可加石斛麦冬以免伤阴。若兼见唇紫舌暗有瘀点瘀斑，并脉涩者，为血瘀，宜酌加活血之品，如桃仁、红花；若兼面色淡白，女性月经量少者，多为血虚，宜加四物汤、阿胶等药补血；若有胸闷烦热、身重困倦、小便黄赤、舌苔黄腻，说明湿热浸淫，此时补气宜缓，当先清湿热，方用二妙散、清燥汤一类；若湿热兼阴虚者，多用甘露饮；若有腰膝酸软、头昏目眩、遗精早泄、耳鸣等症，多属肝肾亏虚，先补肝肾，多用地黄饮子、虎潜丸加减。

2. 广州中医药大学邓铁涛教授　是从脾胃论治之代表人物，以"脾胃虚损，五脏相关"作理论指导，立"重补脾胃，益气升陷，兼治五脏"为治疗大法，以强肌健力饮一方统治，随证加减。

强肌健力饮为自拟方，由黄芪、五爪龙、党参、白术、当归、升麻、柴胡、陈皮、甘草组成，功能补脾益气、强肌健力。方中重用黄芪，甘温大补脾气，以作君药。五爪龙，粤人称之为"南芪"，与黄芪南北呼应，功在补脾益肺，生气而不助火，与党参、白术同助黄芪，加强补气之功；因血为气母，故用当归以养血生气，与上三药共助黄芪以为臣。脾虚气陷，故用升麻、柴胡司升阳举陷之职；脾虚失运，且重用补气之品，须防气滞，故用陈皮以反佐，达理气消滞目的，与升、柴共为佐药。甘草和中，调和诸药，任使药之职。

强肌健力饮方源李东垣之补中益气汤，但又异于原方，东垣用药偏轻，意在升发脾阳，以达补益中气、健运脾胃；强肌健力饮中参、芪、术用量较大，针对脾胃虚损而设，虽只增五爪龙一味，其益气强肌之力倍增。

随证加减：复视、斜视者，可加何首乌以养肝血，或加枸杞子、山茱萸同补肝肾。腰膝酸软者，加枸杞子、狗脊以补肾壮骨。腰酸夜尿多者，加杜仲、桑螵蛸固肾缩泉。畏寒肢冷者，加巴戟天、淫羊藿以温壮肾阳。吞咽困难者，以枳壳易陈皮、加桔梗，一升一降，以调气机。口干、舌苔花剥者，加石斛以养胃阴。舌苔白厚或白浊，加茯苓、薏苡仁以化湿。咳嗽多痰者，加紫菀、百部、橘络以化痰。夜寐多梦、心烦失眠者，加炒枣仁、夜交藤养心宁神。

痿病缠绵难愈，容易反复，亦易再发，治疗不要随便更弦换辙，即使临床治愈后，还须坚持服中药2年左右，方能根治。这对临床有着重要的指导意义。此外，对于原已使用激素及胆碱酯酶抑制药者，中药显效即开始逐渐减量乃至停用，使患者摆脱对西药的依赖，促使病向痊愈。

3. 成都市第一人民医院朱德贵主任医师　治疗以健脾益气、补益肝肾为大法，滋补肾水，补命门之火可养肝荣筋，生土健脾，使脾胃功能健旺，饮食得增，气血津液充足，脏腑功能转旺，筋脉得以濡养，利于痿病的恢复；并强调此病在临床上还须与痹证鉴别，治疗上应分清虚证、实证而施治。

4. 南京中医药大学周仲瑛教授　以补益脾肾、清热化湿、活血化瘀为基本大法，权衡标本主次，立方遣药。一般而言，急性期，当遵从急则治标、缓则治本的原则，治以清热利湿、活血化瘀，佐以补脾肾、益气血之法，但必须辨清湿、热、瘀三者的主次或兼夹程度，如临床有湿热、湿瘀、瘀热或三者并见的不同证候，一定要详细辨证，适当兼顾治疗。缓解期以治本为主，但不可骤然过补，以免助湿生热。临床中不能拘泥于病程的长短，应辨标本主次。如有些患者虽病程很长，但以实证为主或虚实并重，仍当以泻实或先泻后补为主。本病病程较长，如疗效好，要做到守法守方，不可频更药方，据症情的发展进行适当调整、相机变通则可。若有并发症，如皮肤发斑、关节痛等则可并病治疗。代表方为四妙散和防己黄芪汤加减。药用：苍白术、黄柏、广防己、生黄芪、当归、生薏苡仁、川牛膝、萆薢、五加皮、千年健、淫羊藿。热象明显者，可加知母、石南藤；阴伤汗出者，加石斛、生地黄、瘪桃干；瘀象明显者，加鸡血藤、葛根、土鳖虫、姜黄等；下肢痿软明显者，可加木爪、晚蚕沙等；气虚明显者，可加大黄芪用量，但切不可骤补，以免助湿生热。

5. 河北以岭医院陈金亮教授　将痿病分为两个类型进行治疗。

（1）单纯睑废型：以补中益气汤治疗为主，加入菟丝子、巴戟天、肉苁蓉等温润阳气之药。方药：黄芪30~60 g，人参10~15 g，柴胡12~15 g，升麻6~9 g，当归12~15 g，茯苓10~15 g，白术10~15 g，枸杞子12~18 g，菟丝子12~15 g，鸡血藤30~40 g，炙甘草6~9 g，麻黄3~6 g。方中麻黄一药，不可偏废，辛温走窜，入太阳经，善走体表头面，对改善眼肌下垂，疗效独特。

（2）全身型：重用温督益肾之品，酌减升阳之药。方药：黄芪30~60 g，人参10~15 g，当归12~15 g，茯苓10~15 g，白术10~15 g，巴戟天12~15 g，菟丝子18~24 g，鹿茸粉2~3 g（冲服），鸡血藤30~40 g，炙甘草6~9 g。伴有延髓症状，如语言不利、呼吸困难，加柴胡12~15 g，升麻6~9 g以升气提陷；如饮食呛咳，加半夏10~12 g，威灵仙18~24 g以降胃利咽；此证患者多因呼吸无力，痰液不易排出，还应注意使用祛痰通络之品，如僵蚕12~15 g、橘络10~12 g等。对一些多年全身型患者，使用激素、溴吡斯的明等药治疗效果均不明显，临床症见舌淡而胖有齿印、苔薄白，脉沉迟或沉细无力，肢寒怕冷，稍遇风寒，则症状加重，证属阳虚气弱，当合用麻黄附子细辛汤振奋阳气、温经活络，临床常能获效。在辨证治疗的同时，均要注意活血通络药的运用。如全身型可适当加入活血通络药，如鸡血藤30~40 g、地龙10~15 g；阳虚较明显者，可用桂枝 6~9 g、细辛 3~5 g。对眼肌型伴有眼球固定、活动不灵活者，可用鸡血藤 30~40 g 入煎剂，亦可用全蝎粉、蜈蚣粉 2~3 g 冲服，以提高疗效。但对全身型，一般不用全蝎、蜈蚣等虫类药，因此类虫药大多有降低肌力的作用，不可不慎。为了提高疗效，各型都可适当加入具有兴奋神经系统作用的中药马钱子。该药通关透窍，畅经通络，走窜全身上下内外，布达元气。但炮制要得法，用马钱子粉需从小剂量开始，逐渐加量，以防中毒，成人每日用量一般为 0.5~1 g，分次冲服。对体虚免疫功能低下者，可每日冲服冬虫夏草粉 1~2 g、紫河车 3~4 g。冬虫夏草"秘精益气，专补命门"。紫河车为血肉有情之品，大补人体阴阳气血，二药在改善体质、调节免疫机制、预防复发方面大有裨益。痿病是一难治且易复发的疾病。在控制复发方面，主张待临床症状改善之后，改服重肌灵散（河北以岭医院生产）服用半年至 1 年。此方由补气药和温督益肾药组成。

6. 河南中医药大学第一附属医院郑绍周教授 治疗以补肾益髓、健脾化痰为大法，自拟经验方，药物组成：黄芪、泽泻、仙灵脾、川木瓜各 30 g，白术、沙苑子、川牛膝、葛根各 20 g，党参、炒薏苡、藿香、节菖蒲、半夏各 15 g。每日 1 剂，水煎分 2 次温服。若见面萎不华、心悸、舌淡、脉细弱者，加黄芪至 60 g、当归 20 g 以补气养血；若见久病怕冷、小便清长、舌淡、脉沉细无力者，加鹿角胶、补骨脂各 15 g 以补肾壮阳；若见头重如裹、身困乏力、苔腻脉滑者，加藿香至 20 g、佩兰 10 g 以健脾祛湿；若见肢体运动不利、舌紫脉细涩者，加赤芍、桃仁各 15 g 以活血化瘀。另外，在用药治疗本病的同时，特别注重患者的精神、起居、饮食等的调摄。因痿病病程长、病情重，特别是运动神经元病，一旦确诊，给患者及其家属造成巨大的精神压力，因此常嘱患者：药物治疗是外因，外因终究要通过患者本人之内因起作用。不但要注意保暖，合理饮食，劳逸结合，还要树立战胜疾病的信心，只有通过医患的共同努力，才可以早日药到病除。

7. 贵阳中医学院第二附属医院况时祥教授 认为补虚是治疗痿病的基本大法，然补药多为静药，容易阻滞气机。在应用静药时注意加少量动药，如陈皮、砂仁，用量要小，一般为 3~6 g，这样既发挥补药的作用，又畅达气机，量大了反而减弱补药的作用。常以补中益气汤加苍术、薏苡仁等化裁，以凑健脾益气、除湿之功。方中黄芪的应用是重点，重用生黄芪 30~120 g，补中益气。在脾胃气虚型中，多与党参、白术和甘草合用，加强其补气的疗效。但若患者出现腹胀、苔黄滑、脉滑者，黄芪则停用或减量。对阳虚的治疗，首推附子，认为附子上助心阳、中补脾阳、下温肾阳。乃补阳药中第一要药，多用制附子，用量 30~120 g，先煎 1~3 h，其毒性大为减少，临床可放心用之。如见口干喜饮、面赤身热、便秘尿黄、舌红苔黄燥或黄腻、脉数等热证，则停用或减量。

（二）从肝论治

1. 中国中医研究院西苑医院尚尔寿教授 为从肝论治之代表人物。他认为：诸筋罢极弛缓应责之于肝。凡情志所伤、饮食失宜、劳倦过度皆可致肝血亏虚，血不养筋则宗筋弛纵，不能耐劳；肝血不足则肾精亏损，肝肾阴虚，水不涵木，肝风内动风阳灼津为痰，肝风挟痰阻滞经络，气血痹阻，筋脉肌肉失养而弛缓痿废；正气不足，风邪浸淫经脉，"伤于风者上先受之"，风邪客于睑肤，使眼睑缓纵而下垂。责之病本在肝、在风，筋脉失养，风痰阻络，以平肝熄风、补益肝肾、健脾益气、祛痰通络为治疗总则，创疏风通络为主的复肌宁粉（片）和滋补肝肾、镇肝熄风为主的复肌宁1、2号方，两者合用，随证加减。

（1）复肌宁粉（片、胶囊）：药用明天麻60 g，全蝎60 g，蜈蚣30条（去头足），地龙30 g，川牛膝20 g，杜仲30 g，黄芪30 g。尚尔寿教授认为全蝎、蜈蚣为镇静强壮药，能治疗诸风掉眩，为神经科常备药物，临床观察患者服用后多感觉肌力增强。现代药理研究表明蝎毒素有增强骨骼肌收缩的作用。方中天麻及三味虫药平肝熄风为主，配川牛膝、杜仲补益肝肾，黄芪健脾，共奏平肝熄风、滋养肝肾、健脾益气之效。用法：上方共为极细粉末装胶囊（0.5 g/粒），3~5粒/次，3次/d。片剂（0.5 g/片），5片/次，3次/d。儿童药量减半。

（2）复肌宁1号（汤）：药用珍珠母20 g（先下），牡蛎20 g（先下），僵蚕10 g，钩藤15 g，枸杞子15 g，杜仲炭15 g，党参15 g，黄芪15 g，佛手10 g，胆星10 g，菖蒲10 g，伸筋草15 g，姜半夏10 g，陈皮10 g，茯苓15 g，川牛膝10 g，桃仁6 g，焦三仙各10 g，焦白术15 g。方中珍珠母、牡蛎平肝潜阳，僵蚕祛风化痰，三药共助胶囊剂中全蝎、蜈蚣等平熄肝风；钩藤熄风镇痉；枸杞子、杜仲补益肝肾；党参、黄芪益气健中（胶囊中虽有杜仲、黄芪，但对虚损程度较重者，就嫌病重药轻，故汤方重用黄芪、杜仲以增胶囊补益之力）；胆星、佛手、姜半夏、陈皮、茯苓、白术、菖蒲健脾化痰；伸筋草、桃仁通络；焦三仙健脾化湿。共奏平肝潜阳祛风、滋补肝肾、健脾益气、祛痰通络的功效。用法：水煎服，1剂/d，儿童药量酌减。

（3）复肌宁2号：以健脾益气为主，药物组成为人参、羊肉、山药，经特殊加工配制而成，适用于痿病中以肌肉萎缩为主症者。

随证加减：气血两虚者，合八珍汤；肝血亏虚者，加当归、熟地、阿胶、首乌、枸杞子、女贞子等；肝肾阴虚者，加重牛膝、牡蛎、珍珠母的用量并酌加枸杞子、女贞子、鳖甲、龟甲等；兼有脾肾阳虚者，加巴戟天、肉苁蓉、骨碎补、菟丝子等。

2. 上海中医药大学江克明教授　悉历代治痿方法，又能圆通活变，临证处治，尊古不泥，以辨证为准，结合临床治验，立清肝泻火利湿法。治疗肝火上炎、湿热下注的痿病。立法遣药顾及生理特点，患者有男女之别、老幼之差、强弱之异，非一概而论。如老年人生机减退，气血亏虚，患病多虚，或虚实夹杂，治疗虚证宜补，有实邪的攻邪要慎重；小儿生机旺盛，但气血未充，脏腑娇嫩，易寒易热，易虚易实，忌投峻攻，少用补益；妇女有经、带、胎、产等情况，治疗用药应加考虑。病机复杂多法多方合用，痿病病源多端，病机涉及多脏，所治疗非一法一方所尽赅。务须结合标本传变，细加辨证，不能拘于一法一方，执一以概其余。

（三）从奇经论治

创此论者，以河北以岭医院吴以岭教授为代表人物。他针对痿病"奇阳亏虚，真元颓废，络气虚滞"的发病机制，根据"扶正祛邪"的原则，制定了"温理奇阳，扶元振颓，通畅络气"的固本三法，一方面通过温扶元阳和元气来调补人体脏腑经络、气血津液等不足，以调动机体的抗病能力，提高机体正常的免疫功能，增强其稳定性；

另一方面通过祛邪泻实、通畅络气的方法，既可抑制邪气所致的病理表现，又可消除病邪对人体正常生理功能的干扰，使正气恢复，达到阴阳平衡状态。即所谓"正盛邪自去""邪去则正安"。在此理论下研制出治疗痿病的重肌灵系列中成药（药物有鹿茸、人参、菟丝子、黄芪、枸杞子、当归、麻黄等）。

在痿病的中医药治疗上，法取于古合于今，方出于常力求变，传承创新。

第四节　痿病的针灸治疗

一、辨治原则

（一）治痿独取阳明

《素问·痿论》曰："治痿者，独取阳明何也？……各补其荥而通其俞，调其虚实，和其逆顺"。因为足阳明胃经、手阳明大肠经均具有消化吸收营养功能，其功能正常才能滋生气血，气血旺盛才能营养肌肉宗筋，使瘫痪的肌肉功能得以恢复。从经脉循行来看，手足阳明经循行上下肢前面，上下肢要活动先要前抬，故上下肢的活动均与阳明经有密切关系。从肌肉的功能来看，上肢抬举主要靠三角肌的收缩，下肢迈步主要靠股四头肌收缩，这两组肌肉都是手足阳明经脉所过，也是治疗瘫痪首先要恢复功能的主要肌肉，因而"独取阳明"治疗痿病确实能收到显著的效果。

（二）以上带下，以主带次

"以上带下"和"以主带次"的意思基本相同，关键要分清主次。上下肢的运动都是以上带下为主。从现代医学神经肌肉的支配来看，上肢是上臂的神经、肌肉支配带动着前臂，前臂又支配着手指。临床上针刺治疗上肢麻痹的病症应先选上臂的穴位，如颈夹脊、肩三针等，上臂功能恢复，才可带动前臂和手，使整个上肢功能得以完全恢复。上肢的上臂是主是干，前臂和手是次是梢。下肢也有上下，腰臀部神经肌肉支配带动着股部，股部带动胫部，胫部带动着足，这样逐级下带。故治疗下肢瘫痪，主要先解决腰臀部的功能，选穴时先取上段腰骶臀部的穴位，如秩边、环跳、髀关、伏兔等。这种方法就是以上带下、以主带次的取穴原则。临床实践证明，按此原则选穴可提高治痿病的疗效。

（三）辨麻痹经，施用补法

这一原则多用于痿病后期。肢体某一侧（或某一经）麻痹，导致肢体内外或前后的肌力不平衡，从而形成内外斜或内外翻等畸形。治疗时"补其经气之不足"，使其达到内外、前后的经气平衡。如肩关节无力外展系三角肌麻痹，宜选手阳明经之肩髃、曲池穴；肘无力屈曲乃肱二头肌麻痹，宜针手厥阴经之天泉穴及手太阴经之天府穴；腕无力屈曲系腕屈肌麻痹，宜针手厥阴经之郄门、内关穴；腰髋无力伸展甚则不能端坐，乃骶腰肌及臀大肌麻痹，宜针刺足太阳经之肾俞、秩边、承扶及足少阳经之环跳穴；膝无力伸展乃股四头肌麻痹，宜针刺足阳明经之足三里、上巨虚、解溪穴。

二、取穴方法

（一）取阳明经穴

痿病初期，病位浅、病情较轻者，可取阳明经穴。面部可选用四白、地仓、颊车、下关；上肢可选用曲池、合谷透后溪、手三里透上廉、肩髃透臂；下肢可选用髀关、解溪、上巨虚、伏兔透梁丘、足三里透下巨虚、阳陵泉透丰隆等穴。气血两虚证取合谷、手足三里、上下巨虚。针用补法，针灸并用；胃热证取合谷、曲池、内庭、伏兔、足三里。只针不灸，针用泻法；血瘀证取四白、地仓、颊车、下关、合谷、曲池、肩髃、臂臑、手足三里、髀关、解溪，多针少灸，平补平泻。脾气生湿取地仓、合谷、手足三里、丰隆、伏兔。针灸并用，平补平泻。

（二）表里经配穴

对于外感温邪，肺热叶焦、脾失健运、痰湿导致的痿病，在取阳明经穴的同时，还应在表里经脉上选穴。如肺热较盛者，配手太阴肺经之列缺、尺泽、鱼际，肺俞只针不灸，针用泻法，以清热润肺；脾虚湿重者，配足太阴脾经之商丘、公孙、血海、阴陵泉、三阴交，针灸并用，平补平泻，以健脾化湿。湿热证取脾俞，阴陵泉针刺用泻法。

（三）兼顾肝肾两经

痿病日久，病位已深，势必伤及肝肾，致病情加重，缠绵难愈。在取阳明经穴的基础上，尚须选用足厥阴肝经之太冲、中封、曲泉；足少阴肾经之太溪、复溜、照海及肝肾之背俞穴。针用补法，针灸并用，补益肝肾。

（四）多经脉取穴位

对于病变范围广，涉及经脉多的痿病，宜采用多经取穴法。主要是结合十二经筋的循行分布及其病理特点，在局部取阳明经穴的基础上，适当加用一些远端腧穴配合治疗。重点选取肺、肝、脾、肾四经的原穴、背俞穴和督脉的筋缩、命门、腰阳关，筋之会穴阳陵泉，骨之会穴大椎，髓之会穴绝骨，经外气穴华佗夹脊。为了避免一次取穴过多，可以结合疗程，有计划地交替选用。

三、常用治法

（一）温针灸

1. 取穴　主穴取肾俞、大肠俞、命门、环跳、委中。配穴：眼肌型加合谷，全身型配肩髃、手三里，延髓型配三阴交、内关。

2. 操作　患者取俯卧位，穴位常规消毒后，取 1.5 寸毫针分别直刺肾俞、大肠俞、命门约 1 寸，以局部有酸胀感或麻胀沉滞感为宜；然后用 3.5 寸毫针直刺环跳穴约 3 寸，以局部有强烈酸麻重胀等感觉，并向下肢放射传导为佳；最后用 2 寸毫针直刺委中约 1.5 寸，局部麻胀并可向足跟放射。配穴以局部得气为度。各穴得气后，施平补平泻法 1 min 左右，再将 2~3 cm 长的艾段套在针柄上，点燃后施温针灸，待艾绒烧成灰烬后（约 20 min），除掉灰烬拔针。为了防止烫伤，可在施术腧穴的皮肤上衬垫厚纸片。每日温针灸 1 次，10 次为一疗程，休息 3~5 d 后进行第 2 个疗程，连续治疗 2~3 个疗程。《本草从新》云："艾叶苦辛，生温熟热，纯阳之性，能回垂绝之元阳，通十二经，走三阴，理气血，逐寒湿……以之灸火，能透诸经而除百病。"艾叶，气味芳香，易燃，具有温经通络、行气活血的作用。当艾炷燃烧时皮肤灼热感很强，这种热感渗透到皮肉筋骨之中，促进血管扩张，血流加速，从而改善局部血液循环，促进新陈代谢。温针灸集针刺、药物渗透、理疗为一体，通过经络、腧穴直达病所，疗效肯定。

（二）隔姜艾炷灸

本法适用于所有痿病。对于眼肌型取穴：阳白、足三里、肝俞、脾俞、肾俞。令患者先取仰卧位，穴位常规消毒，将厚 0.3~0.4 cm 约 5 分硬币大小的鲜姜片，以针刺孔若干，分别置于阳白、足三里穴上，然后放上小艾炷（如硬币大小）点燃；阳白穴灸 3 壮，足三里穴灸 5 壮。灸毕令患者取俯卧位，如前法将鲜姜片分别置于双侧肝俞、脾俞、肾俞穴位上，取中等艾炷，每穴灸 5 壮。每日 1 次，10 次为一疗程，共 3 个疗程。

《灵枢》云"陷下者灸之"。姜，味辛，性微温，无毒，入肺、心、脾、胃经，常用于因寒所致的呕吐、腹痛及风寒痹病等，有温胃止呕、散寒止痛的作用。临床采用此灸法温阳补虚治疗痿病确有奇效。

（三）温电针

主穴取膻中、石门、关元、中脘、阳陵泉、悬钟、足三里、太冲，睑废者配太阳、印堂、阳白、攒竹、丝竹空、百会、合谷，全身型配肩髃、曲池、手三里、尺泽、环跳、委中、大椎，延髓型配廉泉、肺俞、三阴交、内关、地仓、颊车。常规针刺，得气后膻中、石门两穴接 G6805-Ⅱ型电针治疗仪，采用疏密波，强度以患者能耐受为度，电极一疗程更换 1 次。每日 1 次，15 d 为一疗程。病情稳定后，隔日 1 次。

（四）穴位注射

睑废者取穴脾俞、肾俞、足三里、三阴交。方法为黄芪注射液、维生素 B_1 注射液每次各 2 mL，分别注入 2 个穴位，18 岁以下首选脾俞、肾俞，成人首选足三里、三阴交，若兼有肾虚症状者，可 4 个穴位交替选用。或采用取两组穴位，第一组为肩髃、曲池、足三里、阳陵泉，第二组为肾俞、环跳、承山，均取双侧。用 5 mL 的注射器，5 号的穴位封闭针头，抽取黄芪注射液、维生素 B_1 注射液各 2 mL。患者取仰卧位及俯卧位，常规消毒后进针，待患者有针感后，稍回吸确无回血后注药。针感可持续 2 h，少数持续 1 d。隔日注射 1 次，两组穴位交替使用，1 个月为一疗程，疗程间隔 7 d。穴位注射通过针刺和药液对穴位的刺激及药理作用，在局部穴位形成持续性的稳定刺激，以促进病变的恢复。

（五）穴位贴敷

本法用黄芪、细辛、马钱子研粉制成药膏，贴敷于足三里、三阴交、脾俞、肾俞，每穴敷药直径 1 cm，每日换药一次，10 d 为一疗程。皮肤过敏者禁用。

（六）耳穴贴压

取面颊区、眼、皮质下、神经点、脾、肝、肾。患者端坐，先用 HB—EDT 耳穴诊断治疗仪（袖诊）探测耳部反应点，寻找选定穴位，再用碘伏浸泡的棉球行全耳郭消毒，以粘有王不留行籽或小磁珠的胶布固定于耳穴上，每周换 1~2 次，两耳交替。治疗期间，每日按压3~4次，按压至耳郭发热或有烧灼感为止。

（七）头皮针针刺

取双侧头皮运动区的1/5，以1寸毫针顺时针大幅度捻转，捻针5 min后，留针30 min，隔日1次，5~7次为一疗程。

（八）三棱针放血

上肢取穴肩贞、曲池，下肢取穴悬钟、足三里，常规消毒，用三棱针点刺出血，隔日1次，10次为一疗程，一般每次出血量以数滴至3~5 mL为宜。

（九）穴位埋线

上肢取穴肩髃、曲池、手三里，下肢取穴髀关、伏兔、足三里、阳陵泉，埋羊肠线，每次选2~3穴，2~3周后可再次埋线。

（十）梅花针叩刺

以手足阳明经循经皮部为主，配以颈椎、骶椎两旁及华佗夹脊穴。一般顺经脉循行方向叩刺为补，逆经脉循行方向叩刺为泻，频率为70~90次/min，每日或隔日1次，10次为一疗程，疗程间隔3 d。

（十一）药酒穴位外用

取"痿痹药酒"按摩患部、背部及四肢20~30 min，使局部皮肤、肌肉、关节乃至全身发热，温暖舒适为宜。每日1次，12次为一疗程，疗程间隔2 d。

痿痹药酒方：羌活、独活、川乌、草乌、当归、川芎、钩藤、鸡血藤、大血藤各20 g，北细辛、吴茱萸、藏红花各10 g，再取75%乙醇1 000 mL，浸泡1周备用。

（十二）背三针疗法

"背三针"是指从长强穴到大椎穴沿皮接力透刺以通督脉的方法，因用针较长，一般三针即可贯通全程。操作：取26号6寸长针，以长强穴为起点，沿皮向上斜刺，提插捻转3次后起针。以该针尖所到处为起点，共3次行针透到大椎穴。3个月为一疗程。每日1次，连针6次，休息1 d。因督脉为"阳脉之海"，主一身之阳气，督脉经气盛，则三阳经得督脉的补充为之振奋，溢于阳明。背三针治疗痿病，针法简练易操作，只在督脉经线上的穴位沿皮接力透刺，可发挥调整和振奋阳气，自能生化气血津液，濡养筋骨，意在治痿独取阳明，因为阳明是五脏六腑之海，主润宗筋，宗筋主束骨而利机关，津液精血均来源于脾胃，若脾胃运化不健，则津液精血化源匮乏，筋脉失其濡养，则为痿躄不用，其治疗重视了"独取阳明"的原则。

（十三）独取膀胱经五脏俞针灸疗法

取心俞、肝俞、脾俞、肺俞、肾俞。用毫针朝脊柱方向斜刺，不宜大幅提插捻转。针刺后接电针仪，用疏密波，以患者能耐受为度。

《素问·痿论》将痿病分为皮痿、脉痿、筋痿、肉痿、骨痿五痿，因肺主皮毛、心主血脉、肝主筋膜、脾主肌肉、肾主骨髓所属关系，五痿分属五脏。根据五脏俞穴主治五脏所主疾病理论提出的"治痿独取膀胱经五脏俞"针灸治疗痿病新理论，为痿病治疗另辟蹊径，丰富并发展了针灸学治痿理论。

第五节　痿病的推拿治疗

一、捏脊法

捏脊具有健脾胃、理脏腑、和气血、调阴阳、壮筋骨、强体魄作用。现代医学认为捏脊可以刺激脊神经根，促进下元性瘫痪的作用。其手法一般取背部督脉、足太阳膀胱经。取穴按经脉循行方向，但以逆行为补。足太阳膀胱经取大杼、肺俞等穴从上而下止于气海、关元穴；督脉取长强、腰俞穴由下往上直至大椎穴。

二、推拿按揉法

推拿具有疏通经脉、濡养筋经的作用。

1. 上肢　可自手心向上沿前臂内侧推搓至上臂数十遍以泻其实，再自手背沿前臂外侧推搓至上臂，过肩到颈数十遍以补其虚。然后按其方向和顺序施以拿法、循按、揉法各3~5遍，最后用搓法收功。

2. 下肢　可自腹股沟沿大腿内侧推搓至小腿内侧到足心数十遍以泻其实，再自腰骶部向下过臀沿下肢前外侧推搓至足背数十遍以补其虚，按此方向继以拿法、循按、揉法和侧击法各施术3~5遍，最后用搓法收功。

肝肾阴亏证及外伤引起者治疗手法同前，但方向相反。

第六节　痿病的饮食调摄

治疗期间，重视调摄，顾护胃气，嘱患者注意预防感冒，保持积极乐观的心态，劳逸结合，忌暴饮暴食，进食应清淡，应进食富含营养并易消化的食物，同时由于长期使用大量峻剂补益之品，每易呆滞胃气，影响脾胃纳化功能，而药物及饮食营养的吸收也必然受累，进而影响治疗，故在用药时可配伍砂仁、焦三仙、木香等和胃健脾药物。以下是MG患者可以选用的药粥。

1. 黄芪党参煲乳鸽　取黄芪30 g、党参30 g、山药30 g、白术30 g、乳鸽1只，煲汤。用于脾虚型。

2. 沙苑子鱼胶汤　取沙苑子15 g、杜仲15 g、狗脊15 g、鱼胶30 g，用两层纱布包上前三味，扎紧，鱼胶切碎，共煲汤。饮汤食鱼胶，每日1剂，用于肝肾阴虚型。

3. 桑葚芝麻膏　取桑葚子500 g、黑芝麻60 g、猪脊骨500 g、巴戟天20 g、杜仲20 g，猪脊骨洗净切块，与余料同放锅内，加水煲2 h，加盐调味。每日1剂。用于肝肾阴虚型。

4. 参芪山药粥　取党参30 g、黄芪30 g、山药30 g、巴戟天20 g、粳米100 g、白糖少许，上料共入砂锅中煮食。每日1剂，用于脾肾阳虚型。

MG的病机与脾气虚关系密切，故饮食有节尤为重要，合理搭配各种营养，长吃羊肉，特别应该注意饮食结构，鼓励患者多吃蔬菜、水果，避免刺激性食物和烟酒。

第七节　痿病的辨证施护

首先要抓住主要病机特点，痿病的辨证首先分清虚实，常见肺胃津伤、湿热浸淫、脾胃亏虚、肝肾亏损等证，根据病机及临床表现辨证施护。肺胃津伤证多急性发病，病情迅速发展，甚至呼吸肌麻痹，危及生命。本证病情变化急骤，需仔细观察，以辨明虚实，为临床治疗提供可靠的依据。如临床表现下肢痿软明显加重者，上延至腹部、胸部肌肉，甚至出现呼吸困难、呼吸肌麻痹等情况，说明病情危急，应进行抢救。若生活不能自理者，应做好安全保护工作，防止跌伤。进入恢复期尚可自主活动，注意养成良好的起居习惯。湿热浸淫证注意保持皮肤清洁干燥，下肢痿软者应定时翻身，保持肢体功能位置，防止发生压疮和垂足。气垫床可使皮肤所受压力降低，对伴有多处压疮的患者特别适用，或用普通病床加泡沫弹性床垫，以减少局部皮肤受压。肝肾亏损证多可因肌张力增高，而见肢体拘急表现，可每日按摩、被动活动痿废肢体 2~3 次，配合神经肌肉电刺激治疗。捏脊疗法，取背部督脉和足太阳膀胱经穴位，按经络走行方向进行捏脊，以达补益肾精之效，此方法简单易学，可以在家庭中完成，易于推广。患者多属阴虚，阴虚则内热，喜居阴凉湿润、通风良好的病室。脾胃亏虚证患者多喜暖畏寒，病室宜温暖向阳，湿度适宜，适当添衣加被。部分患者肢体丧失功能，失去正常活动能力，可产生绝望情绪，要注意情志护理，防止意外发生。

总之，对痿病患者进行中医护理，应根据本病的主要病机特点，选择恰当的护理措施，积极实施中医情志干预，在改善患者症状、提高患者生存质量方面具有良好的效果。

第十五章 科普问答

1. 什么是重症肌无力？

答：重症肌无力（MG）是一种比较常见的神经肌肉疾病。MG 逐渐被证实为是一种主要累及神经肌肉接头（NMJ）处突触后膜上乙酰胆碱受体（AChR），主要由乙酰胆碱受体抗体（AChR-Ab）介导的、细胞免疫依赖性、补体参与的器官特异性自身免疫性疾病。

2. 重症肌无力对人危害严重吗？

答：如果得不到及时诊断和治疗，会使患者丧失劳动能力、生活不能自理，甚至危及生命，给家庭和社会带来沉重的负担。

3. 哪些人易患重症肌无力？

答：几乎所有年龄段的不同肤色、不同民族的男女都有罹患 MG 的可能。通常情况下，女性常于青春期或 20 岁左右发病，而男性的发病年龄常推迟到 60 岁之后。

4. 重症肌无力有哪些表现？

答：通常情况下，主要有以下表现。

（1）眼睑下垂：又称耷拉眼皮。可见于任何年龄，尤以儿童多见。早期多为一侧，晚期多为两侧，还有不少患者一侧的眼皮瞪上去时，另一侧的眼皮却耷拉下来，即出现左右交替眼睑下垂现象。

（2）复视：即视物重影。用两只眼一起看，一个东西看成两个；若遮住一只眼，则看到的是一个。

（3）全身无力：从外表看正常，没有肌肉萎缩；但患者常感到严重的全身无力，肩不能抬，手不能提，蹲下去站不起来，甚至连洗脸和梳头都要靠别人帮忙。患者的肌无力症状休息一会儿明显好转，而干一点活又会显著加重。这种患者大多同时伴有眼睑下垂、复视等症状。

（4）咀嚼无力：牙齿好好的，但咬东西没劲，连咬馒头也感到费力。吃煎饼、啃烤肉就更难。

（5）吞咽困难：没有消化道疾病，胃口也挺好，但饭菜想吃却咽不下，甚至连水也咽不进。喝水时不是呛入气管引起咳嗽，就是从鼻孔流出来。有的患者由于严重的吞咽困难而必须依靠鼻饲管进食。

（6）面肌无力：由于整个面部的表情肌无力，患者睡眠时常常闭不上眼。平时表情淡漠，笑起来很不自然，就像哭一样，又称哭笑面容。这种面容使人看起来很难受，患者也很痛苦。

（7）说话鼻音，声音嘶哑：就像患了伤风感冒似的。有的患者开会发言或读报时，前几分钟声音还可以，时间稍长，声音就变得嘶哑、低沉，最后完全发不出声音。打电话时一开始还可以，时间一长别人就听不清他说的什么。这是由于咽喉肌的无力所致。

（8）呼吸困难：这是 MG 最严重的一个症状，在短时间内可以让患者致死，故又称其为 MG 危象。这是由于呼吸肌严重无力所致。患者感到喘气困难，夜里不能躺平睡，只能坐着喘。有痰咳不出，既不像心脏病，也不像哮喘病，更不像肺部肿瘤所致。有这种呼吸困难的患者大多同时伴有吞咽困难、四肢无力或眼睑下垂等。

（9）颈肌无力：严重的颈肌无力表现比较突出，患者坐位时有垂头现象，用手托着下巴才能把头挺起来，若让患者仰卧（不枕枕头），则不能屈颈抬头。

5. 重症肌无力发病的诱因有哪些？

答：MG 的诱因多为感染、精神创伤、过度疲劳、月经、妊娠及分娩等，同时这些因素也可使病情恶化甚至诱发 MG 危象。

6. 哪些因素可引起重症肌无力复发和病情加重？

答：感染、用药不当、过度劳累、精神创伤、内分泌失调、免疫功能紊乱、妇女月经期，妊娠或分娩等因素均可引起 MG 复发和病情加重。

7. 重症肌无力症状为什么容易反复？

答：MG 属于自身免疫性疾病，其特点之一就是病程呈慢性迁延性，缓解与恶化交替，大多数患者经过治疗可以达到临床痊愈（患者的临床症状和体征消失，和正常人一样能正常生活、学习、工作，并停止一切治疗 MG 的药物）。有的患者可有一个长时间的缓解期，但 MG 患者往往由于精神创伤、全身各种感染、过度劳累、内分泌失调、免疫功能紊乱、妇女月经期等多种因素而复发或加重病情，因此，症状的反复性成为MG 的特点。

8. 重症肌无力会遗传吗？

答：具有一定的遗传可能性。MG 是一种自身免疫性疾病，一切免疫反应均受到遗传因素的控制。经过调查发现，极少数患者有阳性家族史。12%～20%患 MG 的母亲所生的新生儿患 MG 为一过性，新生儿表现为哭声低，吸吮无力。原因是母体 AChR-Ab 经胎盘传递给胎儿，常于 1 个月内消失。这种情况不是遗传。但遗传因素在 MG 的发病中起着不可或缺的作用。

9. 重症肌无力会传染吗？

答：MG 不是传染病，不会传染，MG 是以骨骼肌神经肌肉接头受损为主的常见神经肌肉疾病，属于神经肌肉病中具有代表性的自身免疫性疾病。

10. 重症肌无力患者该怎样用药治疗？

答：MG 患者应在医生指导下遵循科学、规范的原则用药治疗。因为治疗 MG 的药物，无论是激素还是其他化学免疫抑制剂，都有严重的不良反应，所以要一丝不苟地遵守医嘱按时按量服药，千万不要自作主张，随意加减药物及用量或停用，慎防发生不良反应，避免加重病情或诱发 MG 危象。

11. 哪些药物会加重重症肌无力的病情？

答：临床中发现的会使 MG 病情加重的药物，常见的有以下几类：①抗生素类，如链霉素、卡那霉素、庆大霉素、新霉素、四环素、土霉素、林可霉素、氨苄西林、妥布霉素、多黏菌素 B 和多黏菌素 E 等。②心血管药，如利多卡因、奎尼丁、普鲁卡因酰胺、心得安、心得平、美多心安、氨酰心安、异搏定、咪噻芬、缓脉灵等。③抗癫痫药，如苯妥英钠、乙琥胺、三甲双酮等。④抗风湿药，如青霉胺、氯奎。⑤抗精神病药，如碳酸锂、苯乙肼、氯丙嗪、氯硝安定、安定（特别是注射剂）。⑥麻醉药，如吗啡、箭毒、乙醚等。⑦其他药物，如奎宁、氯化胆碱、肉碱。另外，对于 MG 儿童患者，市售的增强免疫作用的口服药也应避免使用。

12. 重症肌无力患者该怎样合理饮食？

答：MG 是一种慢性自身免疫性疾病，患者需要足够的营养，以提高机体免疫力，增强抵抗力。因此，患者的饮食应富含蛋白质和维生素，如鸡、鸭、鱼、瘦肉、豆腐、黄豆、鸡蛋、牛奶，以及新鲜蔬菜、水果，如菜心、韭菜、生姜、番茄、苹果、橙子、柚子、葡萄、石榴、桃、枇杷、桂圆、栗子、核桃仁、花生等。合理饮食应做到：荤素搭配、粗细搭配，清淡适宜，易于消化；少食寒凉，尽量不食用芥菜、萝卜、绿豆、海带、紫菜、西洋菜、黄花菜、剑花、西瓜、苦瓜等寒凉品，不吃冷饮；多食温补，如狗肉、羊肉、兔肉等；不吃辛辣刺激食物，不吃高脂肪食物，不吃过咸的食物，不吃霉变的食物。

13. 重症肌无力患者治疗期间能服用人参和冬虫夏草之类的补药吗？

答：一般是可以的。MG 是免疫性疾病，需要增加抵抗力、调节免疫力。而人参和冬虫夏草之类都是名贵的中药补品，具有补肾益气、缓解疲劳、促进代谢、调节内分泌、提高免疫力等功效，适当进补，确有裨益。但中医治病阴阳为纲、辨证为本，先别阴阳，再分虚实，遣方用药才能有的放矢。因此，选择补品要因人而异，切勿盲目迷信、盲目追求而耽误了治疗、耽误了病情，要在中医师的指导下辨证施补、科学进补。

14. 重症肌无力患者日常生活应注意什么？

答：①调节情绪，保持心态平衡。MG 患者在药物治疗的同时保持心情愉快，清除悲观、恐惧、忧郁、急躁等不良情绪，树立必胜信心，可促进药物疗效。另外，家庭的关心和支持对患者保持乐观情绪至关重要。②起居有常。首先要安排好每日生活秩序，按时睡眠，按时起床，不要熬夜，劳逸结合。③避风寒，防感冒。MG 患者抵抗力较差，伤风感冒不仅会引起疾病复发或加重，还会进一步降低机体抵抗力。④饮食有节。MG 患者的饮食不能过饥或过饱、不能偏食，要有规律、有节度，营养搭配恰当，以免损伤脾胃，加重病情。

15. 重症肌无力患者常见哪些感染情况？

答：病程长、病情重的 MG 患者，在长期激素和免疫抑制剂治疗中常会出现机会感染，如上呼吸道感染、胃肠道感染和泌尿系统感染。此外，还可能有相对少见的颅内感染和血液系统感染（败血症）等。

16. 感染为何会加重重症肌无力病情？

答：MG 患者感染后全身的免疫系统被激活，导致体内抗乙酰胆碱受体抗体（AChR-Ab）的合成分泌升高，而 MG 疾病本身就是 AChR-Ab 介导的自身免疫性疾病，因此感染会加重 MG 病情。感染还可影响机体的功能，导致机体氧气、营养供给不足，使患者体力进一步下降而加重 MG 病情。感染也会造成药物吸收障碍，如胃肠型感冒和感染性腹泻时，MG 药物治疗的疗效下降，短时间内 MG 病情也会加重。感染是公认的引发 MG 病情加重的主要因素。

17. 重症肌无力患者如何预防感染？

答：首先，要注意防寒保暖，避免感冒，少与感冒人群接触，少到人群聚集的场合、戴口罩、勤洗手以减少感染的机会；预防流感，可接种流感疫苗。其次，预防肠胃道感染，要做到饮食清淡，少肥甘厚味、少辛辣刺激，注意饮食卫生。再者，预防泌尿系感染主要是要注意个人卫生。最后，激素治疗是 MG 的主要治疗方法之一，而大剂量和长疗程使用激素也是容易导致感染的主要因素，因此服用激素期间要严格遵守医嘱，规律服用以减少病情波动，避免延长激素疗程，以利于预防感染。

18. 重症肌无力合并发热怎么办？

答：MG 患者感冒发热时可选用百服宁滴剂或泰诺林、复方氨基比林注射液、柴胡注射液，以及中成药双黄连口服液、连花清瘟胶囊等。但有些感冒药如日夜百服宁夜片、新康泰克、复方阿司匹林、999 感冒灵等含有大量的镇痛成分，会加重 MG 患者的症状，故不可盲目服用。因此，MG 患者一旦感冒发热，应到正规医院进行诊治，千万不可在家中自行服药，以免对身体造成更大的伤害。

19. 重症肌无力患者院外突发危象如何急救？

答：肌无力危象是威胁 MG 患者生命的直接原因，而危象又常常因为患者过度劳累、受凉、感染、外伤和激怒等原因随时诱发，因此患者家属应时刻注意患者的病情变化，一旦发生危象，迅速采取应急处理措施，对挽救患者生命至关重要。具体应急处理方法如下。

（1）肌无力危象发作时，应立即协助患者卧床休息，保持呼吸道通畅，给予氧气吸入（家里应常备氧气袋或家庭用氧装置）。如有条件，应尽快将患者送往医院抢救，或拨打"120"急救电话求救。

（2）送往医院途中或"120"急救车到达之前，应根据可能引起危象的原因积极采取相应措施：①如果患者是因为漏服溴吡斯的明或药量不够而引起的肌无力危象，如有条件者可立即肌内注射新斯的明 1 mg。②如果患者是服药过量，同时出现腹痛、腹泻、流涎等不良反应表现，则可能是胆碱能危象，如有条件者可立即肌内注射阿托品 0.5~2 mg。③如果患者是其他原因引起的危象，跟用药无关（可能是反拗危象），这时不要盲目用药，应保持其呼吸道通畅，尽快送医院或等"120"急救车到来抢救。

20. 重症肌无力患者家属对患者该做些什么？

答：①患者家属应鼓励患者多参与家人和朋友的交流，帮助患者坚定治疗信心。但不能讽刺挖苦患者，导致患者情绪激动、生气，从而加重患病情。②患者家属应监督患者按时按量服药，注意观察患者的病情波动情况，及时发现，协助医生及时治疗。③患者家属应积极学习关于 MG 应急处理的措施，以防患者发生危象时束手无策，贻误抢救时机。

21. 重症肌无力患者能否参加体力劳动？

答：MG 患者一般不宜参加体力劳动。这是因为 MG 患者一般情况下有劳累后病情加重、休息后病情减轻的特点，如劳动不当，可使病情加重，甚至可诱发 MG 危象而影响患者的生命，故以少参加体力劳动为宜。

22. 重症肌无力患者能结婚吗？

答：如患者为男性，而且临床分型为眼肌型或全身型，并且病情稳定的可以结婚；如患者为女性，最好根据病情轻重来决定，轻者可以结婚，而重者因为妊娠、分娩或流产均可诱发病情复发或加重，对妊娠和生育均不利，所以应待病情稳定或痊愈后，再考虑结婚和生育的问题比较好。

23. 重症肌无力患者能怀孕吗？

答：MG 患者怀孕可能会使病情加重，甚至诱发危象，因此建议育龄女性 MG 患者以避孕为佳。对于病情稳定、维持最低药物治疗量的 MG 患者，可在产科和神经内科医生共同制订的严密监护治疗方案指导下进行妊娠。

24. 重症肌无力患者妊娠应注意什么？

答：①妊娠前：a. 期望妊娠的 MG 患者应提前向神经科医生咨询，对 MG 病情是否适合妊娠及所用药物妊娠期的安全性问题进行评估。b. 如果具有适应证且病情适合，应在计划妊娠前切除胸腺，以减少妊娠期间用药。c. 妊娠前要检查甲状腺功能和甲状腺自身抗体，以保证妊娠期内甲状腺功能正常。②妊娠期：a. 治疗 MG 的药物妊娠期有些是可以服用的，切不可恐其致畸性而突然停药，一定要严格遵守医嘱服用，以免加重病情。b. 增加妊娠期检查的频次，尤应密切监测胎动情况，注意检查是否出现胎儿关节弯曲症。c. 严防尿路感染，如若发现，及时采取合适的抗生素尽快治疗。d. 为防止分娩过程中出现腹肌等骨骼肌出现疲劳、无力，最好在妊娠期第二阶段末或第三阶段早期经过产科麻醉师会诊。

25. 重症肌无力对患者性功能和性欲有影响吗？

答：由于患者肌肉软弱无力、容易疲劳、情绪悲观低落、精神压力大等原因，性功能通常存在不同程度的障碍，并且治疗疾病所应用的免疫抑制剂也会严重损伤性腺，从而导致一系列性功能方面的障碍。

26. 性生活对重症肌无力患者有哪些影响？

答：性生活对 MG 患者有不良影响，因为过度疲劳常常是诱发或加重 MG 的主要因素。再者，各类泌尿生殖系统的感染与性交活动有一定的联系，而感染也是诱发或加重 MG 的主要因素。另一方面，MG 患者不顺利的性生活又会增加患者的不安、焦虑、失眠、情绪低落等，这些又会进一步促使病情向更坏的方面发展。

27. 重症肌无力患者的性生活应该注意哪些问题？

答：①一般轻症患者是可以性交的，以自我感觉不十分疲劳为度。在性交中有病的一方应扮演被动的角色，姿势以下位为宜，这样可以节省体力消耗，让肌肉能有足够的时间维持功能状态。②重症患者，如果没有性生活的要求，不要勉为其难，否则更可加重其精神压力。一般主张用相互拥抱或接吻的方式代替，但要注意时间也不宜过长，感觉疲劳就应该休息，配偶对此务必充分体谅。③患者性生活前可以适量使用一些胆碱酯酶抑制药，如新斯的明、溴吡斯的明等，这有助于顺利完成正常的性交过程，以防性功能障碍的发生。

28. 什么是眼肌型重症肌无力？

答：眼肌型重症肌无力表现为一侧或两侧，或左右交替出现的眼睑下垂、眼球运动障碍等。约 1/4 患者可自愈，成年发病的眼外肌无力常在一至数年演变为全身型肌无力。

29. 什么是延髓型重症肌无力？

答：延髓型重症肌无力表现为面部表情肌无力，眼睑闭合力弱，吹气无力，说话吐词不清且极易疲劳。这些症状均以晨轻暮重、休息后暂时好转为特点。此型患者可伴眼外肌无力或轻度四肢肌无力。延髓肌受累者常可累及全身其他骨骼肌群，极易因上呼吸道感染等原因而诱发肌无力危象。少数患者自发病后始终局限于构音不清、表情尴尬的状况，称为局限性延髓肌无力。

30. 什么是全身型重症肌无力？

答：全身型重症肌无力表现为眼外肌、面部表情肌、延髓肌、颈肌、咀嚼肌和四肢肌肉同时受累而出现相应肌群无力的症状。如眼睑下垂，构音、吹气不能，进食不能，饮水呛咳，举手梳头不能，起蹲抬腿困难等症状。这些症状可以由单纯眼肌型肌无力或延髓型肌无力逐步发展而来，亦可由数组肌肉同时无力而致。

31. 什么是单纯脊髓肌型重症肌无力？

答：单纯脊髓肌型重症肌无力表现为四肢近端肌极度无力、上楼困难、易跌倒等，经休息或胆碱酯酶抑制药治疗后效果良好。多数患者在四肢肌无力发病后数月至数年迅速演变为全身肌无力。

32. 什么是重症肌无力危象？

答：MG 患者出现吞咽困难和呼吸困难、影响生活、危及生命的情况，称为重症肌无力危象。一位患者可发生多次危象，死亡率较高。

33. 重症肌无力患者需要自我观察哪些指标？如何观察？

答：①观察症状有无每日波动性。主要表现为晨轻暮重、休息后减轻而活动后加重。以眼睑下垂为主要表现的眼肌型 MG 患者，早晨醒来会像正常人一样，两眼睁得大大的；但数秒至数小时后可见上眼皮不由自主地逐渐下垂，到傍晚下垂得更加厉害，再用力也睁不上去了。以肢体无力为主要表现的全身型 MG 患者为例，早晨起来肌力尚可，活动后感觉无力，休息后又会改善。②检查病态疲劳性：a. 睁眼，持续用力睁眼，看上眼皮出现下垂的时间和下垂的严重程度。b. 闭眼，持续用力闭眼，看是否出现眼睛不能完全闭合或睫毛不能埋进眼皮里而全部裸露在外面；c. 平举，看双上肢用力持续维持 90°侧平举状态的最长时间；d. 抬头，仰卧持续用力屈颈抬头 45°维持的最长时间；e. 抬腿，仰卧直腿上举 45°，看能用力维持这种抬腿状态的最长时间。f. 蹲站，看连续蹲下站立（不用手扶膝）的最多次数。

34. 重症肌无力可以治愈吗？

答：有人顾名思义，认为重症肌无力冠以"重症"就意味着病情严重，无药可以医治。然而事实并非如此，虽然 MG 病因不甚明确，临床表现复杂多样，目前没有什么方法可以彻底治愈，但还是完全可以控制的，绝大部分患者经过正规治疗得到了部分缓解，甚至是完全缓解。研究人员经过大量的工作，不断探索出各种治疗方案，并及时应用于临床，大大地提高了 MG 的治疗效果，明显地改善了患者的生活质量，延长了患者的生命。因此，MG 患者应树立战胜疾病的信心，配合医生治疗，争取获得满意的效果。

35. 重症肌无力有哪些治疗方法？

答：MG 的治疗主要包括内科治疗和外科治疗。内科治疗主要包括应用胆碱酯酶抑制药和肾上腺糖皮质激素冲击辅以免疫抑制剂治疗、血浆置换及大剂量免疫球蛋白治疗等。外科治疗包括胸腺切除术、前纵隔脂肪清扫及围手术期治疗。

36. 重症肌无力患者治疗用胆碱酯酶抑制药有不反应吗？

答：治疗 MG 最常用的胆碱酯酶抑制药是溴吡斯的明，但其作用时间短，长期应用药效下降，增加剂量则胃肠道不良反应明显，最常见的不良反应是毒蕈样作用，包括胃痉挛、腹泻、出汗、支气管及鼻分泌物增多、心动过缓、恶心及呕吐等，罕见过敏（出现皮疹）。如果出现这些不良反应，应在医生指导下调整药物用量，或更换药物。

37. 重症肌无力患者治疗用肾上腺糖皮质激素有哪些不良反应？

答：肾上腺糖皮质激素是治疗 MG 的有效药物，但长期大量使用会出现不良反应，最常见的是类肾上腺皮质功能亢进综合征（库欣综合征），表现为满月脸、水牛背、向心性肥胖、精神兴奋、失眠、多毛、皮肤变薄及水肿，这些通常停药后可自行消退。还可出现震颤、高血压、糖尿病、消化道溃疡病，甚至消化道出血，以及骨质疏松、股骨头无菌性坏死等，要在医生指导下规范用药，注意做相应预防及对症治疗。另外，使用糖皮质激素可抑制机体防御功能，使体内潜在感染灶扩散，因此，在规范服用糖皮质激素的同时，务必在医生指导下合理使用有效抗生素，以防止各种感染并发症的发生。

38. 重症肌无力患者怎样进行康复训练？

重症肌无力患者进行康复训练可以恢复肌力、增加关节活动度及改善身体协调性，在正规治疗的同时，适时适宜适度进行康复训练，不仅能够提高治疗作用，还能促进患者早日恢复正常肌力以达到正常生活和功能活动的目的。常用康复锻炼方法主要有以下三项。

（1）主动运动：包括主动和被动两种。①患肢主动运动：先做患侧肢体假象运动，然后做助力运动，进而做主动运动。注意运动幅度要逐渐增加，不应引起疼痛和损伤，避免过度疲劳而使肢体痉挛加重。要尽量用健肢给患肢做被动运动。②健肢主动运动：要慢，尽可能带动患肢一起运动。

（2）关节活动度训练：开始可以在他人帮助下做关节最大活动范围内活动，逐渐过渡到自己独立完成锻炼。

（3）身体协调性训练：①手脚反向动作，单脚站立，双手摆动与提起脚做方向相反运动；②站蹲撑立，先站立后蹲，然后双手撑地双脚向后蹬直，双脚再收回原地，最后站起。

（4）肌力训练：可以采取三种方式。①坐位平衡训练：先屈膝依靠背架支持坐在床上，渐渐去除支架，把双腿放在床边，也可在床侧或床头设上围栏杆，把手捆上绳索，以助坐起。此训练可增强躯干肌肌力和坐位平衡力。②行走训练：刚开始可由他人扶持，渐渐过渡到独自行走，同时注意纠正行走时的动作和正确用力。训练时，可主动做屈膝动作和踝关节背伸动作，选择较轻而坚韧的拐杖，长短适宜。③使用轮椅训练：由协助人员站在轮椅后面，用两手握住轮椅扶手或背，再用足踏住下面的横轴以固定轮椅。轮椅放在健侧，上下时要挂上手闸；上去后训练椅上活动，将轮椅前后行走和左右旋转，逐渐自己熟练掌控。

病情较重、长期卧床的 MG 患者，应由家属协助完成康复训练，并适当给予按摩、翻身，防止压疮、关节挛缩，促使患者逐渐自行恢复。

康复训练不可操之过急，应循序渐进，根据具体病情，在医生指导下进行。不可盲目训练，否则会适得其反。

参考文献

[1] ARLI J A, SKEIE G O, MYGLAND A, et al. Muscle striation antibodies in myasthenia gravis: diagnostic and functional significance [J]. Ann N Y Acad Sci, 1998, 841: 505-515.

[2] AGIUS M A. Introduction biochemical basis for disease of the neuromuscular junction [J]. Ann N Y Acad Sci, 2003, 998: 1.

[3] ALFRED J, RICHARD J B, RAINA M E, et al. Myasthenia gravis: recommendations for clinical research standards [J]. Ann Thorac Surg, 2000, 70: 327-334.

[4] ARGOV Z. Management of myasthenic conditions: nonimmune issues [J]. Curr Opin Neurol, 2009, 22 (5): 493-497.

[5] ARUNA B V, SELA M, MOZES E. Down-regulation of T cell responses to AChR and reversal of EAMG manifestations in mice by a dual altered peptide ligand via induction of CD4$^+$ CD25$^+$ regulatory cells [J]. J Neuroimmunol, 2006, 177 (1-2): 63-75.

[6] BACHMANN K, BURKHARDT D, SCHREITER I, et al. Thymectomy is more effective than conservative treatment for myasthenia gravis regarding outcome and clinical improvement [J]. Surgery, 2009, 145 (4): 392-398.

[7] BALANDINA A, LECART S, DARTEVELLE P, et al. Functional defect of regulatory CD4$^+$CD25$^+$ T cells in the thymus of patients with autoimmune myasthenia gravis [J]. Blood, 2005, 105 (2): 735-741.

[8] BODNER J, WYKYPIEL H, GREINER A, et al. Early experience with robot-assisted surgery for mediastinal masses [J]. Ann Thorac Surg, 2004, 78: 259-265.

[9] CHAUDHURI A, BEHAN P O. Myasthenic crisis [J]. QJM, 2009, 102 (2): 97-107.

[10] CONTI-FINE B M, MILANI M, KAMINSKI H J. Myasthenia gravis: past, present, and future [J]. J Clin Invest, 2006, 116 (11): 2843-2854.

[11] CUI L Y, GUAN Y Z, WANG H, et al. Single fiber electromyography in the diagnosis of ocular myasthenia gravis: report of 90 cases [J]. Chinese Medical Journal, 2004, 117 (6): 848-851.

[12] CUI X Z, JI X Y, GAO F, et al. Evaluation of the new classification and surgical strategy for myasthenia gravis [J]. Am Surg, 2012, 78 (12): 1329-1335.

[13] DAIKELER T, TICHELLI A, PASSWEG J. Complications of autologous Hematopoietic stem cell transplantation for patients with autoimmune diseases [J]. J Pediatr Res, 2012, 71 (4 Pt2): 439-444.

[14] DALE H. Chemical transmission of the effects of nerve impulses [J]. Br Med J, 1934, 1 (3827): 835-841.

[15] DONG H, ZHU G, TAMADA K, et al. B7-H1, a third member of the B7 family, co-stimulates T-cell proliferation and interleukin-10 secretion [J]. Nat Med, 1999, 5 (12): 1365-1369.

[16] DUAN R S, ADIKARI S B, HUANG Y M, et al. Protective potential of experimental autoimmune myasthenia gravis in Lewis rats by IL-10-modified dendritic cells [J]. Neurobiol Dis, 2004, 16

（2）：461-467.

［17］FATTOROSSI A, BATTAGLIA A, BUZZONETTI A, et al. Thymopoiesis, regulatory T cells, and TCRVbeta expression in thymoma with and without myasthenia gravis, and modulatory effects of steroid therapy [J]. J Clin Immunol, 2008, 28 (2): 194-206.

［18］FLEURY M C, TRANCHANT C. Myasthenia gravis [J]. Rev Prat. 2008, 58 (20): 2217-2224.

［19］FUJII Y, LINDSTROM J. Regulation of antibody production by helper T cell clones in experimental autoimmune myasthenia gravis [J]. J Immunol, 1988, 141 (10): 3361-3369.

［20］GAO F, ZHAO X, ZHANG J, et al. Clinical features of patients with Myasthenia gravis from the Henan province, China [J]. Muscle Nerve. 2016, 53 (5): 711-716.

［21］GARCIA Y R, POTHITAKIS J C, KROLICK K A. Myocyte production of nitric oxide in respone to AChR-reactive antibodies in two inbred rat strains may influence disease outcome in experimental myasthenia gravis [J]. Clin Immunol, 2003, 106 (2): 116-126.

［22］GEER G D, WEBB W R, GAMSU G. Normal thymus: assessment with MR and CT [J]. Radiology, 1986, 158 (2): 313-317.

［23］GEUDER K I, MARX A, WITZEMANN V, et al. Genomic organization and lack of transcription of the nicotic acetylcholine receptor subunits gene in myasthenia gravis-associated thymoma [J]. Lab Invest, 1992, 66 (4): 452-458.

［24］GILBOA-GEFFEN A, LACOSTE P P, SOREQ L, et al. The thymic theme of acetylcholinesterase splice variants in myasthenia gravis [J]. Blood, 2007, 109 (10): 4383-4391.

［25］GILHUS N E. Lambert-Eaton myasthenic syndrome: pathogenesis, diagnosis, and therapy [J]. Autoimmune Dis, 2011, 2011: 973808.

［26］GLADSTONE D E, BRANNAGAN T H 3rd, SCHWARTZMAN R J, et al. High dose cyclophosphamide for severe refractory myasthenia gravis [J]. J Neurol Neurosurg Psychiatry, 2004, 75 (5): 789-791.

［27］GOLNIK K C, PENA R, LEE A G, et al. An ice test for the diagnosis of myasthenia gravis [J]. Ophthalmology, 1999, 106 (7): 1282-1286.

［28］HALL Z W, SANES J R. Synaptic structure and development: the neuromuscular junction [J]. Cell, 1993, 72 (Suppl): s99-s121.

［29］HARMS L, SIEB J P, WILLIAMS A E, et al. Long-term disease history, clinical symptoms, health status, and healthcare utilization in patients suffering from Lambert Eaton myasthenic syndrome: Results of a patient interview survey in Germany [J]. J Med Econ, 2012, 15 (3): 521-530.

［30］HIGUCHI O, HAMURO J, MOTOMURA M, et al. Autoantibodies to Low-Density Lipoprotein Receptor-Related Protein 4 in Myasthenia Gravis [J]. Ann Neurol, 2011, 69 (2): 418-422.

［31］HOCH W, MCCONVILLE J, HELMS S, et al. Auto-antibodies to the receptor tyrosine kinase MuSK in patients with myasthenia gravis without acetylcholine receptor antibodies [J]. Nat Med, 2001, 7 (3): 365-368.

［32］HOHLFELD R, WEKERLE H. Reflections on the "intrathymic pathogenesis" of myasthenia gravis [J]. J Neuroimmunol, 2008, 201-202: 21-27.

［33］HOUGH R E, SNOWDEN J A, WULFFRA N M. Haemopoietic stem cell transplantation in autoimmune diseases: A European perspective [J]. Br J Haematol, 2005, 128 (4): 432-459.

［34］HSU C P, CHUANG C Y, HSU N Y, et al. Comparison between the right side and subxiphoid bilateral approaches in performing video-assisted thoracoscopic extended thymectomy for myasthenia gravis [J].

Surg Endosc, 2004, 18 (5): 821-824.

[35] HUANG W X, HUANG P, FREDRIKSON S, et al. Decreased mRNA expression of TNF-alpha and IL-10 in non-stimulated peripheral blood mononuclear cells in myasthenia gravis [J]. Eur J Neurol, 2000, 7 (2): 195-202.

[36] HUGHES B W, MORO D E, CASILLAS M L, KAMINSKI H J. Pathophysiology of myasthenia gravis [J]. Semin Neurol, 2004, 24 (1): 21-30.

[37] IM S H, BARCHAN D, MAITI P K, et al. Blockade of CD40 ligand suppresses chronic experimental myasthenia gravis by down-regulation of Th1 differentiation and up-regulation of CTLA-4 [J]. J Immunol, 2001, 166 (11): 6893-6898.

[38] IWASAKI Y, OHSUGI S, TAKEMURA Y, et al. Multidisciplinary therapy including high-dose chemotherapy followed by peripheral blood stem cell transplantation for invasive thymoma [J]. Chest, 2002, 122 (6): 2249-2252.

[39] JANDER S, STOLL G. Increased serum levels of the interferon-gamma-inducing cytokine interleukin-18 in myasthenia gravis [J]. Neurology, 2002, 59 (2): 287-289.

[40] JARETZKI A 3 rd, BAROHN R J, ERNSTOFF R M, et al. Myasthenia gravis: Recommendations for clinical research standards. Task Force of the Medical Scientific Advisory Board of the Myasthenia Gravis Foundation of America [J]. Ann Thorac Surg, 2000, 70: 327-334.

[41] KAMINSKI H J, KUSNER L L, RICHMONDS C, et al. Deficiency of decay accelerating factor and CD59 leads to crisis in experimental myasthenia [J]. Exp Neurol, 2006, 202 (2): 287-293.

[42] KAWANAMI S, MORI S, UEDA H. Homology between Fas and nicotinic acetylcholine receptor protein in a thymoma with myasthenia gravis-immunohistochemical and biochemical study [J]. Fukuoka Igaku Zasshi, 2000, 91 (5): 123-131.

[43] KEESEY J C. Clinical evaluation and management of myasthenia gravis [J]. Muscle Nerve, 2004, 29 (4): 484-505.

[44] KIM J Y, PARK K D, RICHMAN D P. Treatment of myasthenia gravis based on its immunopathogenesis [J]. J Clin Neurol, 2011, 7 (4): l73-183.

[45] KITAGAWA M, GOTO D, MAMURA M, et al. Identification of three novel peptides that inhibit CD40-CD154 interaction [J]. Mod Rheumatol, 2005, 15 (6): 423-426.

[46] KONECZNY I, COSSINS J, WATERS P, et al. MuSK myasthenia gravis IgG4 disrupts the interaction of LRP4 with MuSK but both IgG4 and IgG1-3 can disperse preformed agrin-independent AChR clusters [J]. PLoS One, 2013, 8 (11): e80695.

[47] KUSNER L L, PUWANANT A, KAMINSKI H J. Ocular myasthenia: diagnosis, treatment and pathogenesis [J]. Neurologist, 2006, 12 (5): 231-239.

[48] LAI K O, IP N Y. Central synapse and neuromuscular junction: same players, different roles [J]. Trends Genet, 2003, 19 (7): 395-402.

[49] LEVINSON A I, ZHENG Y, CAULTON G, et al. Intrathymic expression of neuromuscular acetylcholine receptors and the immunpathgenesis of myasthenia gravis [J]. Immunology Research, 2003, 27 (2-3): 399-408.

[50] LI H, SHI FD, HE B, et al. Experimental autoimmune myasthenia gravis induction in B cell-deficient mice [J]. International Immulogy, 1998, 10 (9): 1359-1365.

[51] LI Y, XIAO B, XIAO L, et al. Myasthenia gravis accompanied by premature ovarian failure and aggravation by estrogen [J]. Intern Med, 2010, 49 (6): 611-613.

［52］ LI Q, LIU P, XUAN X, et al. CCR9 AND CCR7 are overexpressed in CD4⁻ CD8⁻ thymocytes of myasthenia gravis patients ［J］. Muscle Nerve, 2017, 55 (1)：84-90.

［53］ LINK J, FREDNKSON S, SODERSTROM M, et al. Organ-specific autoantigens induce transforming growth factor-beta mRNA expression in mononuclear cells in multiple sclerosis and myasthenia gravis ［J］. Ann Neurol, 1994, 35 (2)：197-203.

［54］ LIYANAGE Y, HOCH W, BEESON D, et al. The agrin/muscle-specific kinase pathway：new targets for autoimmune and genetic disorders at the neuromuscular junction ［J］. Muscle Nerve, 2002, 25 (1)：4-16.

［55］ LU C Z, LINK H, MO X A, et al. Anti-presynaptic membrane receptor antibodies in myasthenia gravis ［J］. J Neurol Sci, 1991, 102 (1)：39-45.

［56］ PADUA L, STALBERG E, LOMONACO M, et al. SFEMG in ocular myasthenia gravis diagnosis ［J］. Clin Neurolphysiol, 2000, 111 (7)：1203-1207.

［57］ LUTHER C, POESCHEL S, VARGA M, et al. Decreased frequency of intrathymic regulatory T cells in patients with myasthenia-associated thymoma ［J］. J Neuroimmunol, 2005, 164 (1-2)：124-128.

［58］ MAITI P K, FEFERMAN T, IM S H, et al. Immunosuppression of rat myasthenia gravis by oral administration of a syngeneic acetylcholine receptor fragment ［J］. J Neuroimmunol, 2004, 152 (1-2)：112-120.

［59］ MANLULU A, LEE T W, WAN I, et al. Video-assisted thoracic surgery thymectomy for nonthymomatous myasthenia gravis ［J］. Chest, 2005, 128 (5)：3454-3460.

［60］ MARTINEZ G J, NURIEVA R I, YANG X O, et al. Regulation and function of proinflammatory TH17 cells ［J］. Ann N Y Acad Sci, 2008, 1143：188-211.

［61］ MASUDA M, MATSUMOTO M, TANAKA S, et al. Clinical implication of peripheral CD4⁺ CD25⁺ regulatory T cells and Th17 cells in myasthenia gravis patients ［J］. J Neuroimmunol, 2010, 225 (1-2)：123-131.

［62］ MATSUMOTO M Y, MATSUO H, OKA T, et al. Thymic myoid cells as a myasthenogenic antigen and antigen-presenting cells ［J］. J Neuroimmunol, 2004, 150 (1-2)：80-87.

［63］ MCINTOSH K R, LINSLEY P S, Drachman D B. Immunosuppression and induction of anergy by CTLA4Ig in vitro：effects on cellular and antibody responses of lymphocytes from rats with experimental autoimmune myasthenia gravis ［J］. Cell Immunol, 1995, 166 (1)：103-112.

［64］ MELMS A, WEISSERT R, KLINKERT W E, et al. Specific immune complexes augment in vitro acetylcholine receptor-specific T-cell proliferation ［J］. Neurology, 1993, 43 (3 Pt 1)：583-588.

［65］ Monsul N T, Patwa H S, Knorr A M, et al. The effect of prednisone on the progression from ocular to generalized myasthenia gravis ［J］. J Neurol Sci, 2004, 217 (2)：131-133.

［66］ MULDER D G, GRAVES M, HERMANN C. Thymectomy for myasthenia gravis：recent observations and comparisons with past experience ［J］. Ann Thorac Surg, 1989, 48 (4)：551-555.

［67］ MULLER-HERMELINK H K, WILISCH A, SCHULTZ A, et al. Characterization of the human thymic microenvironment：lymphoepithelial interaction in normal thymus and thymoma ［J］. Arch Histol Cytol, 1997, 60 (1)：9-28.

［68］ MYGLAND A, TYSNES O B, MATRE R, et al. Ryanodine receptor autoantibodies in myasthenia gravis patients with a thymoma ［J］. Ann Neurol, 1992, 32 (4)：589-591.

［69］ NAVANEETHAM D, PENN A S, HOWARD J F Jr, et al. Human thymuses express incomplete sets of muscle acetylcholine receptor subunit transcripts that seldom include the delta subunit ［J］. Muscle

Nerve, 2001, 24 (2): 203-210.

［70］ NICOLLE M W, STEWART D J, REMTULLA H, et al. Lambert - Eaton myasthenic syndrom presenting with severe respiratory failure ［J］. Muscle Nerve, 1996, 19 (10): 1328-1333.

［71］ NOWAK R J, DICAPUA D B, ZEBARDAST N, et al. Response of patients with refractory myasthenia gravis to rituximab: a retrospective study ［J］. Ther Adv Neurol Disord, 2011, 4 (5): 259-266.

［72］ OH S J, KUROKAWA K, CLAUSSEN G C, et al. Electrophysiological diagnostic criteria of Lambert-Eaton myasthenic syndrome ［J］. Muscle Nerve, 2005, 32 (4): 515-520.

［73］ ONODERA H. The role of the thymus in the pathogenesis of myasthenia gravis ［J］. Tohoku J Exp Med, 2005, 207 (2): 87.

［74］ OOSTERHUIS H J. The natural course of myasthenia gravis: a long term follow up study ［J］. J Neurosurg Psychiatry, 1989, 52 (10): 1121-1127.

［75］ ORTIZ S, BORCHERT M. Long - term outcomes of pediatric ocular myasthenia gravis ［J］. Ophthalmology, 2008, 115 (7): 1245-1248.

［76］ OSTLIE N, MILANI M, WANG W, et al. Absence of IL-4 facilitates the development of chronic autoimmune myasthenia gravis in C57BL/6 mice ［J］. J Immunol, 2003, 170 (1): 604-612.

［77］ PAAS - ROZNER M, SELA M, MOZES E. A dual altered peptide ligand down - regulates myasthenogenic T cell responses by up-regulating $CD25^-$ and CTLA-4-expressing $CD4^+T$ cells ［J］. Proc Natl Acad Sci U S A, 2003, 100 (11): 6676.

［78］ PASCUZZI R M. The history of myasthenia gravis ［J］. Neurol Clin, 1994, 12 (2): 231-242.

［79］ PAWLAK E, KOCHANOWSKA I E, FRYDECKA I, et al. The soluble CTLA-4 receptor: a new marker in autoimmune diseases ［J］. Arch Immunol Ther Exp (Warsz), 2005, 53 (4): 336-341.

［80］ PEVZNER A, SCHOSER B, PETERS K, et al. Anti-LRP4 autoantibodies in AChR- and MuSK-antibody negative myasthenia gravis ［J］. J Neurol, 2012, 259 (3): 427-435.

［81］ PIRRONTI T, RINALDI P, BATOCCHI A P, et al. Thymi lesions and myasthenia grvis. Diagnosis based on mediastinal imaging and pathological findings ［J］. Acta Radiol, 2002, 43 (4): 380-384.

［82］ PROVENZANO C, MARINO M, SCUDERI F, et al. Anti-acetylcholinesterase antibodies associate with ocular myasthenia gravis ［J］. J Neuroimmunol, 2010, 218 (1-2): 102-106.

［83］ RAGHEB S, LISAK R P. The thymus and myasthenia gravis ［J］. Chest Surg Clin N Am, 2001, 11 (2): 311-327.

［84］ REDDY S, ROSS J M. Fas and Fas ligand immunoexpression in pancreaticislets of NOD mice during spontaneous and cyclophosphamide - accelerated diabetes ［J］. Ann N Y Acad Sci, 2003, 1005: 166-169.

［85］ REMES-TROCHE J M, TELLEZ-ZENTENO J F, ESTANOL B, et al. Hymectomy in myasthenia gravis: response, complications, and associated conditions ［J］. Arch Med Res, 2002, 33 (6): 545-551.

［86］ REYES-REYNA S M, KROLICK K A. Chemokine production by rat myocytes exposed to interferon-gamma ［J］. Clin Immunol, 2000, 94 (2): 105-113.

［87］ ROMI F, BO L, SKEIE G O, et al. Titin and ryanodine receptor epitopes are expressed in cortical thymoma along with costimulatory molecules ［J］. J Neuroimmunol, 2002, 128 (1-2): 82-89.

［88］ ROSTEDT PUNGA A, AHLQVIST K, BARTOCCIONI E, et al. Neurophysiologicaland mitochondrial abnormalities in MuSK antibody seropositive myasthenia gravis compared to other immunological subtypes ［J］. Clin Neurophysiol, 2006, 117 (7): 1434-1443.

[89] RUTKOVE S B. Effects of temperature on neuromuscular electrophysiology [J]. Muscle Nerve, 2001, 24 (7): 867-882.

[90] RUCKERT J C, WLATER M, MÜLLER J M. Pulmonary function after thoracoscopic thymectomy versus median sternotomy for myasthenia gravis [J]. Ann Thorac Surg, 2000, 70 (5): 1656-1661.

[91] SADEGHIAN H, WOLFE G I. Therapy update in nerve, neuromuscular junction and myopathic disorders [J]. Curr Opin Neurol, 2010, 23 (5): 496-501.

[92] SANDERS D B, HOWARD J F. AAEM Minimonography: Single fiber electromyography in myasthenia gravis [J]. Muscle Nerve, 1986, 9 (9): 809-819.

[93] SANES J R, LICHTMAN J W. Development of the vertebrate neuromuscular junction [J]. Annu Rev Neurosci, 1999, 22: 389-442.

[94] SCHONRICH G, KALINKE U, MOMBURG F, et al. Down-regulation of T cell receptors on self-reactive T cells as a novel mechanism for extrathymic tolerance induction [J]. Cell, 1991, 65 (2): 293-304.

[95] SCHWENDIMANN R N, BURTON E, MINAQAR A. Management of myasthenia gravis [J]. Am J Ther, 2005, 12 (3): 262-268.

[96] SCOTT B G, YANG H, TUZUN E, et al. ICOS is essential for the development of experimental autoimmune myasthenia gravis [J]. J Neuroimmunol, 2004, 153 (1-2): 16-25.

[97] SENEVIRATNE J, MANDREKAR J, WIJDICKS E F, et al. Noninvasive ventilation in myasthenic crisis [J]. Arch Neurol, 2008, 65 (1): 54-58.

[98] SHEN C, LU Y, ZHANG B, et al. Antibodies against low density lipoprotein receptor-related protein 4 induce myasthenia gravis [J]. J Clin Invest, 2013, 123 (12): 5190-5202.

[99] SHI F D, BAI X F, LI H L, et al. Nasal tolerance in experimental autoimmune myasthenia gravis (EAMG): induction of protective tolerance in primed animals [J]. Clin Exp Immunol, 1998, 111 (3): 506-512.

[100] SHIGEMOTO K. Myasthenia gravis induced by autoantibodies against MuSK [J]. Acta Myol, 2007, 26 (3): 185-191.

[101] SHIRAISHI H, MOTOMURA M, YOSHIMURA T, et al. Acetylcholine receptors loss and postsynaptic damage in MuSK antibody-positive myasthenia gravis [J]. Ann Neurol, 2005, 57 (2): 289-293.

[102] SHRAGER J B, DEEB M E, MICK R, et al. Transcervical thymectomy for myasthenia gravis achieves results comparable to thymectomy by sternotomy [J]. Ann Thorac Surg, 2002, 74 (2): 320-326.

[103] SKEIE G O, ROMI F, AARLI J A, et al. Pathogenesis of myositis and myasthenia associated with titin and ryanodine receptor antibodies [J]. Ann N Y Acad Sci, 2003, 998: 343-350.

[104] SOUROUJON M C, CARMON S, FUCHS S. Regulation of experimental autoimmune myasthynia gravis by synthetic peptides of the acetylcho-line receptor [J]. Ann NY Acad Sci, 1993, 681 (6): 332-334.

[105] SPRENT J, KISHIMOTO H. The thymus and negative selection [J]. Curr Immunol Rev, 2002, 185: 126-135.

[106] STALBERG E, TRONTELJ J. Single fiber electromyography: studies in healthy and diseased muscle [J]. Am J Phys Med Rehabil, 1995, 74 (3): 254.

[107] STEGALL T, KROLICK K A. Myocytes respond to both interleukin-4 and interferon-gamma: cytokine responsiveness with the potential to influence the severity and course of experimental myasthe-

nia gravis［J］. Clin Immunol, 2000, 94 (2)：133-139.

［108］STROBER J, COWAN M J, HORN B N. Allogeneic hematopoietic cell transplantation for refractory myasthenia gravis［J］. Arch Neurol, 2009, 66 (5)：659-661.

［109］TELESHOVA N, MATUSEVICIUS D, KIVISAKK P, et al. Altered expression of costimulatory molecules in myasthenia gravis［J］. Muscle Nerve, 2000, 23 (6)：946-953.

［110］TSENG S Y, OTSUJI M, GORSKI K, et al. B7-DC, a new dendritic cell molecule with potent costimulatory properties for T cells［J］. J Exp Med, 2001, 193 (7)：839-846.

［111］TUZUN E, SCOTT B G, GOLUSZKO E, et al. Genetic evidence for involvement of classical complement pathway in induction of experimental autoimmune myasthenia gravis［J］. J Immunol, 2003, 171 (7)：3847-3854.

［112］TYNDALL A. Successes and failures of stem cell transplantation in autoimmune diseases［J］. Hematology Am Soc Hematol Educ Program, 2011, 2011：280-284.

［113］UTSUGISAWA K, NAGANE Y, TOHGI H. Marked increase in CD44-highly positive cells in hyperplastic thymuses from patients with Myasthenia gravis［J］. Muscle Nerve, 2000, 23 (4)：507-513.

［114］VIAL T, CHAUPLANNAZ G, BRUNEL P, et al. Exacerbation of myasthenia gravis by pefloxacin［J］. Rev Neurol (Paris), 1995, 151 (4)：286-287.

［115］VINCENT A, PALACE J, HILTON-JONES D. Myasthenia gravis［J］. Lancet, 2001, 357 (9274)：2122-2128.

［116］YUAN W, TANG Y, PAN M Q, et al. Model prediction of effects of operating parameters on proton exchange membrane fuel cell performance［J］. Renewable Energy, 2010, 35 (3)：656-666.

［117］WANG S, BAJORATH J, FLIES D B, et al. Molecular modeling and functional mapping of B7-H1 and B7-DC uncouple costimulatory function from PD-1 interaction［J］. J Exp Med, 2003, 197 (9)：1083-1091.

［118］WANG X B, KAKOULIDOU M, GISCOMBE R, et al. abnormal expression of CTLA-4 by T cells from patients with myasthenia gravis：effect of an AT-rich gene sequence［J］. J Neuroimmunol, 2002, 130 (1-2)：224-232.

［119］WITOONPANICH R, BARAKUL S, DEJTHEVAPORN C. Relative fatigability of muscles in response to repetitive nerve stimulation in myasthenia gravis［J］. J Med Assoc Thai, 2006, 89 (12)：2047-2049.

［120］WITOONPANICH R, DEJTHEVAPORN C, SRIPHRAPRADANG A, et al. Electrophysiological and immunological study in myastheniagravis：diagnostic sensitivity and correlation［J］. Clin Neurophysiol, 2011, 122 (9)：1873-1877.

［121］WU P C, TAI M H, HU D N, et al. Cyclin-dependent kinase inhibitor roscovitine induces cell cycle arrest and apoptosis in rabbit retinal pigment epithelial cells［J］. J Ocul Pharmacol Ther, 2008, 24 (1)：25-33.

［122］WU J M, WU B, MIAGKOV A, et al. Specific immunotherapy of experimental myasthenia gravis in vitro：the "guided missile" strategy［J］. Cell Immunol, 2001, 208 (2)：137-147.

［123］YAMAMOTO A M, GAJDOS P, EYMARD B, et al. Anti-titin antibodies in myasthenia gravis：tight association with thymoma and heterogeneity of nonthymoma patients［J］. Arch Neurol, 2001, 58 (6)：885-890.

［124］YARILIN D, DUAN R, HUANG Y M, et al. Dendritic cells exposed in vitro to TGF-beta1 ameliorate experimental autoimmune myasthenia gravis［J］. Clin Exp Immunol, 2002, 127 (2)：

214-219.

[125] YIM A P . Paradigm shift in surgical approaches to thymectomy［J］. ANZ J Surg, 2002, 72（1）: 40-45.

[126] ZAMBELIS T, KOKOTIS P, KARANDREAS N. Repetitive nerve stimulation of facial and hypothenar muscles: relative sensitivity in different myasthenia gravis subgroups［J］. Eur Neurol, 2011, 65（4）: 203-207.

[127] ZIFKO U, BOLTON C B, NICOLLE M W. Repetitive nerve stimulation in studies of respiratory involvement in myasthenia gravis［J］. Ann N Y Acad Sci, 1998, 841: 716-719.

[128] ZINLEL S, GROSS A, YANG E, et al. BCL2 family in DNA damage and cell cycle control［J］. Cell Death Differ, 2006, 13（8）: 1351-1359.

[129] ZINMAN L H, O'CONNOR P W, DADSON K E, et al. Sensitivity of repetitive facial-nerve stimulation in patients with myasthenia gravis［J］. Muscle Nerve, 2006, 33（5）: 694-696.

[130] 陈敏, 莫雪安. 重症肌无力中白介素 4、15、18 与端粒酶活性的相关性研究［J］. 中国免疫学杂志, 2009, 11: 1006-1008.

[131] 陈向军, 程源深, 周宝礼, 等. 重症肌无力患者 Jitter 值及肌纤维密度测定研究［J］. 中国神经免疫学和神经病学杂志, 1997, 02: 82-86.

[132] 陈玉萍, 王卫, 魏东宁. 低频重复电刺激检查在重症肌无力诊断中的临床意义［J］. 中华医学杂志, 2011, 91（17）: 1178-1180.

[133] 丛志强, 李海峰. 重视重症肌无力的临床诊断（3100 例重症肌无力随访）［J］. 中华神经科杂志, 2006, 11: 786-788.

[134] 崔丽英, 刘明生. 重症肌无力的电生理诊断［J］. 中国实用内科杂志, 2006, 4: 249-251.

[135] 丁美祝, 刘娟, 李霞. 痿证患者中医辨证施护的体会［J］. 中国中医急症, 2010, 19（8）: 1448-1449.

[136] 杜俊, 杨丽, 刘东戈. 胸腺瘤 WHO 新分类与重症肌无力的关系［J］. 中国神经免疫学和神经病学杂志, 2008, 15（5）: 384-386, 391.

[137] 冯庭怡, 赵永波. 重症肌无力的诊断及治疗进展［J］. 卒中与神经疾病, 2003, 10（3）: 190-191.

[138] 高珂, 陈伦元, 刘丹, 等. 胸腔镜与胸骨正中切口行胸腺切除治疗重症肌无力的早期疗效比较［J］. 中国心血管外科临床杂志, 2008, 15: 92-95.

[139] 耿良权, 刘会兰, 汤宝林, 等. 自体外周血造血干细胞移植治疗重症肌无力 2 例［J］. 中国组织工程研究与临床康复, 2008, 12（43）: 8509-8511.

[140] 顾恺时. 顾恺时胸心外科手术学［M］. 上海: 上海科学技术出版社, 2003: 367-369.

[141] 黄宁. 胸腺瘤伴重症肌无力胸腺切除后的免疫抑制治疗［J］. 中国肿瘤临床与康复, 2001, 8（1）: 86-87.

[142] 黄培新, 刘茂才. 神经科专病中医临床诊治［M］. 北京: 人民卫生出版社, 2004: 620-654.

[143] 焦少辉, 吕新正. 补阳还五汤加减治疗轻、中度重症肌无力 64 例［J］. 河南中医, 2006, 26（11）: 69-70.

[144] 李广文. 重症肌无力诊治思路的探讨［J］. 中医药学刊, 2006, 24（6）: 1083-1084.

[145] 李剑锋, 王俊, 张克禄, 等. 电视胸腔镜治疗胸腺瘤和重症肌无力［J］. 中华胸心血管外科杂志, 2003, 02: 17-19.

[146] 刘焯霖, 梁秀龄, 张成. 神经遗传病学［M］. 北京: 人民卫生出版社, 2011: 274-281.

[147] 刘合玉. 神经康复科常见病诊疗方法图解［M］. 郑州: 郑州大学出版社, 2009: 446-459.

[148] 刘银红, 许贤豪, 崔丽英, 等. 胸腺切除术对重症肌无力患者电生理学指标和临床评分的影响 [J]. 中国神经精神疾病杂志, 2006, 32（1）：8-10.

[149] 吕传真. 重症肌无力与肌无力综合征 [M]//实用神经病学. 2版. 上海：上海科学技术出版社, 1995：880-888.

[150] 潘邓记, 杨明山, 卜碧涛. 重症肌无力患者泼尼松治疗前后免疫学指标的变化 [J]. 华中科技大学学报（医学版）, 2002, 31（2）：181-182.

[151] 潘铁成, 杨明山. 胸腺疾病 [M]. 北京：人民卫生出版社, 2002.

[152] 彭丹涛, 许贤豪, 褚德发, 等. 大剂量免疫球蛋白及肾上腺皮质激素治疗重症肌无力比较 [J]. 中国神经免疫学和神经病学杂志. 1999, 6（2）：114-117.

[153] 史慧静, 谢琰臣, 朱小泉, 等. TNF-α 启动子-308 位点多态性与重症肌无力的相关性 [J]. 中国神经免疫学和神经病学杂志, 2012, 19（4）：292-295.

[154] 汤晓芙. 临床肌电图学 [M]. 北京：北京医科大学中国协和医科大学联合出版社, 1995：65-76.

[155] 唐白云, 杨圣艮, 刘卫彬, 等. 甲泼尼龙联合环磷酰胺防治危重型重症肌无力术后危象 [J]. 中山大学学报（医学科学版）, 2006, 23（3S）：213-215.

[156] 田锦林, 陈为军, 杜双存. 侵袭性胸腺瘤 CT 表现及病理对照 [J]. 临床放射学杂志, 2003, 22（3）：195-198.

[157] 涂来慧. 重症肌无力 [M]. 北京：人民军医出版社, 2007：485-492.

[158] 王清任. 医林改错·瘫痿门 [M]. 上海：上海科学技术出版社, 1996：4, 31-33.

[159] 王巍炜, 梁芙茹, 郝洪军, 等. 重症肌无力患者血清 Ryanodine 受体抗体检测及意义 [J]. 中国神经免疫学和神经病学杂志, 2007, 14（1）：40-42.

[160] 王云甫, 曹学兵, 孙圣刚. 重症肌无力免疫耐受治疗的研究进展 [J]. 中国神经免疫学和神经病学杂志, 2003, 10（4）：247-250.

[161] 吴涛, 涂来慧, 肖作平, 等. 重症肌无力伴胸腺瘤患者术后放射治疗远期效果观察 [J]. 第二军医大学学报, 2002, 23（04）：430-432.

[162] 吴以岭, 陈金亮. 重症肌无力 [M]. 北京：军事医学科学出版社, 2006.

[163] 奚剑英, 赵重波, 卢家红, 等. 重症肌无力胸腺切除术后 181 例远期疗效分析 [J]. 中华神经科杂志, 2008, 41（7）：476-477.

[164] 徐海东, 洪应中, 周康荣, 等. 重症肌无力患者胸腺病变的 CT 诊断 [J]. 中华放射学杂志, 1994,（1）：24-27.

[165] 徐金枝, 杨明山, 李保华, 等. 重症肌无力 2385 例的临床资料研究 [J]. 中华神经科杂志, 1999：32（6）, 347-350.

[166] 臧志萍. "治痿独取阳明" 浅见 [J]. 山东中医杂志, 2006, 25（7）：491-492.

[167] 张清勇, 杜英, 梁长春, 等. 激素对重症肌无力胸腺细胞增殖和凋亡的影响 [J]. 中华实验外科杂志, 2002, 19（3）：201-202.

[168] 张润希, 李保华, 徐金枝, 等. 胸腺放射治疗重症肌无力的疗效观察 [J]. 临床神经病学杂志, 2002, 13（2）, 15：85.

[169] 张玉珍, 刘明, 周莺, 等. 儿童胸腺区恶性肿瘤的 CT 表现及其鉴别 [J]. 临床放射学杂志, 2003, 22：508.

[170] 章成国, 陈理娥, 刘卫彬. 隔日顿服强的松治疗重症肌无力疗效及安全性观察 [J]. 临床神经病学杂志, 2001, 14（4）：240-241.

[171] 朱殊, 万琛宜, 赵斐, 等. 重症肌无力患者血清 titin 抗体和乙酰胆碱受体抗体与疾病临床特

征的关系 [J]. 中国神经免疫学和神经病学杂志，2012，19（6）：436-438.

[172] 李衍滨，李秀华. 重症肌无力研究进展 [M]. 济南：山东大学出版社，2008.